JIANJIN YANJING DE
YANPEI YU QUGUANG JIAOZHENG

渐进眼镜的
验配与屈光矫正

呼正林 编著

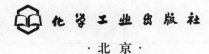
化学工业出版社
·北京·

这是一本全面介绍渐进眼镜光学原理、验光、配镜以及屈光矫正方面知识的专业书籍。

　　本书共分十四章。在这本书中，作者就渐进眼镜光学原理、渐进眼镜的验光规范和注意事项都做了非常全面的讲解，并对配镜中如何挑选眼镜架和眼镜片、加工的方法及操作做了翔实的介绍，也对渐进眼镜适配镜的问题提出了操作性很强的建议。针对白内障等眼病、青少年近视眼的控制，作者也提出了中肯的建议和具体的措施以及注意事项。

　　应当说，这是从事眼镜验配工作不能不读的一本书，更是想提高渐进眼镜适配成功率的验光师、配镜师必须要读的一本书。本书内容翔实、通俗易懂、图文并茂，并具有很强的操作性。本书既可以为从事眼视光职业教育与培训工作的人查阅渐进眼镜各方面的知识提供便利，也可以作为视光学院校在视光学教学、学员学习中的教材或教学参考用书。

图书在版编目（CIP）数据

渐进眼镜的验配与屈光矫正/呼正林编著. —北京：化学工业出版社，2019.11（2023.10重印）
ISBN 978-7-122-35042-8

Ⅰ.①渐⋯　Ⅱ.①呼⋯　Ⅲ.①眼镜检法　Ⅳ.①R778.2

中国版本图书馆 CIP 数据核字（2019）第 168155 号

责任编辑：夏叶清　高　宁　　　　　　　　装帧设计：韩　飞
责任校对：宋　玮

出版发行：化学工业出版社（北京市东城区青年湖南街 13 号　邮政编码 100011）
印　　装：北京虎彩文化传播有限公司
787mm×1092mm　1/16　印张 21½　字数 528 千字　　2023 年 10 月北京第 1 版第 2 次印刷

购书咨询：010-64518888　　　　　　　　售后服务：010-64518899
网　　址：http://www.cip.com.cn
凡购买本书，如有缺损质量问题，本社销售中心负责调换。

定　　价：139.00 元　　　　　　　　　　　　　　　版权所有　违者必究

前 言

本人自 2008 年退休以来，基本上做了两件事。首先，帮助孩子打理眼镜店的日常咨询及技术指导事宜。其次，把 40 年来从事眼屈光教学工作积累的资料和体会进行总结，这也是我的恩师、当代眼屈光学的先行者徐广第先生对我的真诚嘱咐，我也对先生做出了郑重承诺。正是为了完成他老人家的嘱咐，也是为了实现我的承诺，我退休后的这几年编写出版了《实用渐进眼镜学》《眼与眼镜 200 问》《眼屈光检测行为学》《眼科屈光矫正学》《实用临床验光》《实用青少年验光配镜》《明明白白配眼镜》《基础验光程序与配镜》《验光操作流程图解》《实用临床验光经验集》《眼科-视光·屈光矫正学》《眼睛健康，自己查》等书籍。我想，这就是十几年来努力，能够交给恩师的一份答卷。这也是向恩师许下承诺后，自己所走过路程的一个见证。

在编写的这些书籍中，我最为关注的还应当是《实用渐进眼镜学》。这毕竟是徐广第先生为之作序（右图）的第一本书，又恰好是我个人写的第一本书，里面有一种难以诉说的情感和体会。这本书自 2004 年 1 月出版以来，经过 2 次修订，至今已经历时 15 年。这些年来不断收到了不少同仁要求再版的建议。考虑到近年来渐进眼镜的发展、普及以及广大同行在实际验配镜工作中的需求，特对这一选题目录进行了重新调整，并根据这些年来积累的新资料、教学中新的理解以及在实体眼镜店指导渐进验配的新知与体会，对原有的内容进行了增删，特别是对其中涉及实际验配工作的部分进行了重新编写，力图使这些内容能够解决渐进眼镜验配不当问题，防止此类问题的发生。经

序

随着科学的发展和人类对眼镜要求的逐渐提高，眼镜已经由单光镜发展到双光镜和渐进多焦点镜多形式组成的眼镜家族。渐进镜是其中科技含量较高的新型眼用透镜。它具有普通镜片不能替代的光学效能，尤其对老视眼矫正方面的优点，是其他镜片所不能代替的。目前又有用渐进镜预防青少年近视眼和控制近视眼发展的方向性探索。渐进镜是眼镜行业值得重视和研究的问题，这是不言而喻的。而这方面的资料很难寻觅，呼正林校长的《实用渐进眼镜学》一书的出版，恰好填补了这一空缺。这本书是我所见的第一本关于渐进镜片及其验配方面的专著。

《实用渐进眼镜学》对渐进镜片的发展、视光学理论和对镜片设计及标识都做了广泛的、必要的介绍，并就渐进镜对视知觉的影响做了有益的探索。本书最大的特点是：对渐进镜的验配工作中诸多方面提供了实际有效的方法和质量控制途径。读者通过阅读这本书，定能深化对渐进镜在理论方面的认识，提高实际的操作能力，一定会有益于工作效率和眼镜质量的提高。

本人虽为眼屈光学工作者，但也从本书中获得不少新的知识，借本书出版之际，向广大眼镜行业工作者予以推荐，望能在阅读中有所有所收益，以期在为广大屈光不正者服务工作中能做得更好。

承蒙作者诚邀，欣然命笔，是为序。

徐广第

二〇〇三年四月一日

徐广第先生为《实用渐进眼镜学》写的序

过一年的艰苦努力，终于在 2018 年底完成了这本《渐进眼镜的验配与屈光矫正》的编写工作。《渐进眼镜的验配与屈光矫正》这本书的特点如下。

一、对渐进眼镜验配工作中的验光环节给予了更大的关注，这也是不少同仁总是感觉心里没底的问题。应当说，渐进眼镜验配的验光关键的问题是要规范，对这一部分内容重新进行了编写，并针对其中的关键点、容易误会的地方提出了供同仁参考的意见。

二、目前，渐进眼镜的验配镜的服务对象是老视眼，对于眼病矫治基本上是空白，本书就白内障术后应用渐进眼镜进行补偿性矫治方面进行了积极的探索，当然这一探索并不是想当然，而是建立在白内障补偿性矫治实践的基础上。倘若有更多的手术医生、验光师能了解这方面的知识，应当说这将会为这类患者解除视觉上的极大困惑，给他们带来全新的舒适的视觉感受。

三、笔者退休后，承担了太德明眼镜店日常的咨询、指导工作。经常有一些戴用渐进眼镜没有达到预想戴用效果的人来咨询，也有不少家长来咨询关于渐进眼镜控制近视过快发展的问题，应当说这些问题有着方方面面的原因，关于相关问题的分析与处理也尽可能纳入本书。

四、当前渐进眼镜验配中也还存在一些有待规范的问题，这主要表现在两个方面：①验光、配镜中对数据处置不当；②渐进眼镜戴用的相关服务措施滞后。这些内容将会穿插编入相关章节中。

这本书应当说从内容上更贴近实际的渐进眼镜验配工作。在新书出版之际，诚请各位同仁与读者，对书中的不足给予批评与指正，以便再版时，能使本书内容更加完善。

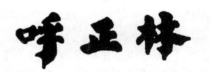

2018 年 12 月 1 日于北京·镜缘斋

目　录

第一章

渐进眼镜的前世今生

第一节　眼镜片的发展

这里说的镜片是指眼用透镜。透镜是什么时候出现的呢？透镜又是什么时候成为眼用镜片的呢？眼用镜片又是什么时候成为眼镜镜片的呢？

一、透镜的发现到眼用透镜

1. 透镜的材料

（1）冰透镜　最早的透镜是以"冰"为材料制作的。我国西汉《淮南万毕术》中就有关于冰透镜的记载："削冰令圆，举以向日，以艾承其影，则得火。"其后，晋朝张华的《博物志》中也有类似记载。清代光学家郑复光根据《淮南万毕术》的记载，亲自动手做过一些实验，证实冰透镜的确可以取火，他在《镜镜詅痴》中写道：将一只底部微凹的锡壶，内装沸水，将壶在冰面上旋转，可制成光滑的冰透镜，利用它聚集日光，可使纸燃。

（2）晶石透镜和玻璃透镜　晶石透镜，是指用水晶制作的透镜。据有关报道，这种透镜最早见于春秋战国时期。玻璃透镜在我国作为眼用镜片使用应在明末清初，当时眼镜行业将晶石镜片作为正宗货，而将玻璃透镜视为"伪货"。玻璃镜片开始摆脱"伪货"这一不适之词应当是在民国时期。

（3）高分子材料透镜

① CR-39 镜片　用高分子材料制作透镜，最早使用的是 CR-39（学名烯丙基二甘醇酸酯），这是 20 世纪 40 年代美国哥伦比亚公司的化学家发现的，是美国空军所研制的一系列聚合物中的第 39 号材料，因此，被称为哥伦比亚树脂第 39 号（CR-39）。CR-39 被用于生产眼用矫正镜片是在 1955～1960 年，是第一代超轻、抗冲击树脂镜片。

② PC 镜片　PC 的化学名称是聚碳酸酯（polycarbonate），是一种环保型工程塑料。1957 年，美国 GE（通用电器）公司率先发展了 PC（聚碳酸酯）塑料，并称之为 Lexan。德国 Bayer（拜耳）公司紧随其后发展了他们的 PC 塑料 Makrolen。20 世纪 70 年代初，戴镜者开始接受 CR-39 镜片。20 世纪 70 年代末期，美国 Gentex 公司借助军工航天项目的优势首先用 PC 制造安全镜片，在发达国家中，镜片材料由玻璃向 CR-39 树脂转型，从而结束了玻璃镜片接近 600 年的统治地位。

③ PMMA 镜片　PMMA 的化学名称是聚甲基丙烯酸甲酯（polymethyl methacrylate），俗称有机玻璃、亚克力。PMMA 树脂是无毒环保的材料，可用于生产餐具、卫生洁具等，具有良好的化学稳定性和耐候性。PMMA 树脂在破碎时不易产生尖锐的碎片，美国、日本等国家和地区已在法律中做出强制性规定，中小学及幼儿园建筑用玻璃必须采用 PMMA 树脂。PMMA 有极好的透光性能，可透过 92% 以上的太阳光，紫外线透过率达 73.5%；机械强度较高，有一定的耐热耐寒性，耐腐蚀，绝缘性能良好，尺寸稳定，易于成型，质地较脆，易溶于有机溶剂，表面硬度不够，容易擦毛。

2. 透镜到眼用镜片

目前知道的最早制造的透镜，是 1981 年在江苏邗江甘泉 2 号墓考古出土的东汉末年制作的水晶透镜，这枚透镜镶嵌在金圈之中，制造年代应在公元 67 年之前。目前存留的最古老的玻璃透镜，是 1974~1977 年在安徽亳州曹魏宗室墓地发现的：元宝村 1 号墓出土的两件聚光玻璃（其一呈扁圆形，直径 2.4cm，高 0.6cm；其二呈扁桃形，长 2cm，宽 1.8cm，高 0.55cm）；董园村 1 号墓出土的三件聚光玻璃（边缘均有铜绿，应为曾镶嵌铜框中的痕迹，一件扁圆形，直径 1.5cm，另两件为扁桃形，长 1.2cm）。公元 1 世纪制造的这些透镜，到底是装饰品还是作为手执的放大镜来使用，目前没有明确记载。直至宋代赵希鹄《洞天清录》记载"叆叇，老人不辨细书，以此掩目则明"，也就记载下了透镜作为放大镜使用的历程，这个时间应在公元 1240 年之前。眼镜什么时候从单片透镜发展到双片透镜的呢？目前没有明确的证据。马可·波罗的《东方见闻录》记载，他见到元朝宫廷里有人戴眼镜，对此他很感兴趣。他在中国各地游历时还见过"老年人戴眼镜阅读小说及小字"和"佩戴龟甲边眼镜的老人"，也就是说，现代意义上眼镜的普及极可能是在元朝，而南宋时期极可能就是双透镜眼镜出现的时间。从透镜发展到真正意义上的眼镜用镜片应当经历了一个漫长的历史时期。

二、眼镜

1. 眼镜的发明

（1）意大利发明说　在相当长的时间里，人们一直认为眼镜的发明人是意大利人。一名叫做吉奥尔达诺·达·利瓦尔图的牧师于 1305 年 2 月 23 日一次布道时说："眼镜发明还没有超过二十年。"抄录这篇布道文的人说曾看到过眼镜的发明者。这位抄录者还和发明者谈过话。根据牧师的话，可以推断意大利发明说的发明时间不早于 1285 年。

眼镜的发明者据说是意大利佛罗伦萨人，名叫萨尔维诺·德利·阿尔马蒂。阿尔马蒂将这项发明作为己有，并未向外宣布，但仍被其同行亚历山德鲁·斯平纳仿制成功，并将这个秘密公开。

阿尔马蒂死于 1317 年，佛罗伦萨·圣玛丽亚马杰雷教堂至今仍收藏着一块大理石墓碑，石碑上铭刻着："佛罗伦萨人萨尔维诺·德利·阿尔马蒂（卒于 1317 年）——眼镜的发明者安息于此。"据考证，这块墓碑是 19 世纪才建立的，直接证明阿尔马蒂发明了眼镜的资料尚未找到。

（2）中国发明说　中国发明说有两个版本：一为史沆发明说，一为无名氏发明说。

① 史沆发明说　史沆，宋朝梅山（今四川省梅山县）人，曾举进士，后担任狱官。史沆在担任狱官期间，审阅案卷时间一长，常感觉头昏眼花，于是他使用水晶放大镜来帮助阅

读，进而对几个水晶放大镜进行比较，选出效果最佳的水晶放大镜，以"承目"。我国著名的眼镜史考证者聂崇侯先生在《中国眼镜史考》（中国眼科杂志，1953 年第 8 卷）中认为中国南宋时，即 13 世纪前半叶就已发明了眼镜，聂崇侯先生认为世界第一副眼镜的发明者可能就是史沆。

② 无名氏发明说　无名氏发明说，大致上有两条线索：

南宋开封人赵希鹄编著的《洞天清录》中有"叆叇"——眼镜的叙述。

有人曾推断：眼镜技术是由马可·波罗回国后传授给威尼斯工匠并复制成的。但马可·波罗的简要生平以及前述相关史料与这种说法相左。眼镜发明只可能有以下三种情况：

第一，中国和意大利各自独立完成了眼镜的发明；

第二，的确是由马可·波罗回国后告知威尼斯工匠而仿制的，而工匠"不向外宣布"，因为信息传递发生人为错误，或布道者口误，或记录者笔误，或数字判读发生错误，将 10 年误为 20 年；

第三，马克·波罗在元朝任职期间（1275～1292 年）曾通过书信形式将描述眼镜的文字（或制作工艺信息）传回了威尼斯，威尼斯工匠因此仿制出了眼镜。

综上所述，要想讲清眼镜是谁发明的，又是什么时候发明的，至今仍是一件困难的事。

2. 何为眼镜

（1）眼镜的定义　在当今社会中，眼镜极为常见，但是要问眼镜是什么，绝大部分人却很难讲得清楚。对于从事视光学成人教育近三十年的我来说，翻阅了所能见到的许多书籍，只发现河南科学技术出版社出版的《眼科大辞典》给出了关于眼镜的定义："用以矫正视力或保护眼睛的简单光学器件，由镜片和镜架组成"的物品就是眼镜。而这个定义也是不够完善的：①隐形眼镜，没有镜架参与组成，可是它叫隐形眼镜；②人工晶体植入后参与矫正视力，是由透镜（相当于镜片）和"襻（相当于镜架）"组成，却不叫××眼镜；③放大镜也是由镜片和镜架组成，也是用于矫正视力的简单光学器件，但只能叫放大镜，没人会叫它××眼镜。这里举的只是几个简单的例子，总之眼镜尚没有被公认的标准定义。鉴于以上原因，笔者试拟眼镜的定义如下：

眼镜就是置于眼前较近距离，用于矫正眼屈光不正或保护眼，并实现被测者最佳视觉功能和最佳视力的透镜和透镜装配组合。此定义适合现在被称为眼镜的所有形式的物品。

例如：隐形眼镜是置于眼角膜前"零"距离，用于矫正眼屈光不正状态的透镜，自然应叫眼镜；

又如：人工晶体尽管也可以矫正屈光不正，但它不放置于眼前，因此不能叫做眼镜。

再如：放大镜可以在一定程度上矫正屈光不正，但因其距离物体较近，而距离眼睛较远，就不能叫眼镜。

（2）渐进眼镜　人们对眼镜的分类有很多方法，其中最常用的一种就是以所使用的镜片的类型进行命名的办法：使用近视镜片装配成的眼镜，叫做近视眼镜；使用远视镜片装配成的眼镜，叫做远视眼镜；使用偏光镜片装配成的眼镜，叫做偏光眼镜。自然，使用渐进镜片装配成的眼镜，叫做渐进眼镜。

第二节　镜片、老视眼与渐进镜片的诞生

一、眼用镜片的分类

眼用透镜按透镜形式进行分类，如表 1-1 所示。

表 1-1　眼用镜片按透镜形式分类

单、复光镜	镜片圆柱镜成分概况			镜片	
				球面状况	柱面状况
单光镜	不含柱面成分				凸球面透镜
					凹球面透镜
					平光镜
	含柱面成分	单柱面（即单纯散光镜片）			凸柱面透镜
					凹柱面透镜
		球柱面（即球、柱镜联合镜片）	凸球面		凸柱面透镜
					凹柱面透镜
			凹球面		凸柱面透镜
					凹柱面透镜
复光镜	光度包括单光眼镜所有的类型				双光镜片
					三光镜片
					渐进镜片

从表 1-1 中可以看出，渐进镜片属于复光镜类，复光镜的共同点是兼顾看远、看近两种需求（其中三光镜片、渐进镜片还兼顾了中距离的视觉需求）。一提到视近的视觉需求，大多数人都会想到两个方面的问题：①解决老年人"视近困难"的问题；②解决青少年预防、控制近视的问题。第一个问题是本书要介绍的最主要问题，我们将会慢慢道来；第二个问题将在本书第六章中介绍。

二、老视眼与老视的矫正

在我国，老视眼成为一个问题，应当是在汉朝发明造纸术之后。自汉朝以后，老视眼不是问题的只有南北朝时期，这一时期我国人均寿命仅为 50 岁。但从总的趋势看，随着人的寿命不断增长，老视眼的屈光矫正在眼视光领域中的地位将会越来越突出。

1. 白居易的眼

老视眼是在什么时候被注意到、认识到，现在已经无法追溯了，但在我国浩瀚文字典籍中，总还是留下了蛛丝马迹。下面我们就通过白居易的一首词，来探讨这位唐朝伟大诗人的眼功能状况。

花非花　白居易

花非花，雾非雾，夜半来，天明去。

来如春梦几多时，去似朝云无觅处。

【白话译文】

说花，不是花，说雾，不是雾。半夜时分到来，天亮以后离去。来时像春梦能停留多少

时间呢？去时又似朝云散尽无处寻觅。

对这首词，历来有两种说法。①这是一首朦胧的情诗。开始读来不知所云，只觉一个缥缈的、隐约的形象闪现。读到最后才豁然明白，原是一个来相会的女子。②这是一首禅诗。在禅者看来，清净无为的本心，便是禅的大千世界。外部世界千变万化、千姿百态地展现在眼前，但对禅者来说不过是那颗无所不包的"本心"的幻化；而这种外部世界物的外化，不过是过眼云烟，转瞬即逝，终归于无。

白居易（772～846 年）创作这篇词作的情景，我们今天已经无法知道，不管说它是情诗还是禅诗，这些都是后人欣赏这篇词作时的不同猜测。当我们从视功能的角度来考察，这是一篇对"老眼昏花"的真实描述：看什么都不清楚，看什么不像什么，而且是半夜出现，这显然就是晚上近距离工作一段时间后出现的"视近困难"的表现。那么，天亮后为什么这种现象就没了呢？这是因为阳光照射下瞳孔缩小、径深觉增大，自然就缓解了视近困难。这说明白居易写作这篇作品时应当正值老视眼初发期。后两句"来如春梦几多时，去似朝云无觅处"描写的是这种"来""去"现象是不确定的，令人难以琢磨。这只能说明，诗人用眼极可能做不到"劳逸结合"。

从眼视光学的角度考虑，《花非花》这篇词作应当是一篇对初发老视眼症状与感受的真实写照，诗人写作的年龄应在 45～50 岁（公元 820 年前后）。通过对白居易这篇词作的探讨，我们可以确认：即便是古代，老视眼一旦发生就是一个问题。这个问题在唐代只能是一个让人难以理解的谜，而在今天，这个问题已经无人不知，都清楚使用单光老花镜、双光眼镜、渐进镜片可以使这个问题迎刃而解。

2. 老视眼的矫正

对老视眼的屈光矫正，极可能是在通过透镜进行观察时无意发现的。而有意识地矫正老视眼则一定是真正意义上眼镜的出现之后，这个时间目前没有明确的记载。时至今日，单光眼镜仍然是矫正老视眼最重要的手段。但是，这种眼镜使用起来也会有不方便之感，必须频繁摘戴，这是因为"老花镜"只能看近不能看远。

兼顾看远、看近两种用途的眼镜，是人们在使用"老花镜"时的一种向往。破解这一问题的是美国科学家本杰明·富兰克林，这位科学家于 1784 年将一片远用镜片与一片近用镜片各切一半，精心磨齐、对接，并嵌入眼镜架，制成了世界上第一副双光眼镜，这种镜片习惯上叫做对合型双光镜片，而后发展到嵌接黏合型双光镜片。这两种镜片尽管解决了视远、视近兼顾的问题，但力学性能不佳，保养不便。随着工业的发展及工艺进步，双光镜又先后出现了胶合型双光镜片（1884 年）、整体型双光镜片（1905 年）、熔铸型双光镜片（1927 年）等。

双光镜发明至今已经过了两百多年，尽管中间为了解决中距离视觉的问题，采用"增一光"的办法制作出了三光镜，但效果并不理想，采用者远少于双光镜。在双光镜、三光镜的不断改进中，有一个问题始终困扰着镜片的设计者：戴镜后，看远、看近的视野不能连续，或视像出现断裂的问题，这对于负透镜度镜片来说会产生视像重叠，而对正透镜度镜片则又会产生视野缺失的视像问题。如何解决视野不连续和视像断裂问题，就成了镜片设计者研究的课题，渐进镜片就是这种研究的必然趋势与结果。

三、渐进镜片的诞生

镜片上采用什么形式才能使戴用者看到的视像的视野是连续的呢？美国人欧文·阿维兹

于 1907 年首先提出了镜片上镜度的渐进变化概念：镜片由前、后两个曲面构成，将前曲面设计成球面形、弹道曲线状的曲面形式，将后曲面设计为单纯球面形式（图 1-1）。

1909 年，亨利·奥尔伯德·高兰夫提出了非球面技术解决镜片上镜度渐进递增的设想（图 1-2），从图中可以看出：反映这种设想的 AB 这条非球面曲线的确可以解决镜片上镜度自上而下的渐进递增问题，但他没有将设想付诸实施。

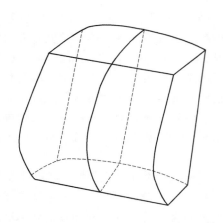

图 1-1　欧文·阿维兹设计的渐进镜片模型

图 1-2　亨利·奥尔伯德·高兰夫设想的渐进镜片模型

1920 年，波莱恩和考涅特提出了渐进镜片新曲面的概念，即以镜片的两个曲面弯曲度自上而下逐渐加大的形式来实现镜片上"镜度自上而下渐进递增"变化（图 1-3）的目的。

以上三种渐进镜片模型都提出了各自的实现"镜度自上而下渐进递增"的概念和各自的设计思想，但是同样面临着以下困境：像差太大，超出了人眼所能承受的限度，人们无法戴用。不过，镜片设计者们也从这些曲面模型得到了启发，看到了希望：只要解决了像差过大的问题，一种新型的眼镜片就会诞生。人们开始探索解决镜片像差的办法，但这种像差很难消除，在很长一段时间，这种镜片一直无法进入实际应用的领域。第二次世界大战后，德国人路思提出了关于镜片斜射像散的新观点：斜射像散无需百分之百地消除，只需消除到人眼无法察觉的程度就可以了。路思的这一新观点，为渐进镜片的设计理念打通了一条新的通道。

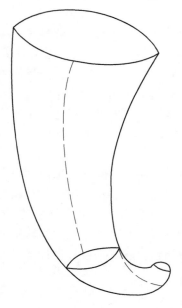

图 1-3　波莱恩和考涅特
提出的渐进镜片模型

法国依视（Essel）公司的工程师博纳德·梅特纳兹及其同事对渐进镜片的光学性能、加工工艺进行大量研究，于 1951 年第一次介绍了这种镜片的加工方法，于 1958 年研制成功了这种新型镜片，并在商店中为顾客试戴成功。同一年，在巴黎举行的国际眼科大会上，这种镜片被正式推出。1959 年，依赛尔公司将这种镜片正式命名为 Varilux Ⅰ，并将其投入市场，一举成功。Varilux（万里路）是 Varié 和 lux 两个法文单词构成的组合词。其中，Varié 的意思是变化的、渐变的；lux 源于拉丁文，意思是光。这就是说，Varilux 的原意就是渐进光的意思。

第三节　渐进镜片的发展

渐进镜片的研制成功，可以说为眼镜行业的经营，特别是老视眼"视近困难"的矫正开创了一个新的时代。那么，这是一种什么技术呢？其根本的技术支持就是镜片"镜度自上而下渐进递增"的渐进变化，而且这种渐进变化又在加工工艺的改进中不断地得到改善，使之更趋于人们的视觉生理状况。我们可以从梅特纳兹研发的渐进镜片焦点曲线来考察镜片上镜度的渐进变化规律，这一变化规律呈现的总趋势是由单曲线（指数曲线）向双曲线（正弦曲线）转变（图 1-4）。

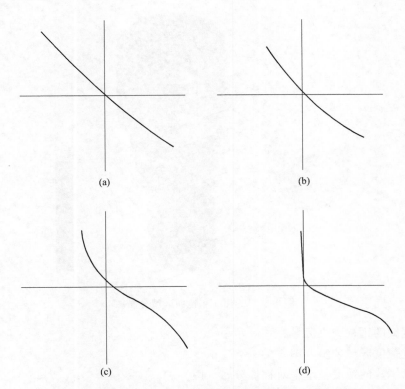

图 1-4　1951～1958 年 Varilux 镜片上镜度变化的示意图

(a) 1951～1953 年，渐进镜片的焦度曲线呈指数形式；(b) 1956 年，渐进镜片的焦度曲线仍为指数形式（但弯曲度增大）；(c) 1957 年，渐进镜片的焦度曲线呈正弦形式；(d) 1958 年，渐进镜片的焦度曲线呈正弦形式

从曲线变化来看，1951～1956 年这一期间，探索的是渐进镜片自上而下的均匀变化，重点解决的问题是视远到视近的视野连续。1957 年后转向对镜片中段镜度的特殊变化的探索，主要解决的问题是视远、视近以及中距离时视线通过镜片时的动态变化规律问题。1958年的镜片，其中段镜度变化已经显现出鲜明的连接特性，即用于视远的上段和用于视近的下段的镜度连接区域。这一特征，迄今仍旧是渐进镜片过渡区的不可撼动的镜度变化规律。Varilux 渐进镜片自 1959 年推向市场以来，至 2000 年共推出五代渐进镜片，当时其他品牌也曾推出了第七代渐进镜片，甚至第八代、第九代有呼之欲出的趋势。在这一时期，各个经

销商、验配镜部门都比较热衷于这种镜片的断代，新一代镜片推出，一定会有一波验、配镜培训在全国各地展开，随之而来的则是新一轮的推介活动展开。但就镜片光学特征而言，应当说 Varilux 第一代至第五代的断代特征是最鲜明的，我们先以这五代产品来看渐进镜片从发明到 2000 年的光学特征的变化规律。

一、第一代渐进镜片

第一代渐进镜片，即 Varilux Ⅰ，这是第一次推向市场的渐进镜片。该镜片在设计中，对视远、视近的视觉效果给予了足够的重视，但也有两个方面没有给予足够的注意：①周边区的像散问题；②阅读时双眼的会聚作用。镜片在设计中采用的是单只镜片左右对称性的设计方案，这种镜片的镜面区域分布（图 1-5）有如下特点：

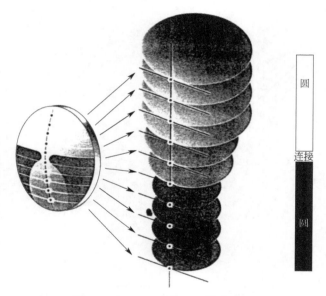

图 1-5　Varilux Ⅰ镜面区域分布图

（1）有宽阔的正视中央区域；

（2）渐进镜度区域狭窄（图 1-6）；

（3）单只镜片的镜度呈水平对称性分布（图 1-6）。

使用这种镜片，戴用者可以获得满意的远用视觉效果和较满意的近用视觉效果。当注视近距离目标时，双眼的会聚就会使通过镜片的视线在单侧镜片上向内偏移 2.5mm，这就是视近的眼镜要做光学中心向内移动的原因，但是这种单只镜片垂直轴两侧对称的设计方法就没有考虑到这一生理状况，这就使得在看近时双眼的视线恰好落在视近区与周边区的过渡地带，因此就造成了视距越小看到的像散程度就越大。鉴于这种情况，又采取了将镜片向颞侧做适当旋转的办法（图 1-7）来改善视近时的像散现象。但是这个办法解决了看近的问题，又出现了周边区的像散对鼻侧视野造成像干扰的问题。尤其是在向侧方注视时，两眼视线通过镜片上的点，在镜度与光学性能上存在着很大的差异，这就会出现很明显的类似复视的像散现象。那么这样装配后的眼镜该怎样戴用呢？应当说，这就是早期特别强调"戴用这种镜片一定要'头随物转'"的原因所在。"头随物转"，即看东西时不应采用目光追随的方法，

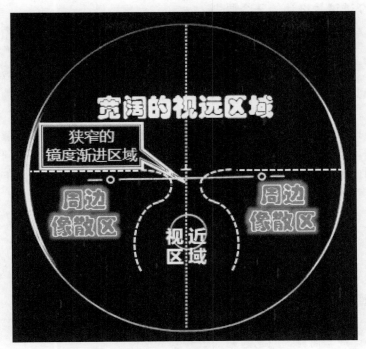

图 1-6　渐进眼镜镜平面视觉区域分布示意图

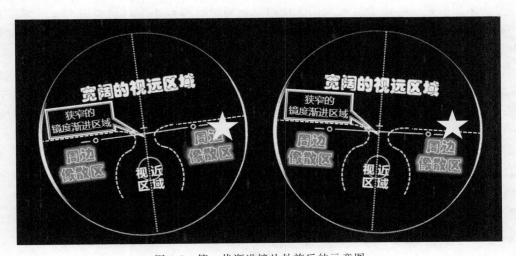

图 1-7　第一代渐进镜片外旋后的示意图

而是要通过转头来保持注视的直视方向。显然这种注视方式与人们实际生活中使用的注视方式是有差异的。因此，戴用第一代渐进镜片，就需要有意地控制用眼的侧视习惯性眼动，以规避旁视时明显的像散现象。

二、第二代渐进镜片

第二代渐进镜片，即 Varilux Ⅱ，又被称作"生理性渐进镜片"，1972 年推向市场并获得成功。同年依视公司与视路公司合并成立依视路集团。

1. 第二代渐进镜片设计的三个原则

第二代渐进镜片的设计中，充分考虑了第一代渐进镜片的不足，自始至终强调以下三个原则。

（1）高标准视觉效能的原则　第二代渐进镜片强调了更高标准的视觉效能的原则，特别着重对中距离视觉效能进行了改进。这种镜片具有比第一代渐进镜片更宽的视域和更好的视觉效果。

（2）减少周边区像散的原则　鉴于周边视野在视觉中的作用，戴用眼镜的人不可能不使用镜片的周边区，减少镜片周边区的像散就成了新一代渐进镜片要解决的问题。第二代渐进镜片的改进的确使周边区像散得到了有效控制，戴用者自我感觉 Varilux Ⅱ 周边区的像散程度比 Varilux Ⅰ 要小得多，戴用中的晕动症发生率明显少于第一代渐进镜片。

（3）全视距视觉对称性原则　通过单只镜片非对称设计，成功地解决了双眼注视时在镜片上对应点的视觉对称关系，使第二代渐进镜片实现了在正视条件下的远、中、近距离（又叫做全程距离）的视觉对称的原则。

综上所述，Varilux Ⅱ 渐进镜片已经实现了使戴用者获得较为舒适的视觉效果。

2. 群雄竞起

在依视路公司推出第二代渐进镜片后，很多眼镜片生产公司纷纷开始了对渐进镜片的研制与开发，就设计理念而言，归纳起来大致有以下三种原则。

（1）突出中央区域有效宽度的原则　这里说的中央区域包括远用和近用两个区域。这种设计思想采用的是：将像散尽可能推向周边区，周边区得到压缩，从而使中央区域得到拓宽。通过这种方法，达到了提高中央区域像质，减少了像散对视网膜的影响，使戴用的舒适度得到了改善与提高。美国视光学会、"苏拿" VIP 采用的就是这种方法。

（2）提倡区域并重的原则　这种设计思想采用方法与上述方法完全不同，是通过减少单位区域像散，将像散区域扩大，即将单位区域的高度像散部分予以降低、低度像散部分适当提高。通过这种方法，使整个镜片区域间的比较性像差趋于均衡，从而提高了戴用者对镜片的适应性。美国视光总会就是这种设计观点的支持者。

（3）强调视均衡的原则　这种设计思想特别强调人眼视物时双眼生理性联合运动（双眼对目标追随注视时，双眼的视功能是中央对称的）。这种设计是以双眼视运动中央对称性生理特征为基础，应用于对单只镜片的非对称设计，通过左、右镜片相应的光学对称实现了与双眼视功能的对接。戴用这种镜片，可以获得比较好的均衡的双眼视功能，使戴用者的适应性得到了明显的提高。蔡司 gradal HS 就是这种设计思想的代表镜片。

三、第三代渐进镜片

第三代渐进镜片即 Varilux Muti-design，也叫做"多样化设计渐进镜片"，行业中又有人称其为多设计渐进镜片。

根据第二代渐进镜片的戴用者对镜片提出的更高要求和新的需求，依视路公司设计、推出了第三代渐进镜片，为了强调这种镜片的"多样化设计"的个性特征，特将这款镜片称为 Varilux Muti-design，简称 Varilux MD。

这种镜片的特征是什么呢？要搞清楚这个问题，就得从第一代、第二代渐进镜片说起。第一、二代渐进镜片在设计中，使用的加光度参数系统是以加光 +2.00DS 为参数基准的，这就是说含有加光的曲面是以＋2.00DS 加光参数设计和加工的，不管加光多少，参数系统不变。理论上讲，这样设计、加工的镜片，只有下加光为＋2.00DS 的曲面是最合理的，而非＋2.00DS 加光的曲面就应当是不太合理的，而且加光度越高曲面就会越偏离合理性。第一、二代渐进镜片在实际戴用中，出现了三个问题：①戴用适应的比较性问题。戴用下加光＋2.00DS 的人容易适应，而需要使用高于＋2.00DS 下加光的人适应的难度就会加大。应当说，这个问题不解决，渐进镜片的推广就会很难。②屈光性质不同，戴用效果不同。如果是近视眼，在用边缘区看远时清晰度下降；而远视眼，则会感到看近时清晰区过窄，只能通过头的转动进行补偿得到一定程度的改善。③第一、二代渐进镜片对于高屈光矫正镜度的戴用者无相应的渐进片可选。

正是基于以上原因，设计者提出了最大程度满足视觉生理需求，以适应不同年龄老视眼辐辏等需求的观点。解决的办法就是寻找各种加光度的合理曲面。根据这一观点，设计者对每一个加光度都进行了专门设计，确定了每一个加光度的合理渐进曲面，确认了＋1.00～＋3.00DS 下加光的曲面参数，一共 9 个加光级，其产品介绍中共有 12 种设计曲面。这一曲面数目的对应情况未见到相关资料，笔者推测：①透镜性质不同，曲面不同，可能是远视镜、平光镜为一组，近视镜为一组（也可能是远视镜为一组，近视镜、平光镜为一组）；②就具体加光度而言，分成六组：＋1.00DS、＋1.25～＋1.50DS、＋1.75～＋2.25DS、＋2.50DS、＋2.75DS、＋3.00DS。这样组合以后恰好是 12 种（仅供参考）。

在采用双眼视觉平衡的非对称设计理念、减小各区域比较像差的同时，镜片的设计者还对渐进镜片加光的渐进变化模式进行了研究和改进。生产厂家将未改进的渐进模式变化性质叫做硬性设计，将经过改进的渐进模式称为软性设计。经过这种改进，第三代渐进镜片呈现了三个特点：①远用区域宽大、视像畸变可以忽略；②中距离注视的区域相对增宽；③近用区域也可以获得良好的视域和视觉效果。

四、第四代渐进镜片

第四代渐进镜片，即 Varilux Comfort，Comfort 译为舒适，故这种镜片又称为舒适型渐进镜片，1993 年进入消费市场。

这一代渐进镜片继承了第三代渐进镜片非对称设计和多样化设计的理念和方法，同时其设计指导思想强调：使戴用者获得更接近正常生理的状态。在这款设计上特别强调了镜片在加光镜面垂直位置上的加光速率的变化规律，尤其重视 85％加光量位置的高度，以近用加光＋2.00DS 的渐进镜片为例，以前的镜片 85％的加光量（即＋1.70DS）大约在"＋（装配十字）"下 15mm 处获得，而舒适型渐进镜片只需在"＋"标识下 12mm 处（图 1-8）即可获得。这样处理后，近用区域位置提高，近用区域的宽度得到扩展，从而使戴用者不用再刻意寻找近用的最佳视点，

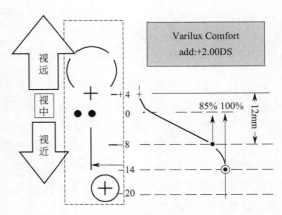

图 1-8 Varilux Comfort，85％加光在配镜"＋"下 12mm 处实现的示意图
虚线框中的图形为渐进镜片上的识别标识

这也就使戴用者获得了比较自然、轻松的使用镜片近用加光的感受。当然，加光区域位置的上升，也必然会给眼镜架尺寸的选择提供更为宽松的空间。

第四代渐进镜片的设计继续推进了镜片软性调制的改进，进一步减小了镜面点与点间的镜度的变量，这就使得第四代渐进镜片能够提供更好的视觉上的瞬间适应效果，从而保证了戴用者获得更好的运动视觉效果。镜面点间变量减小的另一种作用：戴用中会明显地感受到近距离和中距离的视野的宽度得到了一定扩展，这就可以减少戴用者的头部运动，使戴用更为舒适。

五、第五代渐进镜片

第五代渐进镜片，即 Varilux Panamic，直译应为全超微变化的光度，通常习惯上将其叫做万里路全景超视渐进镜片。

第五代渐进镜片是在 2000 年初推向市场的，所使用材料的折射率为 1.6，色散系数为 36。第五代渐进镜片开创了总体设计的全新理念，这种新理念的认识基础：人对任何方向的视觉质量状况都会对其空间视觉和知觉产生影响和干扰。在这样的认识基础上，这一代渐进镜片的总体设计理念就确定为使戴镜者获得更完美的空间视觉和知觉。第五代渐进镜片通过以下五个特征保证了总体设计理念的实现。

1. 第五代渐进镜片的五个特征

（1）镜片周边镜度变化的均匀速率　图 1-9 显示的是第五代渐进镜片与竞争品牌（PAL-P）镜片边缘的镜度变化对比示意图。

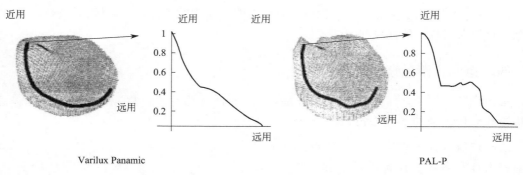

图 1-9　Varilux Panamic 与 PAL-P 镜片边缘的镜度变化对比示意图

PAL-P 镜片的镜度曲线显示：起始部曲线下降陡峭；接下来形成有明显波浪起伏的平台部；继而再次急转呈急速下降状态。第五代渐进镜片边缘区的变化曲线既没有陡峭下降，也没有平台现象，呈现的是一种基本上匀速的平滑下降状态。

（2）更完善的多样化设计　第五代渐进镜片根据屈光不正的屈光矫正镜度和老视的程度两项指标，对＋5.00～－10.00DS 范围的镜片的镜度与近用加光度（＋1.00～＋3.00DS）的区域性镜度组合进行再一次的多样化设计，经过严谨的计算，共设计出 72 种变化形式，以满足戴用者更高质量的需求。

（3）双眼更趋完美的光学性能对应　镜片设计中，设计者特别注重双眼视物时视线在镜片上的对应位置，经过精心的设计，使双侧镜片上实现的对应点达到在光学性能方面的统一，从而保证了戴镜者双眼的视感觉与成像的一致性。

（4）合理的像散控制 第五代渐进镜片针对鼻侧周边区进行了消像散处理，使新型镜片的像散比对照镜片有明显的减少。与对照镜片比较（图1-10，以＋2.00DS加光的镜片作为对比），第五代渐进镜片有3个优势：①最大像散值低，约降低24％；②最大像散点距离视中心点远，约为15.4％；③像散在鼻侧、颞侧趋于更均衡的状态。

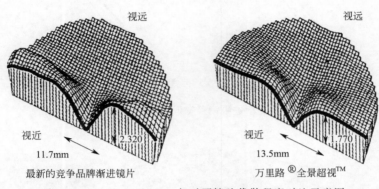

图1-10 Varilux Panamic 与对照镜片像散程度对比示意图

（5）适中的近用位置 第五代渐进镜片仍旧保持了第四代渐进镜片将近用加光量设定在装配点12mm的模式，这保证了这款镜片近用阅读的位置较对照镜片要高一些，也就保证了戴用者阅读时更符合生理的阅读姿势。这种设计也顺应了这些年来选择立线（垂直径线）较小眼镜架的时尚需求。

2. 第五代渐进镜片视觉效果的优势

第五代渐进镜片可以给戴用者带来的视觉效果上的优势可以概括为以下3点。

（1）视像更趋向自然的完美 第五代渐进镜片趋于视觉的自然完美是通过以下三个方面改进来实现的：①减少镜片周边区的像散，使其线性畸变比传统渐进镜片减少约21％（图1-11）；②加光渐进带增宽，第五代渐进镜片较第四代渐进镜片约增宽15％；③视线通过镜片对应点的光学性能的一致性。

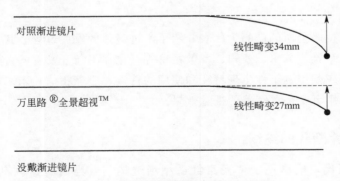

图1-11 渐进镜片线性畸变对比示意图

（2）辨识效能得到明显提高 视像质量的提高、水平方向中距离和近距离视野的增宽，提高了戴用时视觉的辨别能力，据相关资料介绍，辨别用时比对照产品减少0.12s，大约减少26％（图1-12）。

（3）戴用姿势更趋自然合理 第五代渐进镜片，可以获得与第四代渐进镜片同样舒适的自然头位（图1-13），在视物时眼的注视和头的转动，都更接近自然姿势状态，因此头、颈

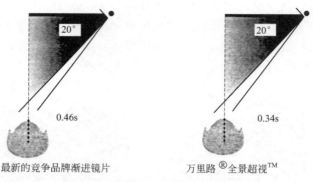

图 1-12　戴用渐进眼镜察觉识别周边空间物用时比较

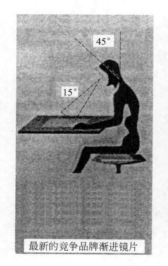 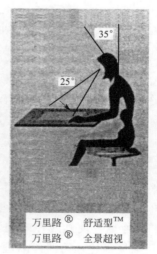 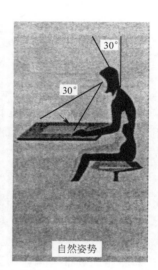

图 1-13　阅读时头部和眼的转动角度对比示意图

没有不舒适的感觉。

　　以上我们以依视路公司的产品为代表介绍了渐进镜片的发展过程。其实，其他著名的光学公司（如尼康、豪雅、苏拿、蔡司、罗敦司得等）也在不断开发着各自的产品，都在尽可能强调、追求着适应戴用者个性生理特征和使用的特点。应该相信，未来的渐进镜片性能会更好，肯定会给戴用者带来更完美的视觉效果。

六、渐进镜片断代的终结

　　渐进镜片的断代，最早见于依视路舒适型渐进镜片，当时将这款渐进镜片称为第四代渐进镜片，并将以前推出的几款渐进镜片分别命名为第一代、第二代、第三代渐进镜片，后来推出的 Varilux Panamic（万里路全景超视）顺理成章被断定为第五代渐进镜片。但是，自此以后渐进镜片的"断代"就进入了一个衰落期，影响力明显降低。就镜片的断代而言，因为没有统一的标准，这种统一标准的建立很难，可能性很小。渐进镜片的经销商为了追求销量，就出现了不断强化、升高"断代"的现象，在很短的时间内渐进镜片就升级到了第七代、第八代，第九代呼之欲出。正是在这种情况下，渐进镜片的

"断代"走向了衰落。

就笔者个人的理解，哪怕是渐进镜片的"代"升到第十八代，还是要根据镜片所具有的光学性能、消费者的个体情况和消费水平来选择，因此没必要把镜片标称的"代"数太当回事。当前渐进镜片的"代"已经没有几个人关注了，不管是眼镜行业的从业人员还是潜在的渐进眼镜的戴用者，还是更关心镜片的科技含量和视觉效能。

依视路公司又先后推出了 Essilor Varilux® Physio（万里路睿视渐进镜片）、Essilor Varilux® Azio（万里路亚洲盛世渐进镜片），这两款镜片都曾被称为第六代渐进镜片，而前一款则是被更多人称为第六代的渐进镜片，后一款推出时，镜片的断代已经显得不再那么时尚。与此同时蔡司公司也推出了 Gradal Individual（新极品型渐进镜片）、Gradal Top E（个人化极品型渐进镜片）。睿视渐进镜片、亚洲盛世渐进镜片的光学性能状况见表 1-2、表1-3。

表 1-2　依视路万里路睿视渐进镜片的视光学性能

项　目		技　术	视　觉　效　果
核心技术		波阵面视觉	修正视像失真，满足高品质需求
注视距离	远	彗差控制	提高视对比度——清晰锐利
	中	像散垂直控制	视区增宽 30%——适宜注视电脑视屏
	近	镜度优化控制	舒适、自然——精确清晰
视觉	静态	优异	佩戴：视觉适应更迅速
	动态	优异	戴用：视觉扫视、追随更自如
渐进通道长度		14mm	阅读姿势：更自然、更舒适
配镜高度		17mm	为眼镜架的选择提供了更大的空间

表 1-3　依视路万里路亚洲盛世渐进镜片的视光学性能

项　目	技　术	视　觉　效　果
亚洲盛世	双面波阵面	修正视像失真，满足高品质视觉需求
设计依据	亚洲人——眼（结构、屈光特点和状态）	更适合亚洲人戴用
	亚洲人——面（面部结构特征）	
	亚洲人——读（习惯阅读姿势）	
亚洲盛世系列产品	舒适性 A360；逸视 A360（pH：14mm） 睿视 A360 睿视短通道 A360（pH：14mm）	

当前已经进入消费领域的、设计理念比较先进的渐进镜片，在视光学性能方面已达到接近完美的状态。尽管随着进一步的研究和改进，渐进镜片还将得到进一步的发展，但是设计理念更新的速度和视觉光学性能进一步发展的步子将会明显减缓，对渐进镜片的研究将会进入如何发挥其卓越性能的应用领域，这将为更多的潜在的渐进眼镜戴用者享用这种高科技含量的产品提供更多的机会。

第四节　渐进镜片的临床应用与展望

渐进镜片进入我国已经有 30 多年，目前在国内市场上可以见到的品牌有依视路、尼康、豪雅、精工、蔡司、罗敦司得、苏拿、柯达。自渐进镜片进入我国，一些高等院校、光学研究部门也对这种镜片进行了研究，也建立起了自己的设计模式，但其研究成果是否进入民用镜片领域，目前没有准确的消息。近年来我国有一些镜片生产厂家采取引进设备的方法，已经开始生产和经销渐进镜片，其中万新牌渐进镜片、美丽岛渐进镜片（市场名称：美丽岛渐进多焦点老花镜）则是其中的佼佼者。但从渐进眼镜戴用状况进行考察，应当说我国与发达国家相比还有明显的差距。

一、渐进镜片在我国的配适状况

目前，我国渐进眼镜验、配镜主要有两个方面的应用：①老视眼的矫正；②青少年近视眼的预防与控制。但在这两方面应用的推广与普及都是非常缓慢的。造成这种状况的原因有以下几个方面：

1. 渐进镜片普及不够

目前，要想获得渐进镜片及渐进眼镜方面的知识，只限于行业人员的职业培训的有限课堂讲授，眼镜戴用者则根本没有获得相关知识的途径。对于购买渐进眼镜的人，也只能听验光配镜人员只言片语的介绍、推荐来选用这种眼镜。渐进镜片与渐进眼镜知识的不普及，是限制这种眼镜推广的最根本原因。

2. 验配镜人员缺乏戴用经验

渐进眼镜进入我国尽管已经有 30 多年，但眼镜行业是这些年来突飞猛进发展的一个行业，从业人员结构相对年轻，相当一部分从业人员没有戴用渐进眼镜的经验，只是通过培训获得相关的知识，而且这类培训只注重于操作、技能训练，对基本理论及应用方面的教育又相对欠缺。这就容易造成在验配镜中，理论与实际方面的脱节，也容易造成戴用问题一旦出现就无的放矢的现象。

3. 缺乏系统性的资料

除一些老品牌渐进镜片外，新涌现的渐进镜片几乎都存在或多或少资料缺乏的问题，特别是镜片标识方面的数据，应当说这方面数据的缺失属于有意为之，这对渐进眼镜更广泛地普及也是不利的。

4. 不成功的验配案例的存在

在渐进眼镜的验、配、戴、用中，个别不成功案例的影响作用远大于其他眼镜。造成验配不成功的原因，除上述三个方面外，也许仅是眼镜调整不到位的问题。例如某品牌为某一著名眼镜店的部长配了一副渐进眼镜，因不适应又重新换了一副镜片，新换的眼镜仍旧没法戴，实际上这副眼镜的问题就出在装配后没有进行相关的调整。一个在眼镜行业中打拼的人都会遇到这样的事，对于不在这一行业工作的人这种"不成功"就更可想而知了。应当说，保证高质量成功验、配、戴、用，是渐进眼镜继续开拓销售渠道，时刻都不可以放松大意的重要保障。

5. 价格

大家都清楚，渐进镜片是一种科技含量很高的镜片，价格高一些也在所难免。就目前市场而言，这种镜片从几百元到几千元，最高已经达到 2 万多元，这样的价格在消费者中造成了两种印象：① 这样大的价格差异，使得人们选低端的怕不好用，选高端的又实在舍不得；② 花这么大的价钱，就为了看书、看报，总让人觉得不值。平心而论，以中国现阶段普通民众的收入状况和消费水平，渐进眼镜还应当是一种奢侈品，就目前这种镜片的价格走势而言，要想让渐进镜片进入千家万户，恐怕还有相当长的路要走。

二、渐进镜片的应用前景

目前，渐进镜片的应用只局限于两个方向，即老视眼矫正和近视眼的预防与控制。老视眼矫正是渐进镜片发明、发展的起点，而近视眼的预防与控制是渐进镜片发明以后开拓出来的新的应用领域。根据渐进镜片的光学特性开发出新的应用领域，应当说这种可能是现实存在的，例如白内障术后、生理性的调节异常等，都有探讨渐进镜片使用的空间，这种应用应当不是太过困难的事情。我们也希望有更多的有识之士在这一方面去探讨、去发现。

第五节 渐进镜片的知识体系

了解任何事物，都需要有一个过程，对渐进镜片也是这样。众所周知，近视眼的人需要戴用凹透镜，凹透镜就被人通俗地叫做近视镜；远视眼戴用的凸透镜，就被称为远视镜；而老视眼同样使用凸透镜，则称之为老花镜，这显然就是老视眼的俗称。这种对镜片的命名，显然是根据戴用者的屈光状况来确定的。但是，渐进眼镜却不能以这种方法来命名，原因是：其他"镜"都只有一个光度体系，针对的是同一光学视域，而渐进"镜"则有两个核心光度，针对的是两个核心光学视域。因此，渐进镜片就无法以屈光不正类型来命名。而这正是我们认识渐进镜片光学性能的起点。与眼镜有关的人（验光师、配镜师、眼科工作者、渐进眼镜的戴用者）都应当对渐进眼镜的光学特征和视觉功能的相关知识进行了解，不了解这些知识不仅很难高质量地完成验配镜工作，单纯的戴用者也不能充分发挥这种眼镜的最大优势。渐进眼镜的知识体系大致可以概括如下：

1. 渐进镜片知识

（1）渐进镜片光学特征（☆）。

（2）渐进镜片分区与标识。

（3）渐进镜片与视觉生理（☆）。

2. 渐进镜片验配

（1）渐进镜片的适应证与禁忌证。

（2）渐进眼镜的验光特点。

（3）眼镜架选择与镜片的选择。

（4）眼镜装配与调整（☆）。

3. 渐进眼镜戴用

（1）戴用指导与实践（☆）。

（2）戴用问题的分析与处理（☆）。

应当说了解、掌握上面的知识，对做好渐进眼镜的验配和戴用工作是非常必要的。其中带"☆"的是戴镜者（尤其是潜在戴镜者）应当了解的知识。对于戴镜者来说，了解的内容并不需要有"深"度，关键的是要"成功戴用"，让其知道这种镜片是怎么回事、这种眼镜通过实践能掌握使用技巧、知道这种眼镜有问题是需要请专业人员分析处理的就可以了。但对于验、配镜人来说则必须了解渐进镜片各方面的知识，只有这样才能最大程度上保证渐进眼镜的验配成功。

第二章

渐进镜片的视光学原理

第一节　老视眼矫正用渐进镜片光学

老视眼又叫做老花眼、老光眼。老视眼是一种随年龄增长发生的眼调节力减退，导致视近物和阅读困难的生理性改变。眼的调节力的减退、下降一般从 10 岁开始，在 45～50 岁开始表现出症状，并随着年龄增长，视觉疲劳逐渐加重，近点距离逐渐加大。这种变化一般会延续到 70 岁。

老视眼的表现还与人眼的屈光状态有关。远视眼的老视眼现象会有所提前，例如一名＋3.00DS 的远视眼，获得 4.0D 的调节程度就必须使用 7.0D 的调节力，这名远视眼在不戴眼镜的情况下大约在 25 岁时就会出现老视现象。而对近视眼来说，老视现象则会有所退后（一般会晚 2～3 年）；低于－4.00DS 近视眼，只要摘下眼镜进行阅读，几乎不会感觉存在视近阅读困难的问题；高于－4.00DS 近视眼在从事文案工作时，摘了眼镜看不清电脑，只能戴着眼镜进行日常工作，长时间高负荷近距离作业就会感到视觉疲劳的存在。

对于老视眼的矫正，一般会使用手执放大镜和戴眼镜这两种方法。而最常用的方法应当是戴眼镜，矫正老视的眼镜有单光镜、双光镜、三光镜和渐进镜，了解这些镜片的设计特点、视光学特征，就是进行老视眼验光、配镜和矫正的基础。

一、单光镜

单光镜是具有单一光焦度的透镜。单光镜的结构可以从两个方面予以表述：①从镜面看（图 2-1），单光镜是一个以一定数值为半径的球体的一部分；②从透镜的矢状切面看（图 2-2），单光镜则是从一个以曲率半径所作圆截取的一段弧线。从这两方面看，单光镜在空间结构上就是一个单一半径球体的一部分，就是从球体上裁剪下来一块球面。这块球面用于屈光矫正，我们可以称之为视球面，用于远用屈光矫正时可以将之称为视远球面，用于近用屈光矫正则可以称之为视近球面。

单光镜用于矫正老视眼，就叫做老视镜、老花镜。常规状态下，老花镜的使用距离一般设定在 0.3m，这是人们在阅读纸媒文字使用的常规距离。但是，一定要注意，这个距离并不一定与实际近用工作一致。例如：伏案写作的视距应在 0.25～0.28m；机床加工工作人员

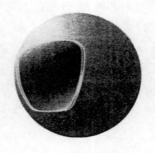
图 2-1　单光镜与球体的关系

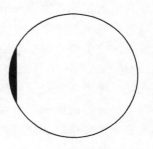
图 2-2　单光镜与球体关系的矢状切面图

的工作视距约为 0.5m；乐队指挥注视乐谱的视距应在 0.75～1.2m。另外应注意一个群体——办公室工作的人员，对这些人员以 0.3m 的视距来确认老花镜的镜度是不行的，如今办公室的工作是离不开电脑的，而人们看电脑的视距大约在 0.5m±0.1m 这一范围。这里之所以要谈到近用视距的问题，就是因为单光镜只能满足某一特定距离的矫正要求，倘若以 0.3m 为基准确定老花镜的度数，远于这一距离的目标就会看不清楚，这就是目前售出老花镜后经常要求调换的原因。而在电脑得到广泛普及的情况下，单光镜在矫正老视眼时，无法解决中距离、远距离屈光矫正综合需求（图 2-3），这正是单光镜单一光焦度在视光学矫正的局限性所致。

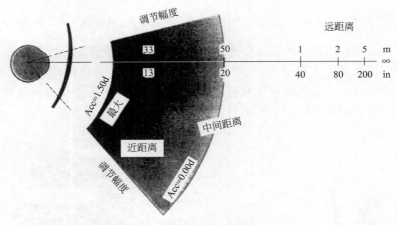
图 2-3　单光镜矫正视野范围示意图

综上所述，单光镜是一种有效的老视眼近用矫正镜，但其并非理想的老视眼矫正用镜。但是，这种单光老花镜价格毕竟还是低廉的，就目前而言这种老花镜仍旧是老视眼矫正用镜选择的主流商品。

二、复光镜

目前，复光镜有两种——双光镜、三光镜，其中双光镜为主要的形式，三光镜很少有人配用。

1. 双光镜

双光镜是双光眼镜的简称，又叫做双焦点眼镜、双焦眼镜、两用老花镜、小光老视镜、双光学中心眼镜。这种眼镜是由上部视远、小光视近两个不同区域的屈光度构成，最常用的形式是：上方视远的光焦度相对较低，小光视近的光焦度比视远的更趋于正透镜效应，即小光的光焦度是由远用光焦度＋Add所构成。特殊需求时，也可以制成小光在上的双光眼镜，如图书管理员在较高的书架上寻找书籍时，就可以戴用这种眼镜。

双光镜的结构是由"视远球面"的一部分和"视近球面"的一部分在水平方向对接而成（图2-4），对接形式为一条直线的称为一线双光镜、平顶双光镜；对接形式为一条弧线的叫做圆顶双光镜、弧顶双光镜、曲顶双光镜。从镜片的矢状剖面看，双光镜是截取两个半径不同的圆的各一部分连接成一条平滑的曲线（图2-5）构成，上部曲率半径较大的部分用来看远，下部曲率半径较小的部分用来看近。

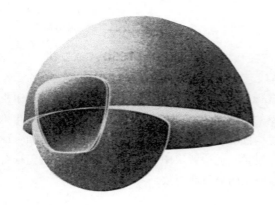

图2-4　双光镜与球体的关系

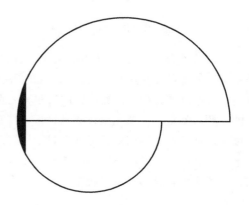

图2-5　双光镜与球体关系的矢状剖面图

双光镜是以上部和下部两种用途作为起点进行设计的。上部是以无限远作为参照进行设计的，用于矫正远视力；下部一般是以0.3m作为参照距离进行设计的，用于近视力的矫正。双光镜这种兼顾远、近的两种屈光矫正需求的设计，不但可以使戴用者获得满意的远用矫正视力，也可以获得满意的近用矫正视力（图2-6）。

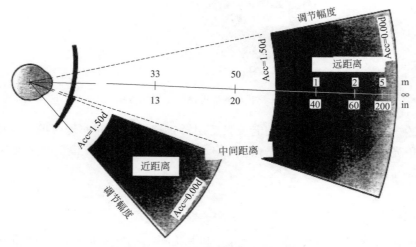

图2-6　双光镜矫正视野范围示意图

双光镜在设计中，没有考虑中距离的问题，因此无法解决远与近之间这段中距离的屈光矫正问题。当人们戴用这种眼镜，由看远转到看近时，戴用者的视线就必须经过镜片上远用与近用的区域界线，在跨过这一条镜度分界线时，在视觉上就会呈现视像断裂现象，在视光学习惯上把这种现象称为"像跳",这种视像的断裂现象因镜片的性质不同将会有两种表现:镜片为正透镜,将会表现为视野缺损;镜片为负透镜,将会表现为视像重叠。不管是视野缺损还是视像重叠,都不能解决中距离的屈光矫正问题。

2. 三光镜

三光镜又称为三焦点镜、三焦距镜,这种镜片由远距、中距、近距用的三个光焦度构成。有人说,三光镜是双光镜再加上中距离用光度的重复,这种说法有一定道理,但不确切。这种镜片的中距离用光度并非是远用、近用光度的重复,也不是近用加光度的折中,因为根据戴用者应用的环境,中距离用用光度的设计会有差异,不同的应用环境,其镜度组合方案也会不同。

三光镜的光焦度组合方式不尽相同,但就结构而言则是统一的,是由视远、视中、视近三个距离的视球面的各一部分自上而下依次水平对接而成(图2-7),从而构成视远、视中、视近三个矫正镜度。从矢状剖面看,三光镜是由三个半径不同的圆的各一部分的弧连接而成,这条曲线光滑,但有两个折点(图2-8)。

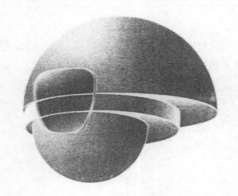

图 2-7 三光镜与球体的关系

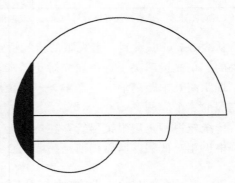

图 2-8 三光镜与球体关系的矢状剖面示意图

三光镜的设计,比较恰当地通过一只镜片解决了远距离、中距离、近距离的屈光矫正问题,戴用者可以获得较好的视远、视中、视近视距的矫正视力(图2-9)。正如图中所示,

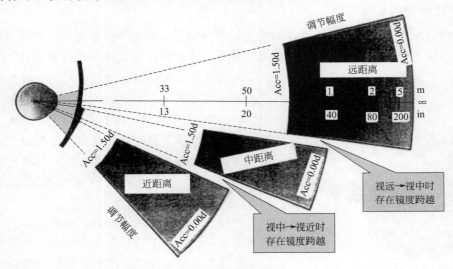

图 2-9 三光镜矫正视野范围示意图

这种镜片从视远到视中、从视中到视近各有一个光焦度的跨越，也就是说三光镜视野中存在两个视像断裂带。因此，三光镜尽管解决了远、中、近距离的屈光矫正需求，但两个视像断裂带造成的视野内两次视野缺失（或视野重叠），也使得这种眼镜在用的时候，总需要通过"刻意动头"来寻找镜片相应区域，显得不够方便。

3. 单光镜、双光镜、三光镜的综合评价

前面分别回顾了单光镜、双光镜、三光镜的特点与视光学的屈光矫正范围。这三种传统老视眼屈光矫正眼镜基本情况可以概括为表 2-1。

表 2-1　传统老视屈光矫正眼镜基本情况比较表

镜片类型	视球组合数	镜片核心光度	矫正镜度			镜度跨越现象	视像不连续[①]	使用
			远	中	近			
单光镜	1	1			√	无	无	不能看中、远距离目标
双光镜	2	2	√		√	有	有	不能看中距离目标，像不连续
三光镜	3	3	√	√	√	有	有	像不连续

① 视像不连续，是指在视野中看到的像跳（或像重叠）现象。

从表 2-1 可以看到，老视眼的传统矫正方法就是通过在镜片上增加光度值及光度数量来解决的。单光镜解决了近用屈光矫正需求，但需频繁摘戴；双光镜、三光镜虽然解决了远距离、近距离及中距离的矫正需求，但光焦度跨越造成的视像断裂，导致视像不连贯始终是无法克服的一个问题。

传统老视矫正用眼镜尽管存在矫正上无法解决的不足，但其功用却非常有效、实用，而且价格也相对低廉，所以仍旧是一般老百姓在矫正单纯老视、解决阅读困难时的首选。

三、渐进镜片的光学结构与分区

渐进镜片发明，正是基于传统老视屈光矫正眼镜"镜度跨越"造成的矫正不足，力图有所突破，从而实现在视远、视中、视近的矫正中实现视野的连贯。当然，渐进镜片不论在理论上还是在实际戴用中，的确实现了这个目标。

1. 渐进镜片的光学结构

渐进镜片从远用光度到近用光度的变化是连续的、不间断的渐进变化。为了说明这种变化，我们采用坐标点与前面应用的视球面比较方法来介绍这种镜片的结构特点。

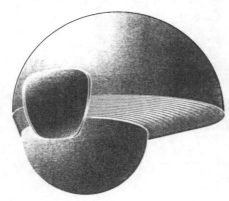

我们可以将渐进镜片看成由若干个视球体切片叠成的立体空间图形（图 2-10），这个视球空间与一个倒置的沙丘非常类似。从其矢状剖面观察，就会发现：这个"沙丘"自上而下是由一系列由大到小的视球面横截、对接所构成（图 2-11）。当然，渐进镜片的镜面结构是一条由点平滑延续连接的曲线（图 2-12）。

正是这一连续的曲线结构，实现了在镜片上镜度的渐进变化，实现了镜片由远及近的光焦度变化。渐进镜片正是凭借镜面这样的光焦度变化保证戴用者的视野完整，在镜片的中心视区实现了接近人眼自然生

图 2-10　渐进镜片的立体空间关系示意图

理状态的矫正视像（图 2-13）。

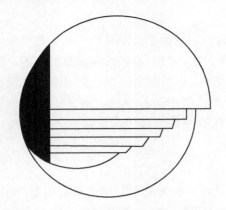
图 2-11 渐进镜片矢状剖面与多球面关系示意图

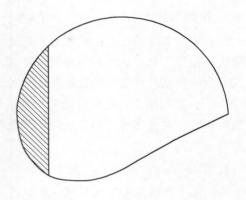
图 2-12 渐进镜片矢状剖面与立体视球面曲线示意图

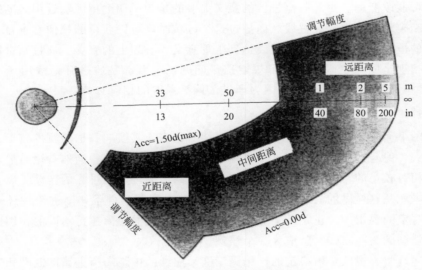
图 2-13 渐进镜片矫正视野范围示意图

2. 渐进镜片的分区

渐进镜片的表面可以分为四类五区（图 2-14）：远用镜度区、镜度渐进区、近用镜度区、周边镜度区（又分为鼻侧周边镜度区和颞侧周边镜度区）。这些区在行业中一般称为远用区、渐进区、近用区、周边区（又分为鼻侧区和颞侧区）。

四、渐进镜片的中心视区

渐进镜片由远用区经渐进区到近用区形成了由稳定的远用镜度、连续变化的中距离用镜度和相对稳定的近用镜度组成的矫正镜度系统，这一镜度系统，就是向戴用者提供中心视力矫正的屈光矫正体

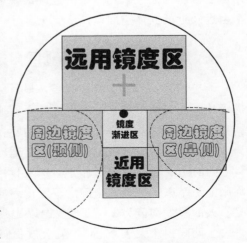
图 2-14 渐进镜片的分区示意图

系，而这一区域就是渐进镜片的中心视力矫正视区，可简称为中心视区。

1. 远用区

渐进镜片上部的光度区域是远用屈光矫正区，这一区域的光焦度是稳定的，戴用者通过这个区域视物，其视觉效果与单光镜片基本一致：通过远区所获得的视像是清晰的，这一区域可以称作绝对清晰区。在这一区域可以获得的视场：以眼的旋转中心为基准，其视场角大于100°，也就是说，在眼转动时，可以保持100°的清晰视角。当然，当使用大于100°视角的区域时，也存在和其他类型的镜片同样的轻微色散现象（对中高度屈光不正者则相对明显）。

2. 渐进区

远用区下面就是渐进区，这一区域的"镜度自上而下渐进递增"呈正镜度的渐进递增，但这一区域相对较窄，横向扫描的清晰宽度约为15°（第四代渐进镜片，第五代渐进镜片为20°），尽管新型渐进镜片这个宽度有所增宽，但其扫描清晰宽度在中心视区是最窄的一段这个现实是不可能改变的。因此，渐进区的意义更多的是为了使远用区和近用区连接，使由远及近的视像断裂现象消失。在视线纵向掠过这个区域时，可以获得的视像基本可以保持物像形态和大小的恒常性，使视知觉接近或达到生理意义和心理上的完美。通过渐进区，对中距离进行横向扫视是明显受限的，为了规避这一问题，一般都是通过叮嘱戴用者"低头下楼梯""低头看脚下"来解决，这正是因为渐进区偏窄采取的相应对策。

3. 近用区

渐进区的下面就是近用区。这个区域镜度相对稳定，其横向扫描的宽度较渐进区的视场角度明显要大，但与远用区比较其可供清晰观察的宽度相对较小，当然看近时要求扫描目标的宽度也是相对较小的。倘若视近时对宽度要求较高，人可以通过头的转动予以补偿，人的视觉生理原本就是这样做的。一般而言，在30～40cm视距条件下，渐进镜片还是可以满足近用阅读和写字的要求的。正是因为近用区的宽度同我们的想象还是不同的，因此在指导戴用时引导、强调"头随物转"就成为一个惯例。

综上所述，中心视区是由稳定的远用镜度区、连续的中距离渐进镜度区和相对稳定的近用镜度区所构成，戴用者这一连续的视区可以获得满意的由远及近的矫正视力，看到的是一个由远及近的立体空间（图2-15）。

五、渐进镜片的镜度渐进区

渐进镜片就其光学特征而言，最具鲜明特色的就是渐进区的镜度渐进递增变化。认识渐进镜片，就必须了解它的渐进区。人们通过渐进区看东西，只要有视距的变化，看到的视像就会有差异，这是客观存在的。问题不在于差异是否存在，而在于人眼是否能觉察到这种差异，对觉察到的差异视觉的承受力、适应力又是如何，这才是问题的关键。

Corleton 和 Madigan 报道，0.25D 可以产生 0.5%的像差，2.5D 可以产生 5%的像差。临床上正是以这一数据来确定双眼像差异的视觉承受力的：当视差大于5%时，一般不易承受。人的感觉阈值为2%，当视像以先后呈现的模式连续显示，我们通过视觉进行注视分辨，当两眼视差大于2%时，就会被我们的视觉察觉出来。渐进镜片渐进区的镜度是连续变化的，渐进区足够长保证了这种镜度变化的连续性。因此，渐进镜片的戴用者在使用这一区域时只要不采用高速、跳跃式注视，这种差异就很难被觉察。

渐进区的长度是相对固定的，而渐进镜片的近用加光度又是不同的。下加光数值越大，产生视像差异的可能性也会越大，被觉察的可能性也会越大（图 2-16）。很显然，像差变化小的，就容易适应；而像差大的，适应的难度就会增大。这要求：不管是渐进眼镜的戴用者还是验配人员，渐进镜片的使用都应当尽可能从低下加光时入手，应当说 45～50 岁是开始戴用渐进眼镜的最佳年龄。

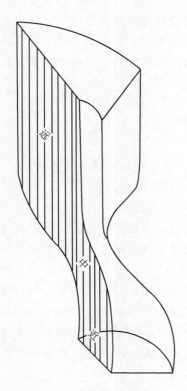

图 2-15 渐进镜片中央视区
纵剖面可视空间示意图

图中镜片为左眼用镜片，其左侧有纵线的面
为中央视区的纵向剖面，标有远、中、近的
部位，指示的是三个视空间的大致位置

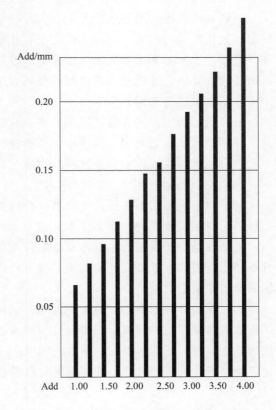

图 2-16 渐进镜片不同下加光单位
距离加光量示意图

纵坐标为单位距离加光度；横坐标
为不同加光度的渐进镜片

渐进区的长度尽管相对固定，但不同品牌的镜片还是不太相同的：

依视路好学生、苏拿 m·c、宝利徕青少年渐进镜片、万新 U 视青少年渐进镜片：10mm。

尼康近用型渐进镜片：5mm。

普莱希欧（艺术型）渐进镜片：14mm、16mm。

阿彼奥斯（自然型）渐进镜片：14mm、18mm。

EXP-S2·EXP 渐进镜片：15mm。

依视路渐进镜片：14mm、18mm。

比可乐渐进镜片：11mm。

以上仅就渐进镜片最常见的渐进区长度情况举例。就目前定配的渐进眼镜而言，渐进镜片的下加光均在＋0.75～＋3.50DS（最常用的应在＋1.00～＋3.00DS）。渐进区的长度与下加光递增的速率存在着反比关系。在长度相对恒定的条件下，下加光度值越大，其镜度递增速率越大；反之，递增速率越小。而在下加光一定的情况下，渐进区越短，其镜度递增速率越大；反之，递增速率越小。也就是说，下加光的大小与镜度递增率成正比关系，渐进区的长度与镜度递增率成反比关系。这就是渐进区结构上的关系。

渐进区的长度与近用区的大小有关。一般而言，渐进区越长，近用区相对越小；渐进区越短，近用区相对越大。在视觉适应上，长渐进区渐进镜片比短渐进区的要更容易适应；低加光度镜片比高加光度要更容易适应。从近用区的大小来考察，短渐进区渐进镜片比长渐进区渐进镜片要大。这就是为渐进眼镜戴用者选择镜片渐进区长度的主要参考依据。具体可按下面6条建议进行选择：

（1）视远为主，选长渐进区的渐进镜片；

（2）视远、视近兼用，宜选中、长渐进区的渐进镜片；

（3）视近为主，选短渐进区的渐进镜片；

（4）中、高加光度（＋2.00DS以上）初次戴用者，宜选长渐进区的渐进镜片；

（5）对于有戴用渐进镜片经验者，应以短渐进区渐进镜片为首选；

（6）以电脑操作为主要工作方式的人士，应将短渐进区渐进镜片作为首选。

人们在戴用新眼镜时，常常会感觉与原戴眼镜有差异，一般需要几天的时间来适应。渐进眼镜也有类似现象，而且比普通眼镜更明显。下面仅就个人戴用第一副渐进眼镜的经历来说明渐进眼镜的戴用感受。

本人戴的第一副渐进眼镜使用的是：依视路舒适型渐进镜片（下加光＋1.75DS）。看远无不适应，矫正视力满意。观察自身与周围的关系，自觉是站在一个半径约为3.5m、深度约为0.3m的一个坑的中央（图2-17），这一视觉上的像变在戴用普通眼镜时是看不到的，这应当是镜片的正镜度自上而下递增导致的视像放大作用所致，我们不妨将这种像改变称为"坑样像变"。这种像变的消失大约经历了三天，这里讲的消失是指在不刻意寻找"坑样像变"时，这个"坑"会在主观上被忽略掉。这里还需要说明：这种像变除造成心理性的超乎寻常的骑自行车后的疲劳感外，未发现其他异常。

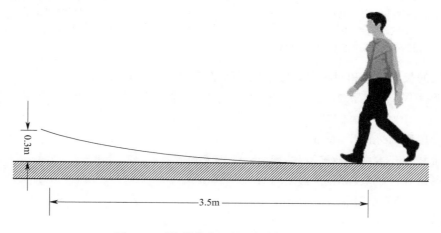

图2-17 "坑样像变"的空间剖面示意图

戴用渐进眼镜另一个不同于普通眼镜的感受则是注视前方时，处于双眼视野外侧的平行线呈现透视样变：与眼保持同高的直线仍保持直线状态；高于眼的平行线呈弧线上扬偏移状态；低于眼的平行线呈弧线向下偏移状态（图 2-18）。这种线的偏移，只关注前方目标的戴用者并不一定能察觉得到。

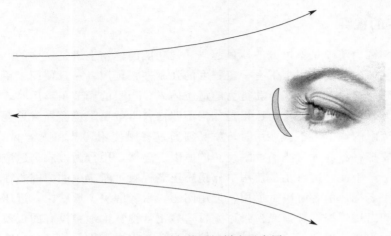

图 2-18　平行线透视样变示意图

戴用中，感觉最适宜的活动是讲课，手中拿的讲课提纲可以随时清晰地观看，与学员在教学活动中的互动、仪器示教等，都可以完全做到一镜通览无余，特别是在黑板上写板书时不再感到"心有余，眼不足"了。

笔者戴用的第二副渐进眼镜仍使用的是依视路舒适型渐进镜片（下加光＋2.50DS）。初次戴用时，"坑样像变"再次出现，长半径仍为 3.5m 左右，但其横径则明显变小（约在 0.5m），深度仍为 0.3m，这个感觉的消失时间不足 6 小时。再无其他异常感觉。

通过两副渐进眼镜的戴用经历，应当说"坑样感觉"中的纵向长度与渐进区的长度有关；其横向宽度则与加光度大小和渐进区的宽度有关。

第二节　渐进镜片与人的知觉

渐进镜片进入市场至今已有 70 年，伴随着渐进镜片的不断研发、改进，这种镜片已被越来越多的戴用者所接受。在法国，1977 年戴用双光眼镜、渐进眼镜的人的比例为 29：14，到 1997 年这一比例为 8：54。这就是说，经过 20 年，戴用渐进眼镜的人由不到戴双光眼镜的 1/2，增加到双光眼镜的 6.75 倍。根据有关统计，世界上老视眼戴用渐进眼镜的应在 12%～15%。我国至今仍缺少这方面数据统计，但可以肯定，我国老视眼戴用渐进眼镜的人的比例远低于世界平均水平。

渐进眼镜在我国，近年来获得了很大的发展，前景也是乐观的，这是因为渐进镜片有着单光镜、双光镜不可替代的优越性。我国渐进眼镜的应用之所以滞后有三个原因：渐进眼镜适宜人群的消费需求开发不够；对渐进镜片的验配镜技术和指导方面还比较粗糙；渐进镜片的价格与广大消费者的消费水平还存在较大的差距。应当说，这也在客观上为国产品牌的渐进镜片提供了发展的空间。新的国产渐进镜片不断涌现，如何缩小价格与消费水平的差距是这种镜片普及的关键。验配镜技术和指导方面的细化与个性化措施，则是渐进眼镜成功验配的必要手段。除这两个方面还有一个问题也必须得到解决，就是了解戴用者的视知觉的生理状况，了解渐进镜片与人的视野、视觉空间的关系。不了解这些，在验配工作中只能凭借有限的资料进行刻板的操作、说教，要想做到验配工作的个性化服务是不太可能的。

一、连续的视野

连续视野与视力清晰是不可分的，最起码从视功能的作用上讲是这样的。单光镜提供的只是单一的镜度，因此在使用上带有一定程度的强制性。戴用者一旦使用上单光镜，就必须以镜度为准，建立起自己的眼调节和行为的适应体系。当眼的调节足够用时，这个体系就是以调节为主的方式来适应镜度，而这正是如果不明白科学戴用眼镜会导致近视年年"度数疯长"的原因。当眼的调节力不太够用时，就必须通过有限使用调节和频繁摘戴来适应镜度，这就是阅读时要把材料放远（或摘掉眼镜）的原因。显然，用行为方式来适应镜度，会给生活、工作带来诸多不便。这也正是使用单光镜矫正老视眼不断减少的原因所在。双光镜、三光镜都可以矫正老视，前者解决了远用、近用问题，后者解决了远、中、近用的问题，但戴用者看东西时却出现了视野缺损或视野重叠，这是正常视觉生理中没有的现象，这种现象有悖于生活经验所积累的理念，这应当是在人的意识上产生主观排斥的基础。应当说，这是双光镜、三光镜的验配工作失败的重要原因。

渐进镜片的光度不是单一的数值，因此这种镜片也就没有类似单光镜片的、确切的镜片光学中心，只有镜度的参照区和参照点。不管是区的概念还是点的概念，都是镜度在渐进变化中的区和点。正是由于这个原因，这两个区（或点）的相对关系，可以看作由远及近连续视野的两个端区（或点），这两个端区（或点）与渐进区共同构成了上部宽阔的远用区、狭长、趋近的过渡区和"够用"的相对较小的近用区的镜片视野。当我们通过渐进镜片的中央视区自上而下观察事物时，就可以看到由远及近由三部分构成的一个连续的视野，这三个部分分别是一个远距离垂面、一个中距离曲面和一个近距离斜面（图2-19）。

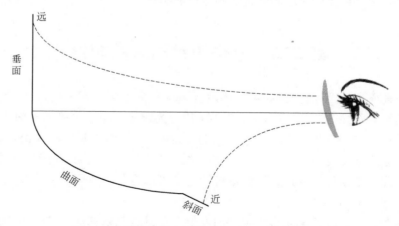

图 2-19　戴用渐进眼镜前方视野矢状剖面猜想图

图中实线为视点分布坐标，两条虚线间的范围代表远、近视野的范围

应当说，渐进镜片能够给予戴用者接近生活常态的连续视野是成功戴用渐进眼镜的视知觉基础。在使用镜片周边区时看到的视像，虽然也是连续的，但毕竟会发生很大程度的畸

变，因此一般不划入连续视野的范畴。

二、舒适的空间知觉

视觉可以分为平面视觉和空间视觉。平面视觉确定的是客体间二维空间，即平面上的距离关系，空间视觉所确定的是客体间三维空间，即空间中上下、左右、前后的关系。

单光镜片只有一个像方主焦点（图2-20中的f），这是对于主光轴的近轴光线而言。对于镜片的副光轴而言，经过透镜后也会形成副主焦点（图2-20中的f'）。诸多的副主焦点与主焦点共处一个平面上，这个平面就叫做焦点平面。双光镜片有远用、近用两个镜度，自然也就有两个像方焦点平面。三光镜有远用、中用、近用三个镜度，自然也就有三个像方焦点平面。不管是单光镜还是双光镜、三光镜，只能提供光学上的平面的焦点平面。这些镜片之所以会形成我们的空间知觉，原因不在镜片，而是我们眼的调节功能和大脑对双眼视差的融合功能在起作用。使用单光镜时，当注视的视点超出我们调节功能的限度，我们就无法获得清晰的矫正视像；而对双光镜、三光镜戴用中发生的视野缺损（或视野重叠），我们的眼是无能为力的。

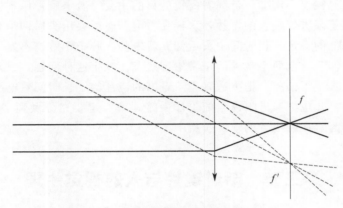

图2-20　焦点、副焦点与焦点平面示意图

渐进镜片因为远用到近用有一个连续渐进的光焦度变化，戴用者就可以获得连续的由远及近的空间视野，也就是说渐进镜片为矫正视觉获得更接近空间客观状态的信息奠定了光学基础。为了适应近用阅读时双眼会聚形成的集合作用，渐进镜片在近用区的设计上做了以下两个处理。

1. 棱镜效应

通过一定的棱镜效应，使近用区的镜面向颞侧倾斜，以保证戴用者获得更好的近用视像。

2. 近用区内移

将近用参照圆的中心位置设置的更靠近鼻侧，这就是说，渐进镜片的设计已经充分考虑了近用光学中心内移的问题。这一中心常规的内移量为2.5mm，双侧镜片共内移5.0mm，这与瞳距为60mm±5mm人在阅读时所需的镜片中心内移量完全一致。对于瞳距偏小、偏大者来说，也有相应的镜片的设计：①目前知道的单侧镜片的最小内移量为0.9～1.0mm；②万新渐进镜片：易适型（EZY）1.045mm，时尚舒适型为2.25mm；③蔡司渐进镜片：通过加宽近用区的工艺，单侧镜片的中心内移量可以适应0～5.0mm需求，这样的内移量可以满足瞳距≤86mm的人戴用渐进眼镜的需求。

渐进眼镜设定的近用区内移，产生了两种效能：①最大程度上降低像畸变的可能性；②保证了戴用者在看近时能够充分使用近用区，从而有效地提高了戴用者视近的舒适性。

在看近时，光学中心到底需要内移多少，渐进镜片设定的内移量是否适宜，这显然与渐进眼镜戴用的舒适度有很大的关系。因此，考察确认被测者的瞳距与近用的视距也就成为决定配制渐进眼镜非常重要的一个环节。看近时近用区要内移多少，与远用瞳距及应用视距有关。在视近视距一定的情况下，远用瞳距越大，这个视近的内移量也会越大；远用瞳距越小，这个视近的内移量也会越小。在远用瞳距一定的情况下，视近的距离越大，这个视近的内移量也会越小；视近的距离越小，这个视近的内移量也会越大。因此，渐进眼镜的验光与配镜，不但要检测远用瞳距，而且要对近用光学中心距进行测量，还需要将相应的点准确地标定在镜片上，只有这样才能为戴用者精确使用镜片的中央视区提供可靠的保证。

综上所述，渐进镜片的光学结构，给戴用者舒适使用镜片的中央视区提供了光学在视觉空间的保证。验、配镜人员只要准确把握适应证，通过规范验光、合理处置检测到的相关数据，就不应当有不适应问题的出现。即便有不适应，也与渐进镜片无关，而是某一个或几个环节被验配镜人员忽视了。例如，被测者配镜的目的主要是看电脑，原本应当选用渐进区较短的镜片，却选用了渐进区较长的镜片，这样在看电脑时就会用头后仰来弥补较长渐进区造成的近用区位置偏低的不足。长时间"头后仰"看电脑，脖子不酸、不发生疲劳几乎是不可能的，因为"头后仰"看东西不是人的正常生理状态。发生这种问题，只是因为我们在选择使用的镜片类型上发生了偏差：把更适宜用于看书的镜片给了长时间看电脑的人使用。这个例子充分提醒我们：要想把渐进眼镜验配工作做好，就一定要充分做到"有的放矢"，让工作的每一个环节都落实在戴用者的现实应用中。

第三节　渐进镜片与人的视觉生理

一、动态视觉

人眼在调节与集合的参与下，可以形成静态视觉和动态视觉。所谓静态视觉，是指我们注视大于近点距离外任意一点时的视觉状态。而动态视觉，是指我们从大于近点距离外任意一点进行注视移位时的视觉状态。这种注视移位有两种情况：①点的垂轴方向移位；②点的顺轴方向移位。视光学与眼屈光学中讲的动态视觉是指顺轴方向注视移位的视觉（图2-21）。

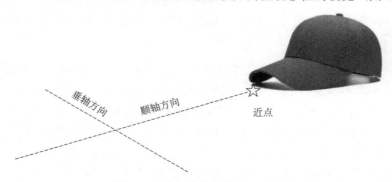

图 2-21　注视移位的方向示意图

不管是动态视觉还是静态视觉，可以获得清晰视力部位只有视网膜上的视中心凹。视中心凹外的部分不具备敏锐的视觉功能，无法获得清晰的视力。视野中能分辨清晰目标的区域是很小的，但发挥的作用却可以用"巨大"来表述。而人通过眼球的转动和头的运动，再辅以躯体的运动，使视中心凹功能得到最大程度的应用，这正是人眼实现视野清晰区域最大化的保证。

在忽略镜片固有的球面像差、斜射像散和色散差的情况下，使用单光镜矫正屈光不正，既可以通过眼球转动和头的运动以及躯体的辅助运动实现视野清晰区域最大化，也可以仅用眼动通过镜片实现视野清晰区域扩大的目的。但就动态视觉而言，则必须依靠眼的调节力，当注视的目标做顺轴方向移位时，在眼调节的参与下，镜-眼系统屈光上就会不断地重新组合——变焦调整，以适应视距的不断变化，这就是动态视觉的实现过程。当人完全失去调节力时，仍可以分辨一定距离内不同距离的物体，但这不是动态视觉。这种类似的动态视觉，一方面是瞳孔所产生的径深觉在起作用，另一方面则是视中枢的选择识别功能在发挥作用，与动态视觉无关。不管是作为远用矫正还是作为近用矫正，只要使用单光镜就会存在动态视觉问题，被矫正者只要有调节功能，就应当对其动态视觉予以关注。

双光镜、三光镜，是由两个或三个静态视觉光度的单光镜水平切割、组合而成，在眼的调节参与下，分别实现了在远、中、近距离的动态视觉。但是由于远、中、近距离相邻区域存在镜度的跨越现象，因而存在像的断裂，这种像的断裂使戴用者不能得到流畅的动态视觉，获得的只能是动态视觉的中断，对相邻区域视觉的感受只能是像跳跃导致的视野缺损或视野重叠。

渐进镜片通过渐进区镜度的正镜度渐进递增变化，成功地模拟了与生理视觉调节相近的镜度调节模式。之所以说是相近，是因为：这一模式在中央视区得到了较好的体现，但在横向的向量上还是受到很大限制，这种限制在中、低度屈光度时影响很小，尤其是对近视性屈光不正则更小；这种限制对高加光度、远视性屈光不正的影响则相对较大。目前最新型的渐进镜片已经将这种限制控制在了相对比较小的程度。总之，渐进镜片的设计为戴用者建立了远、远→近、近、近→远的镜度调节模式，这一模式与人眼的动态视觉模式极为相似。戴用者利用这一模式，就可以部分或全部弥补或替代远→中→近距离需要使用的调节力。

二、中心视力

中心视力，是指视网膜视中心凹对物体的精细辨别能力。戴眼镜进行屈光不正矫正的目的，就是要通过戴用矫正眼镜在视中心凹形成完美清晰的像，并借此获得清晰的矫正视力。戴用渐进眼镜的目的也是要获得清晰的中心矫正视力。

1. 中心视力的质量关键在渐进区

渐进镜片具有宽阔的远用区，戴用者通过这一区域可以获得与单光眼镜基本相同的矫正远视力。渐进镜片中心视力的视觉质量与渐进区的设计处理是否得当有着密切的关系，渐进镜片的渐进区是一个正镜度递增的狭长地带，要想让戴用者在这一区域获得舒适满意的中心视力，即应当使戴用者在视觉上至少获得两种视觉感受：①相对比较满意的中距离矫正视力；②获得视远到视近这一过程的连续性视野。

渐进镜片在实现动态中心视力的舒适方面，采用了三种基本手段：①增加渐进区的宽度：应用非球面技术工艺和边缘像散控制技术，使渐进区宽度增加，以提高中心区域可视幅宽和提高周边区的利用率；②尽可能延长渐进区的长度：提高渐进镜片中央视区戴用的舒适性（但渐进区的长度不能无限增大，18mm基本上已经是视觉生理的最大值）；③多样化设计：根据不同的加光度、不同的镜度，进行相应的设计，以符合不同屈光矫正镜度和加光度的需求。

但是，渐进镜片的渐进区宽度是很有限的（例如，下加光+2.50DS，镜片上保证视物清晰、不变形的可利用宽度约为1.0cm——依视路舒适型），尽管使用问题不大，但对于初戴者仍会存在一定的异样感（需要适应）。渐进镜片的近用区相对比较宽，正常阅读时，可以获得满意的近用矫正视力。以单眼矫正效果作为考察目标，下加光+2.00DS，视距为0.3m的情况下可清晰阅读的视幅宽度约为20cm；下加光+2.50DS，视距不变，可清晰阅读的视幅宽度约为15cm。一般认为，倘若戴用新型渐进镜片，这一视幅宽度可能会增加25%～30%。但这里要说明两点：①这里讲的视幅宽度，是可以清晰分辨的宽度，在这个宽度外的区域并非不能看，但会因色散、变形导致清晰度的明显下降；②双眼通过渐进镜片注视时，这个视幅宽度会有所增加。

2. 戴用渐进眼镜需要适应

应当说，渐进眼镜是以视觉生理为基础，经过精心设计、制造的新型镜片。这种镜片实现了用一只镜片解决远、中、近距离全程视野连续的矫正问题，但是，其特殊的光学镜度分布结构形成的视觉视像则是人们在现实经验中没有的，这对于从来没有使用过这种镜片的人来说是陌生的。因此，不管戴用是否舒适，对于初戴者来说都必然要有一个熟悉和适应的过程（特别是高加光度者）。一般来说，习惯上将这一适应设定为两周。但在实际配适中，适应的时间远短于两周。

三、下加光与视调节域

中心视力的清晰程度有两种含义：①绝对清晰程度；②相对清晰程度（在这里特指戴用渐进镜片的中心视力和周边视力对比清晰度）。这两种意义上的清晰度，在一定程度上类似不戴眼镜者可不戴、戴眼镜者不能不戴的心理状态。严格地讲，戴眼镜者只有通过镜片的光学中心的近轴光线才能获得清晰的视像，偏离光学中心就会因棱镜效应导致球面像差和色差，因而视像的清晰程度就会有所下降。渐进镜片渐进区的某一点的镜度是与具体视距的矫正度相适应的。这也就是说，在视距不同的情况下，使用的矫正度是不同的，而这个矫正度值只能位于渐进镜片渐进区的特定点上。在这一点上看东西是否清晰，就取决于调节域，下加光度越小，调节域越大；下加光度越大，调节域则越小。视调节域大者戴用就会容易适应；视调节域较小，适应的难度就会相对较大，适应所需的时间也会相对略长。

图2-22就是下加光与视调节域示意图，此图是以调节力来表示的。戴用的下加光越低者，其自身的调节力就会相对较大，调节域也就会相对较大；反之，可支配的调节力就会相对较小，调节域也就会相对较小。以按需戴用下加光度+1.00DS者，因自己还有3D的调节力可使用；而按需戴用+4.00DS者，则没有调节力可用，自然就谈不上调节域的问题。目前，渐进镜片的下加光度的范围在+0.75～+3.50DS，有的厂家称可以将下加光做到+4.00DS（按现代生活环境状态，下加光加大到+4.00DS的必要性并不大）。那么，对于没有调节力的人怎样解决视域问题呢？应当说，老年人瞳孔变小的生理变化为这部分人提供了很好的替代方案：瞳孔缩小，深径觉增大。这就是说，即便调节力衰退为零时，戴用渐进

眼镜也可以获得比较满意的视域。

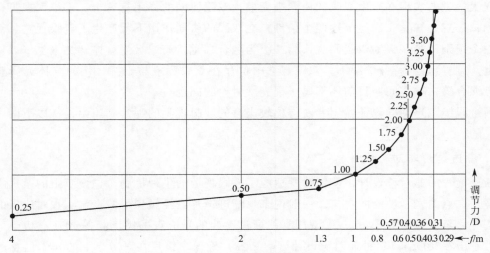

图 2-22 下加光与视调节域

通过以上讨论，我们可以确认：当戴用者的视线平稳地掠过渐进区时，就会得到一条由远及近的光滑的视点轨迹，视中心凹就会获得连续变化的视像，从而使视觉中枢获得对注视目标的平稳的动态变化。当然，这种平稳的动态变化只能在我们的视线沿着渐进区中间经过时才能获得。如果我们的视线从周边区横向掠过渐进区再进入对侧的周边区，则只能获得涌动、色散干扰的畸变视像，这时就会感觉到轻度的晕动感（这对初戴渐进眼镜者会尤为明显），这就说明渐进镜片在横向上的动态视觉，与人们通常使用的生理意义上的眼的追随运动是有区别的。这就是对初戴者的叮嘱为什么要强调：头随物转，不宜瞥眼追逐的道理所在。当然，这也不是说戴用渐进镜片就绝对不可以做眼的横向追随，只不过眼动的幅度一定要小、速度一定要慢。

四、双眼视觉

双眼视觉，是指双眼同时注视一个物体时，这个物体的视像就会同时落在两眼的视网膜的对应点上，并经视神经传入视觉中枢，视觉中枢就会将两个稍有差异的视像融合成一个完整的、具有立体感的单一视像，这就是双眼视觉。双眼视物，经视神经中枢整合形成单一视像的能力，就被称为双眼单视。

我们的眼形成双眼视觉，需要具备四个基本条件。

（1）双眼屈光度数值相等或相似 双眼的屈光参差量必须在±2.50DS，当屈光参差量大于这一数值时，则会出现干扰现象〔另一种讲法，双眼的视力（或矫正视力）必须分别大于 0.4〕。

（2）双眼同时注视一个目标 假如双眼不能同时注视一个目标，视觉中枢没有将两个不同时出现的双眼视像整合为一个整体的功能。

（3）双眼具有正常的视网膜对应关系 这种对应，是视觉中枢接受正常视像对应信息，进而完成双眼融合视像的根本保证。

（4）双眼融像功能正常 这是实现双眼视像融合的根本保证。

这四个条件是实现双眼视觉的必备条件，缺一不可。

双眼视觉的实现必须由双眼的协同来完成，双眼协同的作用有三个：①扩大视野；②径深知觉；③三维知觉。满足上述四个条件，在双眼的协同作用下就产生了双眼视觉，双眼视觉有三个级别：第一级为双眼同视，第二级为融合视觉，第三级为立体知觉（也可以称为空间知觉）。当然，在特殊情况下，双眼视觉中也存在双眼竞争与干扰，例如立体光泽感、双眼颜色混合等，这类问题目前还不属于视光学讨论的问题。

渐进眼镜，是怎样保证戴用者获得比较满意的双眼视觉的呢？应当说是从以下两个方面来解决的。

1. 渐进镜片非对称设计

渐进镜片的非对称设计，使镜片既适应了人眼视近的生理机制，也使双眼的镜片实现了两只镜片在点的光学性能的对应。一般说来，渐进镜片已经做到了两点：①在对应点的像散基本相等，至少应不大于 $1^\triangle$；②双眼视线通过镜片的对应点的镜度相等或基本相等（至少不能大于 $\pm2.00DS$）。这种非对称设计（图 2-23）确保了镜片在对应点上的光学信息的对称性，这是戴用渐进眼镜可以获得较为良好双眼视觉的客观条件。

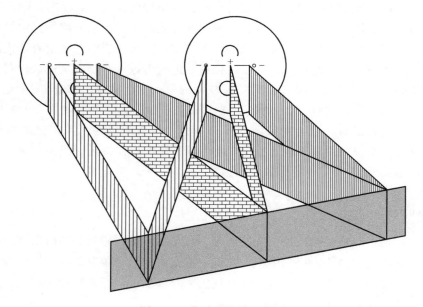

图 2-23　非对称设计示意图

2. 配适者的选择

要想让戴用渐进眼镜的人获得良好双眼视觉，还需要对戴用者进行选择，选择的目的就是防止因屈光矫正度参差量偏大，而导致镜片对应点在视觉上不对称的现象，这种现象一旦出现，适配失败应当是在所难免的。

不管在动态视觉还是中心视力或是双眼视觉方面，渐进镜片的设计基本上都是以人的视觉生理做基础的。但是，渐进镜片在水平方向上的视像变化与视觉经验存在差异，这是在戴用渐进眼镜时必须注意的一个问题。只要戴用者按照渐进镜片的光学结构正确、合理使用镜片的各个区域，就可以获得满意的矫正效果。

第四节　渐进镜片与其他镜片的比较

比较单光老视镜片、单面设计渐进多焦点镜片和双面复合设计渐变多焦点镜片的近距阅读宽度的研究采用的是横断面研究法。

随机抽样：2009年9月至2010年2月于温州医学院附属眼视光医院就诊的老视患者32例，其中男18例，女14例，年龄46～69岁。老视近附加（+1.25±2.50）D，平均（+1.97±0.34）D。同一被检者在单盲情况下先后配戴单光老视镜片、单面设计渐进多焦点镜片和双面复合设计渐变多焦点镜片3种镜片，在每种状态下测量配戴者在40cm处近距离阅读的清晰视野范围。相关数据采用单因素方差分析。

结果：40cm处近距离阅读宽度单光老视镜片最宽，为24.50cm；单面设计渐变眼镜阅读宽度最小，为7.50～24.50cm，平均（18.00±4.27）cm；双面设计渐变眼镜居中，为12.40～24.50cm，平均（21.04±3.62）cm。3组间的差异有统计学意义（$F=32.40$，$P<0.01$）。任意两两之间差异均有统计学意义（$P<0.01$）。结论是渐进多焦点镜片较单光镜会降低近距阅读宽度。渐进多焦点镜片的近距阅读宽度因其设计进步而显著改善，双面复合设计渐变多焦点镜片可提供更大的阅读宽度，减轻了眼球上下旋转的负担，使老视渐变镜配戴者近距阅读更舒适。

一、渐进镜片优点和戴用注意事项

（1）渐进多焦点镜片是一种上方用于看远，下方用于看近，上下度数不同的镜片。从镜片上方稳定的远用度数到镜片下方稳定的近用度数不是突然改变的，而是在两者之间通过屈光力循序渐进的变化过渡的，与普通镜片相比，有很多优点。镜片外观上如同单光镜片，看不到度数变化的分界线。其不仅外表美观，更重要的是保护了佩戴者的年龄隐私（对老花镜配戴者而言），完全不必顾虑因戴镜而将年龄秘密泄露出去。

镜片度数的变化是循序渐进的，不会产生像跳，配戴舒适，容易适应，因此很容易被接受。

因度数是渐变的，对调节作用的替代也根据视近距离的缩短而循序渐进增加，没有调节的波动，不易引起视觉疲劳。在视觉范围的不同距离都可以获得清晰的视力。一副眼镜同时满足了远用、近用和中间各个距离的使用。这种渐进镜片不但可用于一般老视眼的矫正，更为教师、医生、音乐工作者、计算机操作人员在生活与工作中获得舒适视觉提供了极大的便利，因为这些人不仅需要看清远近物体，大多数时间还要能看清如黑板、琴谱、电脑屏幕等中间距离的物体。这是除渐进镜片以外的任何镜片都做不到的。

（2）渐进多焦点镜片没有度数的限制，无论是近视、老花或中散光都能配戴，但也不是所有人都可以戴的。现在市面上的渐近多焦点镜片在设计上有两大种类，一种是硬性设计的，另一种是软性设计的，这两种设计的主要区别在于渐进通道的长短。

硬性设计的渐进片渐进通道短（看远的度数到看近的度数过度快），周边像差相对较少，为保证各距离视觉所需求的垂直尺寸就会相对较小，如青少年渐进片属于此种设计，但因其渐变通道短，故渐变过程太快，此种设计相对于老年人来说，比较难以适应；软性设计的渐进片渐变通道相对较长，周边像差相对大，但因其渐变通道长，渐变过程比较平缓，容易让戴镜者适应，适合适应能力差的人配戴。

（3）如果一位能够并且愿意接受新事物的人，他对开始戴用渐进镜片产生的暂时性不适能够理解和适应，我们可以建议他配一副戴用。倘若配镜者有严重的高血压、眩晕等症状，或是对渐进多焦点镜片有误解，不愿进行适应的人，我们劝其最好不要尝试。因为初戴渐进多焦点眼镜可能会轻微头晕、走路有轻微晃动感，运动、上下楼梯需小心。空间感觉发生变化，对物体的距离判断、深度感觉发生变化，初戴者在未适应时不宜开车、做剧烈运动。初戴者要尽量用远用区、近用区、中距离区来看物体，看中近距离目标时应多转动头，少转动眼球。看近时，眼球需要下转，眼睛有可能会有轻度不适感。

二、预防控制近视

关于近视眼发生和发展的原因，在眼科界一直是一个备受争议的话题。比较被普遍接受的观点是：近视眼的发生归结为遗传和环境两大因素，而遗传又往往受客观环境，即生活条件的影响使之变异。在环境因素中，因长期高强度看近引起的近反射是形成近视的主要原因。上海医科大学汪芳润教授所著的《近视眼》中谈到近视眼防治时指出："生理性近视在先天因素的基础上，主要是适应环境的结果。"近视眼发展的原因可归结为：①近视眼未及时矫正，引起视远时视网膜上的像不清晰，会引起眼球增长；②看近时调节过多，眼内压的增加，肌肉的压力增加，会引起眼的组织变化，引起眼球增长。眼球增长后，远处物体无法清晰地成像在视网膜上从而使近视症状发生及发展。

1967年，Roberts和Banfordt对226个男孩和305个女孩用双光眼镜和单光眼镜作对照试验，发现双光镜片对减少近视眼的发展有效。1975年，Oakley和Young用单光镜片和双光镜片矫正544个8～15岁的近视眼儿童，对照试验发现戴普通单光镜片儿童一年增加近视−0.50D，戴双光眼镜的儿童一年仅增加近视−0.04D。1985年，Grosvenor对213个8～15岁儿童近视眼用单光双光对照发现明显差异。20世纪80年代初，上海和徐州两个眼病防治所首先用低度凸透镜在小学中预防近视，其结论为："这是控制新发生率和降低原有患病率的有效措施，并且安全可靠、简便易行又不妨碍学习。"截至1985年，用同一方法取得类似结果仅在《青少年视力保护》杂志发表的文章已有30篇。

中国是全球近视人口最多的国家，几乎所有的家长都希望能够配一副可以控制近视度数增长的产品，哪怕价格高昂也在所不惜。因而有一些厂家基于上述原理，使用凸透镜或者双光镜片来帮助青少年"控制"近视。无论是否有效，这两种产品不仅配戴舒适度差并且孩子们不愿意坚持使用。

1997年，香港理工大学的学者与苏拿镜片公司合作，对多焦点镜片对青少年近视眼控制的作用进行研究。经过两年的临床观察，他们于1999年发表报告，认为渐进眼镜相对于传统的单光镜片更能延缓青少年近视的加深。以此为依据，苏拿公司推出了青少年近视眼控制（MC，myopia control 的简称）渐进镜片，这是世界首例专为儿童和青少年设计以舒缓近视加深的渐进镜片。青少年渐进镜片会减少近距离视物时的视觉调节紧张程度，这被认为是对舒缓青少年近视加深的最主要的贡献。同一年，该镜片开始在国内市场销售。

美国卫生部也开始注意渐进片对青少年近视的影响，他们要求四个视光学院制定试验计划来研究两者之间的关系，此一计划称为 COMET 计划。按 COMET 计划要求，各视光学院选取年龄 8~12 岁儿童，近视 -1.25~-4.25D，视敏度在 1.0 以上，双眼视力正常，屈光参差<1.00D，散光<1.50D；进行分组对比观察，一组佩戴渐进镜片，另一组佩戴普通镜片，每 6 个月检查一次，渐进镜片全部由法国依视路公司提供。2003 年，COMET 渐进眼镜研究小组发表了他们一个三年的临床研究报告，报告称：渐进眼镜控制近视的效果稍胜于传统单光镜，特别是对于近视较浅或者读书距离特别近的孩子，效果可能会更好，而且在使用过程中他们没有发现渐进镜有明显的副作用；但由于渐进眼镜价格昂贵，故其不建议渐进眼镜作为一种常规预防、控制近视的手段。

在 COMET 计划的结果发表之前，苏拿的 MC 镜片已经销售了三年时间，并且在一些地区获得了巨大的商业效益。豪雅推出了一款相似的产品，依视路也无法阻挡这一"诱惑"，于 2003 年悄然推出了自己的好学生渐进镜片。于是，青少年渐进片几乎在一夜之间成为所有镜片公司主推的一款产品，甚至有些企业以该产品为主打项目开发出了一些专门针对青少年近视眼控制的眼镜验配项目。至此，青少年渐进片在全行业开始"泛滥"了。

这时，一些视光学专家学者和眼科医生开始呼吁。天津万里路视光学校校长李丽华老师提出："目前许多实验证实，没有镜片能够控制青少年近视，一些特殊设计的镜片（如渐进镜片）在统计学上有减缓近视发展的意义，但它们都有严格的适应条件。眼镜店要慎重推广青少年渐进镜片，必须进行严格的顾客筛选，只有符合以下条件的孩子才适合佩戴：

（1）近视发病在 12 岁左右；

（2）父母没有明显近视；

（3）没有明显的眼轴长和角膜曲率陡；

（4）内隐斜、AC/A 高；

（5）能有效使用近用光区阅读。"

这样的呼声越来越高，并且逐渐受到专业眼镜店的重视；青少年渐进镜片经历了 2008~2010 年的验配高峰期之后，销量逐渐趋于平稳。但仍有一些门店，在不具备顾客筛选的能力或者不进行筛选的情况下任意地推荐青少年渐进镜片，这是非常不科学的做法。

纵观青少年渐进镜片在中国眼镜行业的兴起变化，我们可以看到 4 点：①在特殊的教育体制下，中国青少年近视的发病率逐年递增，值得引起整个行业的关注；②家长对于孩子视力健康的关注既是急切的也是盲目的，需要进行正确的教育引导；③任何产品的功效都是有限的，并且仅适合特定的人群，要解决近视眼过快增长的问题还需要找到原因，对症下药；④所谓"厚德载物"，眼镜企业必须提高自身职业道德观念和专业素质才能更好地做好青少年近视的预防和控制工作。

第三章

渐进镜片的设计理念

眼用镜片的设计既是一门技术，也是一门科学，同时也是一种艺术。镜片的设计需要设计者不但要遵循光学、视觉规律，还要像艺术家那样发挥科学的想象力，否则无法确立新的设计观念。

第一节　设计观念和方法

一、眼用透镜设计的新观念

早年的镜片一般是双凸透镜（图 3-1 b-1）和平凹透镜（图 3-1 b-2）形式，而今的眼用镜片中的近视镜片则是凸凹镜片（图 3-1 a-2）、远视镜片都是凹凸镜片（图 3-1 a-1）。眼用镜片为什么要改成现在这样的形式呢？应当说这种镜面呈"新月形"弯曲的镜片更符合视觉规律。

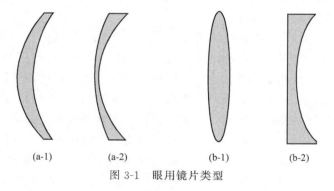

| (a-1) | (a-2) | (b-1) | (b-2) |

图 3-1　眼用镜片类型

从光学结构而言，将镜片放在眼的节点上是最合理的，这样的话，对称型镜片会成为最合理的镜片。但是，镜片是不可能被放置在节点的，显然这样的眼镜不可能存在。眼镜戴用的位置只能是在眼前，这样的话，镜片的形式只能是曲面，这正是构成视觉中"物-像"共轭关系最合理的界面。

眼用镜片的新观念的第一要求就是要符合上述这一"共轭界面"视光学的规律。当我们的眼看清楚某一物体时，物体就会成像在视网膜上。此时，物体与视网膜上像的关系就是共轭关系。图 3-2 中，可以成为共轭关系的点包括：A 与 A'、A 与 A''；B 与 B'、B 与 B''、O 与 O'。而 AOB 与 $A'O'B'$、AOB 与 $A''O'B''$ 均可以看作是共轭面。但这两对共轭面的性质有所不同，倘若没有眼的调节参与，前一对的共轭关系就不可能成立。我们设定眼的调节为零，视网膜作为凹面（AOB）的光接收装置，在光瞳的作用下，只能接受凹球面光发射来的信息成像，视网膜像球面所成的像就是物球面光学信息共轭效应的反映。像球面与物球面上的点具有一一对应的关系。可以说，这就是镜片设计的视光学起点，而眼镜片恰好位于眼前的 12mm 处的 CD，通过镜片使 AOB 与远物球面（$A''O'B''$）实现矫正共轭关系，这就是镜片设计的最根本原理。

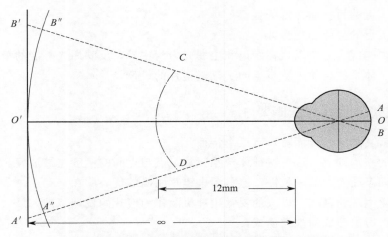

图 3-2　物体的球面与视网膜的像球面共轭示意图

屈光不正的眼，远物球面位置不变，眼屈光介质的屈光力不变，但眼轴的长短发生了变化，这就使视网膜和焦点分离（近视眼眼轴变长，只能成焦在视网膜之前；远视眼眼轴变短，在不使用调节的情况下只能成焦在视网膜之后），这样的话，视网膜就不再与物球面共轭，视网膜上也就不会有清晰的视像，只能留下弥散成圆的模糊视像。这就是屈光不正没有清晰视觉的原因（特别是近视眼），其主观感觉就是视物不清，其客观症状就是视力下降。

从理论上讲，屈光矫正有两种方法：①改变眼轴的长度：使其恢复原来的生理结构状态；②改变焦点的位置，使焦点重新落回到视网膜上，使眼达到近似于生理的人工正视状态。比较而言，前一种方法应当是更合理的，但是这种方法目前只能停留在"幻想"的阶段。因此，第 2 种方法就成为目前解决屈光不正所采用的方法，佩戴眼镜（或隐形眼镜）、角膜屈光手术、人工晶体植入都是这种方法不同的矫正形式，而使用普通眼镜则是屈光矫正中比较简单、效果确切、最为安全的屈光矫正方法。

用于屈光矫正的镜片，设计者更是竭尽全力通过精确计算，提高像球面上的像的质量，用调整放大率来达到提高成像的清晰度，用像差的控制技术达到像质的均一性。当然，早期的镜片受到科技水平和工艺技术的限制，只能在静态视觉上和单光镜上做文章。进而，一个单光镜不够用，就再加一个，这成就了双光镜；再不够用，就再加一个，三光镜就问世了。终于有一天，人们认识到不能这样没完没了加下去，此时又想出了一个办法：根据职业特点，将不同的镜度在镜平面上进行重新分配设计。人们也在不断寻求着突破，如何设计出一种给予老视眼最大利用空间的镜片，这个问题的核心就是远用光度与近用光度两者间过渡问题，其最佳的方式只能是镜度的无级变化，使这一过渡通过焦距的无级缩短来实现。这一设计理念与传统方法是截然不同的，它存在一个透镜的"光学滩坡（links，光度衔接）"效应问题。这个光学滩坡效应与人的视觉动态生理又必须是趋于一致的。镜片设计者通过应用计算机进行精确计算，精心设计光度分布，得出各个点的效能镜度：球镜度、柱镜度和轴的倾斜度。各点的总和屈光力，可用下列二次方程来确定：

$$屈光力优化函数 = \sum_{i=1}^{i=n} P_i \cdot \sum_{j=1}^{j=n} W_j \cdot (T_j - A_j)^2$$

式中　P_i——点 i 的主镜度；

　　　W_j——j 点的主屈光特征；

　　　T_j——j 点的目标屈光特征；

　　　A_j——j 点的势能屈光特征。

各点的数据构成了一个以目标距离和主屈光力为主导，反映屈光势能的镜度体系，设计者们正是从这一体系的构建中逐步走向了渐进镜片的设计。

二、渐进镜片设计方法概要

渐进镜片就其总的设计而言，有三个特征。

（1）严谨的结构细节　这一特征体现在镜片上点与点间的镜度连接过渡，体现出了一种静态屈光力与动态屈光力的一致性，这是渐进镜片明确的优势所在。

（2）以视觉生理为基础　以人的视觉生理机制作为镜片的设计基础，最大程度保存和利用视觉生理中由习惯养成的视觉模式。

（3）以戴用舒适为目的　镜片的设计与改进，始终以戴用者获得最舒适的视觉感受为最终的目的。

在充分考虑远、近视力矫正用屈光度差的条件下，如何给戴用者提供更趋近于自然生理状态的精度变化，这是设计的核心问题。渐进镜片的设计者分别就镜度结构与知觉方面采取了以下相应的措施。

1. 连接区的长度

连接区，即远用区与近用区间的狭长镜度通道。这个通道，又根据不同的应用范围和设计方法的差异设计了不同长度，目前这一通道最常用的标准长度为 14mm、16mm、18mm。这样的长度，满足了由低加光度（+1.00D）到高加光度（+3.50～+4.00D）的需求，比较理想地解决了：①中距离镜度渐进变化的问题；②头位相对固定条件下眼球下转注视的问题。这样的话，在戴用渐进眼镜看远—由远及近—看近过程中，就可以在头前倾增大不明显的情况下通过眼的下转得以实现，这与人正常的视觉生理状态基本接近。

2. 渐进区的倾斜度

如图 3-3 所示，眼在视近（N 点）时，在物距的影响下双眼就会发生会聚，此时的瞳距 $B_R B_L$ 就会小于远用瞳距 $A_R A_L$，而眼镜镜片的光学中心距 $D_R D_L$ 又肯定要小于视近的瞳距 $B_R B_L$。

一般而言，渐进镜片常规上的近用区的参照光学中心距，比远用参照中心小 5.0mm（单侧为 2.5mm），图中 O_R、O_L 分别为右眼和左眼的旋转中心，$C_R D_R D_L C_L$ 为矫正镜片在眼前应当戴用的位置，D_R 和 D_L 为视近时两眼镜片参照中心所在的位置。从图上可以鲜明

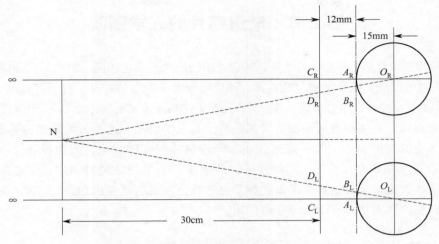

图 3-3　远用瞳距与近用光学中心距

地看出近用瞳距不等于近用光学中心距。渐进镜片设计中，充分考虑了这一因素，采用左、右镜片视近区各内置 2.5mm 的方法使问题得到了解决。这种变化又要求渐进区要做适当的向内倾斜来解决视线通过镜片的合理角度，在 14mm、16mm、18mm 长的渐进区，设计者分别做了向内倾斜 11°、10°、9°左右的处理，这样就保证了视近时双眼会聚状态下像的融合。

3. 视近区的宽度

渐进镜片是以 30cm 视距条件下的常规阅读宽度为参照系进行视近区宽度设计的，这就使视近区基本符合正常阅读使用宽度的要求，但也就决定了这一宽度是有限的，因此渐进镜片近用区的宽度不太符合大角度横向视觉扫描工作的要求，例如写意画家在戴用渐进镜片的情况下，在进行较长的横向运笔时会感到不太方便。

渐进镜片的设计家在对镜度结构进行设计的同时，也对知觉要求方面进行了适应设计。适应设计是通过解决像散差来进行的。设计中，解决像散差是通过以下两个途径来完成的。

（1）水平像散差　视线横扫过镜片时，镜度变化就会导致视觉的涌动感。设计者以生理耐受和双眼均衡为基准，对左、右镜片视觉对应点的棱镜效应进行了均衡处理设计，对单只镜片进行了非对称设计。通过这两种设计，就使双侧镜片的视觉对应点上的镜度和斜射像散得到了有效控制，从而使戴用者能够获得更为理想的视像融合，这也在很大程度上提高了戴用的舒适程度。

（2）周边区像差　早期的渐进镜片，由于认识水平和加工水平的限制，控制像差建立良好视像的可能性很小，消除这个区域的像差现象非常困难。随着人们认识的提高和计算机的应用，这个问题也得到了相应的解决。设计者通过将像散推向周边或将像散平铺的方法，控制了外曲面棱镜效应，从而有效控制了周边像差。

以上两种方法中，前一种方法是将像散推向周边，中央区域效果较好，周边区域可用度不高，戴用时晕动感明显；后一种方法将像散平铺，中央区域效果稍逊于前者，周边区域利用效果较好，戴用者晕动感就会明显减轻。

渐进镜片的设计者就是通过以上方法使镜片结构恰当地体现了、配合了眼的视觉功能，这样的设计、工艺就是目前镜片的最优化设计程序。

第二节　渐进镜片的光学图解

　　单光镜片是指有单一屈光度的镜片，其各子午线的几何结构相同，因此，只需使用1～2幅平面结构图就可以清楚地显示镜片的直径、厚度和垂度多方面的状况。对于双光镜、三光镜而言，因都是由几个单光镜组合而成，故也可以用平面结构图来显示其镜片光学方面的状况。

　　对于渐进镜片，则很难用平面结构图来显示其光学特征，这是因为渐进镜片根本没有传统光学意义上的对称中心。为了能充分显示渐进镜片的光学特征，人们设计了一套图解方式，大体而言图解方式有三种：①线性平面轨迹法；②平面区域对照法；③空间向量比较法。通过这些方法，较好地解决了渐进镜片光学特征直观图解表达方式的问题，这对渐进镜片的理解、推广和应用具有十分重要的作用。

一、线性平面轨迹图解

　　这是一种利用沿中央视区中线为准的视线走行轨迹以平面显示形式表述的图解方法。这种方法显示的是远用区—渐进区—近用区整个中央视区中线自上而下各点的镜度变化（图3-4）。图中横坐标表示近用加光的强度（Add），纵坐标表示距棱镜参照点（或镜片几何中心）的垂直距离。

　　图3-4是一枚远用镜度为平光、下加光＋2.00DS的舒适性渐进镜片的镜度线性轨迹图，图中显示以下内容。

　　纵坐标零点，即相当于棱镜参照点位置。远用光度区在该点4mm以上。

　　渐进下加光区自该点之上4mm始，到该点下12mm，并延伸到17mm（该点至棱镜参考点上4mm为21mm）。当距下加光起始点27mm时，下加光开始低于标定值。近用区域垂直径约为11mm。

　　镜片达到85％的下加光度（本例为＋1.70DS）的位置与下加光起始点的距离为11.4mm。达到90％的下加光度（本例为＋1.80DS）的位置与下加光起始点的距离为12.4mm。达到下加光100％的位置是在下加光起始点下16mm。

　　这种图显示的是渐进镜片（$\phi=80$）自上而下的镜度变化，反映的是透镜曲率半径连续变短的变化轨迹。这里必须说明，不同品牌、不同型号的渐进镜片是不完全一致的，但说明的信息是一致的。了解这种信息的目的是在渐进眼镜验配中更好地帮助配镜者选择适宜的眼镜架，更好地指导戴镜者科学合理地使用渐进眼镜。

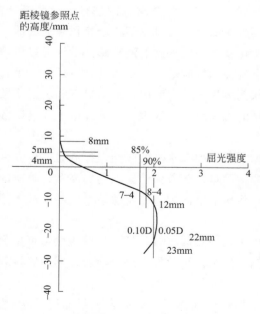

图3-4　渐进镜片中央视区镜度变化示意图

二、平面区域对照图解

　　这种方法是采用镜平面平铺，并进行适当的

标记，借此进行镜面不同区域比较的方法。此种方法有两种类型。

1. 镜度等高线图解法

这种方法显示的是镜片上镜度的分布状况，这种方法绘制的图与地理学上的等高线完全一致，是由镜度等高线构成的（图3-5），等高线在描述上均以0.50D为一个镜度差。镜度等高线示意图有两种等高线：① 球镜等高线［图3-5（a）］：这是一种横向穿过渐进区的等高线，这种曲线反映的是镜片加光度在水平方向上点与点之间分布与变化的规律，这种图通常叫做加光球镜平面分布图；② 柱镜等高线［图3-5（b）］：这种等高线不穿过渐进区，而是以与渐进区垂直方向的纵线条为主的方向走行，这种曲线反映的是点与点之间垂直方向的镜度分布与变化的规律，这种图通常称为加光度像散差平面分布图。

加光度平面分布　　　　　　　　　　　散光像差平面分布

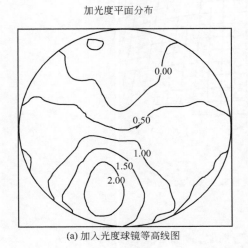
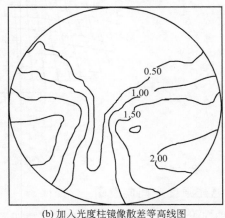

(a) 加入光度球镜等高线图　　　　　　(b) 加入光度柱镜像散差等高线图

图3-5　镜度等高线示意图

以上为依视路第五代渐进镜片（远用光度：0.00DS；Add：+2.00DS）

球镜等高线反映的是镜片自上而下的镜度变化及近用下加光的变化规律，这种变化设计在传统上一般均设置在镜片的前面。柱镜等高线主要反映的是下加光在镜片横向的镜度变化及区域间的变化规律，这种变化设计在传统上一般均设置在镜片的内面。这两种等高线的描述方法，至今仍是对渐进镜片镜度变化规律的最好的表述方式。

2. 格栅放大图解法

这种方法显示的是镜片光学放大效果的示意图（图3-6）。这种图是通过渐进镜片观察标准栅格时看到的视像直接作为现实图像的。因渐进镜片各部位上点的放大率不同，这就形成了点与点不同放大视像的比较图。这种图示法，显示的是不同放大率在单一平面上的比较效果，其主要目的是使从业人员了解渐进镜片在镜平面上镜度的分布状况，通过不同品牌结构图的比较，掌握相应渐进镜片的特征，以便更好地做好渐进眼镜的验光配镜、戴用指导工作。这种图还可以作为向顾客讲解渐进镜片相关知识和视觉效果的直观资料。

三、空间向量比较图解

这是一种从三维立体角度描绘渐进镜片的立体模型，这种方法表述的是镜片各个对应点间视光学特征的空间向量关系。这种图有以下三种表达方式。

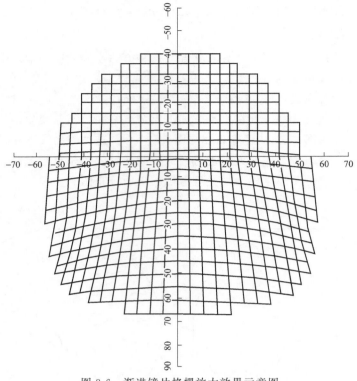

图 3-6　渐进镜片格栅放大效果示意图

1. 屈光强度空间向量图

这种向量图（图 3-7）表述的内容与加光度球镜等高线示意图的内容一致。

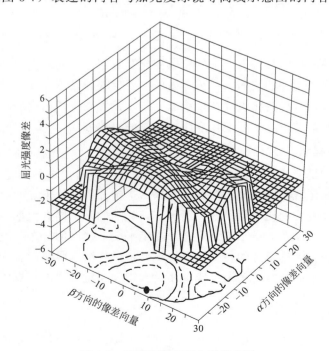

图 3-7　屈光强度空间向量示意图

2. 屈光像散空间向量图

这种向量图（图 3-8）表述的内容与加光度柱镜像散差等高线示意图的内容一致。

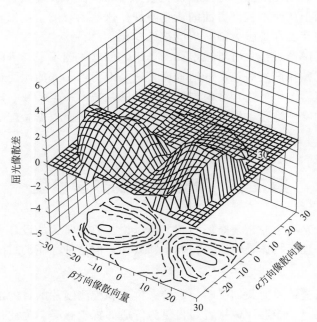

图 3-8　屈光像散空间向量示意图

3. 棱镜倾斜空间向量图

这种向量图（图 3-9）表述的是像平面上在视觉上的倾斜特征。

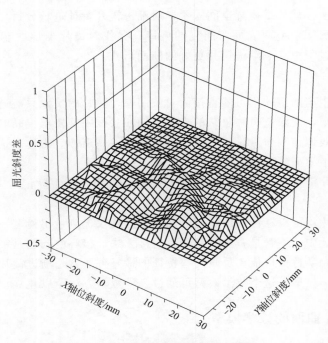

图 3-9　棱镜倾斜空间向量示意图

以上图示方法，从三个不同方面反映了渐进镜片的视光学特征。强度空间向量反映的是镜片上点的屈光力量的特征，即在镜度上的焦点特征；像散空间向量图反映的是镜片点上产生的像的离散特征，表明相应点的像散在视觉量方面的特征；棱镜倾斜空间向量反映的是渐进镜片上的点在像面上的倾斜程度方面的视觉特征。这些图有助于认识和理解渐进镜片的光学特征，了解这种镜片会在视觉方面产生的视像变化。

这些图对深入了解渐进镜片有着很重要的作用，但这些图不是渐进眼镜适配依据，凭这些图也不能预测实际戴用渐进眼镜的舒适程度，这是因为：①人的耐受程度不同；②人的屈光存在差异；③戴镜者个体的生理数值与镜片设计的基数不一定一致。理论与配适实践相结合是达到戴用舒适的唯一途径，因此评价渐进眼镜的情况还要根据验配的实际情况，进行具体分析。

第三节　渐进镜片的数学模型

渐进镜片的设计是一个非常复杂的问题。可以说，只有镜片的设计者和制造者才知道设计控制的程序，这种程序具体是什么，我们不知其详，但这种程序的目的只有两个。

1. 视光学目的

不断发展着的渐进镜片向我们提示，设计、生产和检测镜片的目的都是使镜片尽可能符合眼睛的自然生理状态，能够让戴用者获得更为舒适的视觉感受。为此目的，设计者使用了两种方法。

（1）直接测量法　根据使用者的使用习惯，通过对镜片渐进变化的精确计量，模拟戴用者的实际使用情景，建立起这种镜片的视光学配适模式，从而保证戴用者尽可能达到最佳的状态。

（2）间接计算法　从三维视觉空间入手，对渐进镜片特征进行分析，根据视光学原理和镜片加工曲面的状况探索镜面表面弯曲度的规律、寻找对镜片光学性能科学合理的测量方法，在这样的寻找过程中获取渐进镜片更好的曲面形式。

2. 产品目的

镜片制造厂家生产的镜片不可能直接面对戴用者，镜片的价值只能通过零售商高质量的验配工作才能够实现，而渐进镜片复杂的光学结构在验配中又要求很高的精确度，如何保证中间商在操作中有效地控制质量，就成了至关重要的一项工作。为达到这一目的，渐进镜片在制造中一律采取了下面的两种方法。

（1）每一只镜片都有其专门的标记和用于再加工时的"再生标记"，都有与其配套的专业说明书。

（2）每一只镜片均可以在传统的焦度计和电子焦度仪上测量出镜度。

渐进镜片的设计中，不管是直接方法还是间接方法，核心的问题是镜片曲面的问题，是镜面上点在曲面的光学特征价值。反映这些特征的最好方法就是渐进镜片设计人员给我们创建的渐进镜片的数学模型，这个数学模型可通过三种数学方法予以建立。

一、渐进镜片曲面的数学模型

对任意一个曲面，都可以根据以下函数给出定义：

$$Z=f(x,y)$$

根据这个函数，可以获得镜面 O 点上 3D 以内正确的数学坐标指示体系，这个坐标体系就叫做 $Oxyz\text{-}xOy$ 系统（图 3-10）。图中右侧部分是由左侧镜片切割出来的一个含有 O 点的部分，图示为以 O 点为任意一点，该点在横轴（x 轴）、纵轴（y 轴）和垂直轴（z 轴）的曲率向量坐标系统。

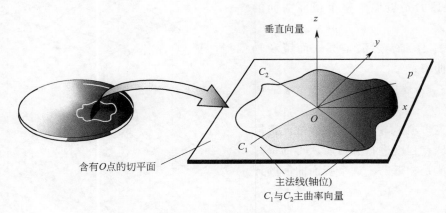

图 3-10　$Oxyz\text{-}xOy$ 系统

这个系统的核心：在正切面上求得镜片曲面上 O 点的一个关于相应高程和附加条件的二次方程式，这个曲面二次方程式和曲面上 O 点的坐标是一致的。也就是说，镜片的弯曲同公式计算所得的实数曲面值相等。其 O 点的定义域为

$$Z=rx^2+2sxy+ty^2$$

式中，r、s、t 是渐进镜片局部曲面的导数：

$$r=\mathrm{d}^2z/\mathrm{d}x^2$$
$$s=\mathrm{d}^2z/\mathrm{d}x\cdot\mathrm{d}y$$
$$t=\mathrm{d}^2z/\mathrm{d}y^2$$

这些二次方程是关于 O 点曲面特有轴线上主要弯曲度的定义域。通过对这些曲面进行比较，可以得出正交状态下 C_1 和 C_2 轴向上的弯曲面，由 C_1、C_2 可以引出下列方程：

$$C_1\cdot C_2=\frac{r\cdot t-s^2}{(1+p^2+q^2)^2}$$

$$\frac{C_1+C_2}{2}=\frac{t(1+p^2)+r(1+q^2)-2p\cdot q\cdot s}{2(1+p^2+q^2)^{3/2}}$$

前一方程为镜面总曲率方程，后一方程为镜面平均曲线方程。在方程中：

$$p=\mathrm{d}z/\mathrm{d}x$$
$$q=\mathrm{d}z/\mathrm{d}y$$
$$s=\mathrm{d}^2z/\mathrm{d}x\cdot\mathrm{d}y$$

轴 $=m$ 余切的二次方程如下：

$$[t\cdot p\cdot q\cdot s-(1+q^2)]m^2+[t(1+p^2)-(1+q^2)]\cdot m+s(1+p^2)-r\cdot p\cdot q=0$$

二、渐进镜片区域的数学特征描述

对于一个复杂曲面的某一区域来说，我们可以根据泽尼克（Zernik）多项式参照系提供

的规律了解镜片。这种参照系（图 3-11）是对镜片曲面进行连续精确的多项计算，求得的正确的计算结果体系。

这个参照系是由 z_0 到 z_9 的泽尼克多项式所构成，这个参照系在数学和实际应用中，特别值得注意的是 z_3、z_4、z_5、z_6、z_9 这五个多项式。其中：

z_4 表述的是近似于整个镜面曲面的平均曲率；

z_3、z_5 分别表述的是圆柱面镜和轴方向上的曲率；

z_6、z_9 表述的是镜片弯曲变形的倾斜变化。

泽尼克多项式参照系，同常规测定散光彗差、球差程度进行分析所获得的镜片阵面平均值是相近的。这个镜面曲面的计算公式是

$$f(y,z) = \sum_{i=0}^{i=q} Z_i \cdot p_i$$

式中　p_i——泽尼克多项式；

Z_i——变化系数；

y——y 轴方向可变量；

z——z 轴方向可变量。

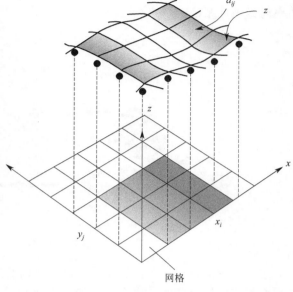

图 3-11　镜片区域泽尼克多项式参照系示意图

表 3-1 提供的是一个向内延展的 $z_0 \sim z_9$ 的泽尼克多项式。

表 3-1　泽尼克多项式

系数	泽尼克多项式	几何光学的视光学意义	系数	泽尼克多项式	几何光学的视光学意义
z_0	1	原点	Z_5	$Z^2 - y^2$	0°, 90°轴内内倾斜度
Z_1	y	y 轴方向的内斜度	Z_6	$3yz^2 - y^3$	y 轴方向上的像散差
Z_2	z	z 轴方向的内斜度	Z_7	$-2y^3 + 3yz^2 + 3y^3$	y 轴方向上的彗差
Z_3	$2yz$	±45°散光轴的内斜度	Z_8	$-2z + 3y^2z + 3z^3$	z 轴方向上的彗差
Z_4	$-1 + 2y^2 + 2z^2$	散焦量	Z_9	$z^3 - 3zy^2$	z 轴方向上的像散差

三、渐进镜片区域曲面数学模型的函数概念

前面，我们已对渐进镜片区域点曲面数学模型做了介绍，将这些多区域的点坐标进行组构，并依照格栅形式予以显示，就可以发现：镜片曲面的变化规律被非常精确地分布在镜片的曲面上。每一局部的特征都可以表明 x、y 方向上镜度的值，即由 $z = f(x,y)$，p、q、r、s、t 的点和相邻区域直线纵坐标上的二次方矩阵的数字组合，就可以推断出这些点的数值特征，这些特征可以用下列公式计算得出：

$$z = \sum_{i,j} \lambda_{i,j \, ai,j}$$

$$p = \frac{\mathrm{d}f}{\mathrm{d}x} = \sum_{i,j} W_{i,j}^x \cdot (a_{i+1,j} - a_{i,j})$$

$$q = \frac{\mathrm{d}f}{\mathrm{d}x} = \sum_{i,j} W_{i,j}^{y} \cdot (a_{i,j+1} - a_{i,j})$$

$$r = \frac{\mathrm{d}^2 f}{\mathrm{d}x^2} = \sum_{i,j} W_{i,j}^{xx} \cdot (a_{i+2,j} - 2a_{i+1,j} + a_{i,j})$$

$$s = \frac{\mathrm{d}^2 f}{\mathrm{d}y} = \sum_{i,j} W_{i,j}^{xy} \cdot (a_{i+1,j+1} - a_{i,i+j} + a_{i,j} - a_{i,j+1})$$

$$t = \frac{\mathrm{d}^2 f}{\mathrm{d}y^2} = \sum_{i,j} W_{i,j}^{yy} \cdot (a_{i,j+2} - 2a_{i,j+1} + a_{i,j})$$

上式中 $\lambda_{i,j}$，$W_{i,j}^{x}$，$W_{i,j}^{y}$，$W_{i,j}^{xx}$，$W_{i,j}^{xy}$，$W_{i,j}^{yy}$ 表示的是系数一览。

综上所述，渐进镜片是通过镜片曲面、镜片区域、镜片区域曲面的数学模式进行计算来进行镜片设计的。经销者和验配人员无需掌握这一套数学模式的计算，但了解这种方法的基本概念还是有必要的。当然，凭这几个公式不可能成为镜片的设计家，但了解这些概念可以为我们成功验配渐进眼镜坚定信念，从而起到提高渐进眼镜验配成功率的作用。

第四节　渐进镜片基本的设计概念

渐进镜片发展到今天，进入商业市场已经经历了 60 年时间。在这段时间，设计者们通过不断研究、探讨，已经创建了一整套加工工艺，而这些加工工艺的应用与不断改进，已经使渐进镜片达到了在光学和视觉上的高度统一，成为真正具有视光学意义的矫正用镜片。下面，我们就这些工艺的基本知识进行简要的介绍。

一、薄处理工艺

与单光镜片比较，渐进镜片有一个鲜明的特征——镜片从渐进区的起点呈现自上而下的镜面曲率增加，即镜片曲率半径减小。正是这种变化，产生了近用区域对近距视力的矫正作用。一只镜片的厚度，取决于其薄的部分和厚的部分的顶点高度差，只有有效地控制这一顶点高度差，才能制造出较薄的镜片，对镜片曲面实施的这种加工工艺习惯上称为"薄处理工艺"。这种工艺有两个效能优势：①镜片的内曲面各区域倾斜度趋于一致；②镜片厚的部分与薄的部分顶点高度差会在一定程度上缩小。

薄处理工艺的原理，就是利用棱镜效应来加强透镜对光的屈折作用，从而使镜片达到"减薄"的目的。在渐进镜片的视远区域到视近区域增加一定的棱镜度设计的作用就在于：经过这种"薄处理"加工的渐进镜片，只需使用需要给予加光度的 2/3 的值就可以实现全部加光度的屈光效应。经测量，人在阅读时，使用与下加 +3.00DS 渐进镜片同样厚度的单光镜片，只能获得 +2.00DS 的效果，因为同样厚度的单光镜片只具有 +2.00DS 的镜度。这就是说，一只与 +2.00DS 单光镜片厚度相当的渐进镜片经薄处理后，其近用屈光的矫正性能提高了 1/2。但这里有必要说明：一个相当于 2 个屈光度的棱镜是不能用来矫正老视眼的，这样的单纯性的棱镜根本不能用来阅读。

薄处理工艺产生的棱镜效应，毕竟是为了达到增强镜片在阅读时的使用效能，因此在设置棱镜时就需要考虑使戴用者能够舒适使用的问题。薄处理工艺充分考虑到了这一点，通过在镜片两侧设置相等的棱镜效应，保证了在镜片任意垂直线上的棱镜效应的平衡，从而使经

"薄处理"的曲面达到了精细、渐进的变化。戴用者在由上到下使用这个曲面时，就获得了正镜效度逐渐增加的镜度变化体验；在由下而上使用这个曲面时，也就获得了正镜效度逐渐减少的镜度变化体验。由远及近、由近及远的流畅的镜度变化体验，构建起了渐进镜片完整的视力矫正区域。薄处理工艺没有破坏视区域的完整，因此不会影响渐进镜片戴用的舒适度。

经薄处理的渐进镜片会相对较薄，但是使用这种镜片装配的眼镜是否一定会让人看得"薄"，应当说还取决于：①选用的眼镜架的规格尺寸；②戴用者的瞳距；③配镜的高度。倘若眼镜架选择不当、配镜高度不适宜，即便是减薄处理的镜片，看起来也会有"不薄"的视觉感观。

二、非球面渐进镜片的概念

早期的渐进镜片，上半部远用区也是球面设计，和普通单光镜片的前表面极其相似。现在的渐进镜片上半部远用区域也采用了非球面设计。渐进镜片应用非球面设计的主要目的就是减少渐进镜片周边区因像散和色散导致的成像质量下降。

像散和色散是镜片周边部与生俱来的现象，渐进镜片在镜度方面的多样性使得这种现象更为明显，当然不同品牌的渐进镜片，会因设计理念、加工工艺不同而呈现一定的差异。当然，现在的科学技术还没有达到完全消灭像散的水平，但设计人员确实找到了减少区域像散的办法：将像散区域扩大，使像散的量由集中在周边区向其邻近区扩展，将像散平铺在更大的区域，从而使像散的程度由"陡峭"转向平缓。这种设计方法就是非球面设计的概念。应用非球面加工工艺的渐进镜片，有着相对平滑的基弧，比球面渐进镜片要更薄一些（同时也会相对较轻），在光学放大率上，非球面渐进镜片也在一定程度上修正了球面渐进镜片在放大率上的夸张作用。

对于非球面加工工艺，一般都会用图 3-12 来解释非球面镜片的成像，图中的虚线为球面成像呈现的像散现象，实线代表非球面成像的质量。应当说这样的示意图较好地解释了球面成像的"离焦"成像和非球面的"聚焦"成像的差异。但是，非球面使像散趋于平衡的技术与工艺要比这张图复杂得多。

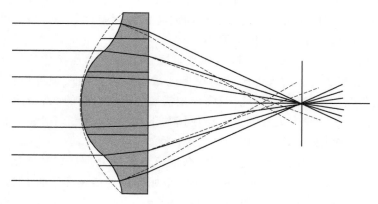

图 3-12　非球面与球面成像比较示意图

应用非球面技术加工的渐进镜片，从镜平面而言，中央视区没有像散，中央视区两侧有均一的像散，特别是在远用区这样的情况会更为明显。非球面渐进镜片这样的像散分布，就使得戴用者在用中央视区注视时可以看到清晰的视像，而在侧视时会感到与正视时的像质稍有不同，刻意使用像散区看的话，会发现一定的色分离现象。经非球面处理的渐进镜片的这种现象不会引起生理适应的困难，对视觉视像的影响非常有限。

三、硬性设计和软性设计

"硬性设计"和"软性设计"，是镜片设计中对镜度变化表述上的一对新术语。所谓"硬"，指的是镜度变化速率大，也可以用镜度变化"陡峭"来表述，这样的镜片一般像散变化会比较明显；所谓"软"，指的是镜度变化速率小，也可以用镜度变化"平缓"来表述，这样的镜片一般像散变化会比较平缓。"硬""软"与镜片上的两个区域的大小有关。

（1）渐进区的长度　短渐进区的镜片趋向于"硬"；长渐进区的镜片趋向于"软"。

（2）像散区的大小　硬性设计的渐进镜片像散区域相对较小，变化速率较大；软性设计的渐进镜片像散区域相对较大，变化速率相对较小。

硬性设计和软性设计具有不同的特点，因此在应用上是有差异的。现将渐进镜片这两种设计的性能特点的对比列入表 3-2，以供参考。

表 3-2　硬性设计与软性设计性能对比

设计类型	硬性设计	软性设计
视远区	稳定视区较宽	侧区视稳定性较差
渐进区	窄(非正视时变形大)、短	较宽(非正视时变形小)、长
视近区	稳定镜度区较宽	稳定镜度区相对较小
视觉曲线效应	明显	不明显
高下加光度	可以	不佳(只能以缩小近用区为代价)
周边区	区域小、像散程度大	区域大、像散程度小
中央可视区	小	大
适应	需要一定时间	容易

"硬"和"软"是一种比较概念，其意义是相对的。因此，在实际的渐进眼镜验配中，应根据具体情况予以选用，并对戴用者予以相应的指导。

四、多样性设计

早期的渐进镜片采用的是单一设计方案，即不管加光度如何，都使用统一的设计方案，这样就导致了高加光度视近区狭小，戴用者直接的感受就是近用视野狭小、不够用。

现在的渐进镜片，都是不同的加光度使用不同的设计模式。这种采用多种模式进行渐进镜片设计的方法，设计者将其叫做"多样化设计"，又往往简称为"多设计"。这种设计方法的最大特征就是在高加光度时，视近区的设计采用趋向于"硬性"的设计方案，加光度越高，近用区镜度的变化会越趋于"硬"。因此，多样性设计有效保证了视近区有较大的视野范围。

五、非对称设计

渐进镜片最早采用的是单只镜片的对称设计（图 3-13 左图），渐进区是以垂直方向设置的，这种设计与眼的视近生理状态是不相符的。在实际配适时曾将镜片做一定程度的旋转（9°），来解决视近时眼睛会聚内转的问题。尽管视近的问题得到了一定程度的解决，但鼻侧产生的像散对视远的视野又造成了比较严重的干扰。这种方法虽然能解决一定的看近的问题，但存在明显的缺陷，因此这种方法不是理想的解决办法。

现在市场上的渐进镜片均采用了镜平面上的非对称镜度的设计方法（图 3-13 右图）。非对称设计，就是在设计上将渐进区内转 9°～12°，并对镜片在水平方向上进行相应设计，从左、右眼镜片在视光学对应点上的镜度、像散和垂直棱镜度各方面的平衡入手，达到双眼视像和视知觉上的均衡。应当说单只镜片的非对称设计，实现了双眼在视觉生理和知觉上视线方向与视像对称的一致性。这就保证了人在戴用这种镜片时可以获得相对舒适的均衡、敏锐的双眼视觉。

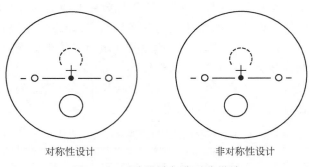

对称性设计　　　　　　　　　　　非对称性设计

图 3-13　对称设计与非对称设计

六、外渐进与内渐进设计

1. 渐进的位置设置

这两种设计指的是渐进镜片的加光度设置在哪一面的设计理念与加工工艺，将加光度设置在镜片前面的就称为外渐进镜片（图 3-14 左图），设置在镜片后面的就叫做内渐进镜片（图 3-14 右图）。

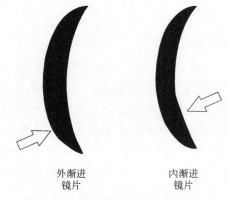

不管是外渐进还是内渐进，渐进镜度的变化一定是在渐进区之内，远用区是不存在渐进变化的。见图 3-15，眼睛正对镜片上的 O 点，这一点不可能有渐进镜度的变化。渐进镜度的变化一定起始于这一点下面的 P 点（棱镜测试点），渐进镜度变化一定是在渐进区至近用区上部。内渐进与外渐进在功能上的差异，只能体现在中、近距离的注视中，一般不会出现在远距离屈光矫正中。

外渐进
镜片　　　　内渐进
镜片

图 3-14　外渐进镜片与内渐进镜片

2. 内、外渐进镜片的视野

关于内渐进镜片比外渐进镜片距离眼球更近，因而使镜片横向视野扩大的这种说法，应当说有其道理，但作用十分有限，基本可以忽略不计。

（1）镜片设置在眼前 12mm，在镜距不变的情况下，看近时内渐进比外渐进能缩短的镜眼距离是十分有限的，因此仅凭内渐进单一工艺就使横向视野明显扩大是不现实的。

（2）这种渐进变化主要反映在中央视区的渐进区、近用区之内，因此内渐进可以使中、

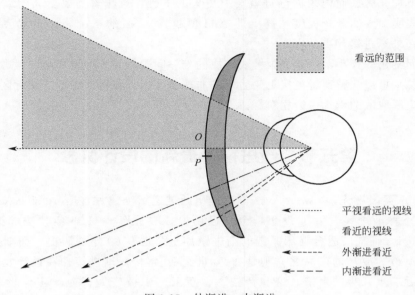

看远的范围

平视看远的视线
看近的视线
外渐进看近
内渐进看近

图 3-15　外渐进、内渐进

近距离用区的清晰区域适当增宽是可能的，但不可能达到使用"视野开阔"来表述的程度。但对镜片而言，横向视野扩大则是有限的，因为渐进区、近用区两侧必定是像散周边区，将像散区域向两侧外扩大，对近用屈光矫正来说没有意义。

3. 渐进类型与晕动感

内渐进镜片的确比外渐进镜片引发的晕动感要少、要轻，在戴用上内渐进镜片也的确比外渐进镜片更容易适应。目前，对这种现象解释普遍使用两个概念：①内渐进镜片的近用区距离眼角膜更近一些；②自由曲面加工技术。借用这两种概念，都没有讲清楚内渐进镜片减少晕动感的直接原因，这两个概念都与产生晕动感的生理机制不太沾边。要想说清这个问题，首先要了解戴用外渐进镜片为什么会出现晕动感。当戴用者的视线横扫过这型渐进镜片周边区、近用区、周边区时就会感受到两种视觉现象：

（1）一种是形态和清晰度的变化，周边区视像的畸变和视像的模糊，这是由周边区存在的散光差所导致的；

（2）另一种则是视像波浪似的"涌动"现象，导致这视像一般认为是棱镜像差所致，这种现象一定是伴随眼的横向扫视或头部运动时出现。

正是以上两种视像的存在，导致了人的晕动感。为什么会出现晕动感呢？因为角膜的生理弯曲与外渐进没有共同之处，因此当眼睛看到以上两种现象，就会很陌生，"涌动"就会让人感受到无休止的摇晃。

内渐进镜片与眼睛共同构成了一个"镜眼视光学系统"，作为这个系统的镜片前表面弯度近似于角膜生理的非球面，当视线经过这个系统在离开镜片前表面时，是从近似生理的非球面投射到我们注视的目标的，我们的眼睛就会比较习惯，也就不太容易出现晕动感。

4. 渐进类型与眼的下旋角度

外表面渐进眼睛所需要的回旋角比较小，这意味着同样的下加光，用更小的镜框高度即可轻易到达下加光区。而内表面渐进就需要更大的下旋，意味着需要更大的纵向高度的镜框。有研究表明，人的老花程度越高（即 Add 值越大），眼的下旋能力也就会越差，因此 Add 值高选择外渐进镜片更适宜。

当然，回旋角的大小不是验光配镜要解决的唯一问题，验光配镜还必须考虑戴镜后的视野。内渐进镜片可以让戴镜者更接近于生理的非球面视像，获得的舒适的视近区也会相应更大一些，周边区像散的干扰也会相对轻。

第五节　渐进镜片最新的设计概念

自 1907 年英国视光师 Owen Aves 首次提出渐进递增度镜片（Proressive Addtion Lens，简称 PAL，下称渐进镜片）的设想，至今已历经 110 余年。1959 年，法国光学工程师 Bernard Maitenaz 研制出适合临床佩戴的渐进镜片至今也有 60 年的历史，而渐进镜片成为眼镜光学史上最为成功的产品之一则是在 20 世纪 90 年代。渐进镜片在设计及工艺上的突飞猛进则是近二十几年的事情。这些新技术、新工艺中被广大视光学工作者认可的有以下六种。

一、佩戴位置优化技术

佩戴位置优化技术，是一项精确修正验光测试镜片与眼镜实际戴用间偏差的技术，这项技术的英文名称为 Position of Wear（POW）。

在收到订制的某些新型渐进镜片时，有可能会发现图 3-16 所示的一张标识单。标识单上有两行不同的屈光矫正数据，第 1 行数据与验光单上的数据完全一致，第 2 行数据就是应用 POW 计算出来的理论测量数据。

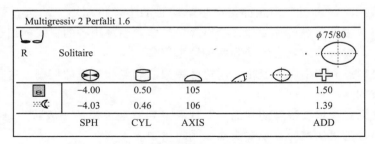

图 3-16　某品牌渐进镜片的外包装标识
上一行数字为处方镜度，下一行为理论测量镜度

试想，对某位顾客使用综合验光仪验光，检测到完全的屈光矫正镜度为－4.00DS。那么佩戴－4.00DS 镜片是否就能恰当地完全矫正了呢？应当说有以下两种因素会影响对这个问题的答案。

1. 镜片类型的差异

验光中使用的测试镜片一般都是双凸、平凸、平凹镜片，实际戴用的矫正镜片一律是凸凹镜片或凹凸镜片，镜型不同，在矫正上就会有些许的差异，这对镜度比较敏感的人来说是可以觉察出来的。

2. 佩戴位置的差异

实际戴用中的镜片，常规上应在眼前 12mm。验光中的测试镜片是否也在这一位置则是不确定的，使用综合验光仪，这个距离比较好控制，但在使用试戴眼镜架时都会小于这一常规距离。这就是单纯使用试戴眼镜架验光会出现更多戴用适应问题的原因。一般说来，这种位置差异对低度屈光不正的影响比较轻微，而对高度屈光不正的矫正则相对明显。这种差异最常见的是向正镜度效应方向偏移，这种影响看远、看近均会发生，但以视近时更为明显。

那么，佩戴位置优化技术是针对哪一种情况呢？笔者认为，这项技术应当是以镜眼距 12mm 为基础，针对镜型差异的优化技术，这种差异是可以通过计算得到精确数据的。而对于镜眼距的变化来说，选择的眼镜架款式、戴用习惯、眼镜调整都会影响镜眼距，这种变化显然是千差万别的，很难通过精确计算把握。

传统的眼镜定配是严格按照处方数据来配置的，这对于单光镜片应当是迄今普遍使用的方法。但对于渐进镜片而言，镜度的变化往往是在毫米计量单位以下，因此精确掌控相关镜度、区域位置就成了一个关于渐进眼镜配适的研究课题。

佩戴位置优化技术，就是利用计算机对处方镜度（包括球镜度、柱镜度、柱镜轴位、加光度等）进行调整，力争最大限度消除镜型造成的镜度差异。经过这样的调整，渐进镜片在实际戴用时，就可以获得与验光时最大程度上的一致性（图 3-17）。

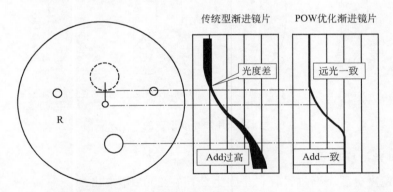

图 3-17 传统渐进镜片与 POW 优化渐进镜片光度一致性比较示意图

二、自由曲面技术

自由曲面技术（free-form technology，FFT）是近年来被应用到渐进镜片加工中的一项镜片精细加工技术。传统的渐进镜片是采用前表面为渐进面的镜片毛坯作为再次加工的材料，通过对镜片后表面进行研磨而成，镜片后表面就被加工为球面或托力克面（单纯性屈光不正使用的是球面，复性屈光不正使用的就是托力克面）。以往渐进镜片的改进主要是针对渐进镜片的前表面（即渐进面）进行曲面的改良。但是，某一系列的渐进镜片其坯料总是有限的，因此某一范围的镜度就不可避免会使用同一型号毛坯来加工。某一型号的毛坯总是针对某一基准镜度的，当实际使用的镜度与基准镜度不一致时，屈光矫正效果也必然会相对较差。特别是双眼屈光数据存在参差和高度散光时，矫正效果会更差，这往往就成了传统渐进镜片验配中的禁忌。

为了让每一个验光处方能获得最精准、理想的镜片光学视区，就必须对镜片表面曲率的分布做更精细的计算。现代光学计算软件已经可以对镜片表面几乎每一个点建立计算方程，通过这种对每个点的大规模运算，找出最合适的镜片表面曲率的分布方式，再结合高精密度数控加工技术（CNC技术）对镜片表面每一点进行精细的磨削和抛光，从而加工出针对处方镜度（甚至包括个性化配镜参数）完全优化的渐进镜片。

自由曲面技术已经在渐进镜片加工领域得到了广泛的应用，这项技术不仅可以运用于镜片的后表面，也可以运用于镜片的前表面，还可以同时运用于渐进镜片前、后两面。当然，只要镜片设计软件足够先进，任何影响镜片佩戴的因素（例如顶点距离，眼镜架的镜面角、前倾角）都可能通过量化数据，应用这项技术进行极具针对性的精确、精细的加工。应当说，自由曲面技术已经成为屈光矫正镜片个性化设计、加工的核心技术之一，这项技术在渐进镜片加工领域的应用则是眼用透镜应用中的典范。

三、双面渐进设计

目前，加光度的渐进设计有四种类型（图3-18）。双面渐进设计也是渐进镜片设计中一个比较热的话题，有以下两种类型：双面加光镜度分置型、双面加光镜度正交分置型。

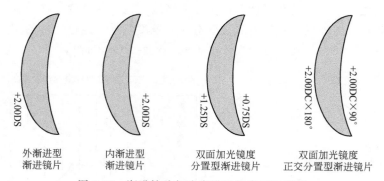

外渐进型 渐进镜片 　内渐进型 渐进镜片 　双面加光镜度 分置型渐进镜片 　双面加光镜度 正交分置型渐进镜片

图3-18　渐进镜片加光度设置的类型示意图

1. 双面加光镜度分置型

双面加光镜度分置型渐进设计，是强生公司在2003年推出的一种加光度设计方案，这种加光设计与传统的加光度设置方案不同，传统的办法是将加光度设置在镜片的前表面或者设置在渐进镜片的后表面，并分别称为外渐进镜片和内渐进镜片，而这种镜片则是将加光镜度分别置于镜片的前表面和后表面。例如，对+2.00DS下加光度，这种镜片就将+2.00DS分成+1.25DS、+0.75DS两个加光部分，并将其分别设置在镜片的前表面和后表面。这种设计方案在视像方面的作用有3个：①在一定程度上降低了外渐进导致的视像畸变、涌动感的程度；②舒适的视近区在一定程度上有所增大；③适当减少了周边区像散干扰的问题。显然这种设计会在一定程度上提高戴用的舒适性。

2. 双面加光镜度正交分置型

目前，这种加光设置习惯上被称为双面复合型渐进镜片。应当说"复合型"这个词表述不太明确，不进行注释无法明了其中的含义，应当说"双面加光镜度分置型"也是一种复合型设置，两者只不过是复合的形式不同而已。

双面加光镜度正交分置型渐进镜片，是将加光度分解为两个正交柱镜：+2.00DC×180°、+2.00DC×90°，并将这两个镜度分别设置在镜片的前表面和后表面。这样设置后的综合加光度仍然是+2.00DS，但在镜片的两面效应却发生了新的变化。

（1）镜片前表面　水平方向没有加光镜度，加光镜度只设置在垂直方向。这样在光学效应上，水平方向的畸变就会得到控制，戴用中的"涌动"就会相对较轻；加光度垂直方向上的设置使视近时可以使用较小的回旋角度，这就可以使戴用者在垂直方向有相对宽阔的视野。显然这对渐进镜片戴用的舒适度有着重要的意义。

（2）镜片后表面　垂直方向没有加光镜度，加光镜度只设置在水平方向。这样就能使戴用者获得在水平方向上相对宽的视野，这显然对戴用舒适度也具有重要的作用。

加光镜度的双面正交分置，使戴用者可以获得相对宽的矫正视野，而且看近时要求的回旋度相对较小，这样做的结果最终还是要保证加光度的有效和戴用的舒适度。

四、波前像差设计

依视路公司在美国推出了万里路®自由视™（Varilux® physie™）渐进镜片，这款镜片采用了波前像差设计，对镜片表面曲率进行了精确设计，并采用了自由曲面加工技术进行表面磨削。

要了解这种设计的意义，就先要搞清楚什么是"波前像差"。对于任何镜片，人的眼睛均存在像差，从几何光学的角度来研究像差，这种像差就叫做几何像差，这些像差包括像散、球差、彗差、场曲、畸变。但是，光具有波粒二重性，因此要全面了解像差，还需要从"波"的角度来研究像差。

当光以波的形式传播时，波面（wavefront，又称波阵面）与行进方向垂直，波面是一个球面而不是一个平面。设想一个来自点光源的光束通过一个透镜系统后向前传播，假如光学系统没有像差产生，光束仍然会聚于一点，对应于像点的波面就仍旧是一个球面，这就是理想波面；实际上光波经过光学系统必然会产生像差，经过透镜的光束就不会再严格会聚于一点，此时像点对应的波面就是客观的实际波面，实际波面与理想波面（球面）之间的差异，即波前像差（图3-19）。

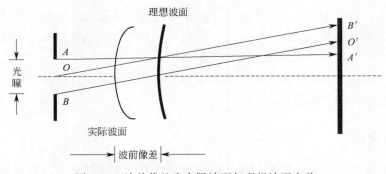

图 3-19　波前像差为实际波面与理想波面之差

大家可能觉得这个理论很神秘。要搞清楚波阵面及波前像差的概念，的确需要使用大量的数学计算公式和图形。特别是近年来，波前像差理论在激光角膜屈光手术领域是一项很热门的技术，人们所熟知的就是在波前像差仪引导下实施的角膜屈光手术（LASIK），可以精确处理人眼本身存在的各种高阶和低阶像差，可以使视力达到最佳（被誉为甚至可以达到2.0以上）。不过，该技术在临床上的应用还处于探索阶段。在此，笔者尝试用最通俗的方式来说明光波的这一概念。

什么叫波阵面？波阵面就是"波"在某一时刻所达到的最前方的各点连成的面，即由光波源发出的光波振动在介质（如空气）传播中，在相同时间达到点位所组成的面（同一波阵面各点的振动相位相同）。换句话说，把光波振动过程在介质（如空气）中振动相位相同的点连接成的面就是波振面，简称波面。波面上的各点振动相位相同，所以波面是同相位波面。

那么，什么是波前像差呢？波面走在最前面的面就叫做波前，但波面行进中某一部分因遇到不完全性阻隔后，这一部分波面就与走在前面的波前像面存在一定的像差。图3-20(a)就是波前像差产生原理示意图，当一束光通过有孔的介质时，通过孔洞的光线没有经过介质，因此不会发生衰减，前进速度就会保持不变，而通过半透光介质的光，速度就会衰减，这就与通过光孔的波面形成了位置上的差异〔图3-20(a)中的a〕，这个差异就是波前像差。

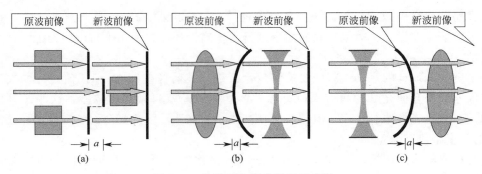

图3-20　波阵面与屈光矫正示意图

图3-20(b)就是用波前像差来分析近视眼屈光和矫正原理的示意图。一般而言，近视眼的眼轴比正视眼长，因此从瞳孔中心经过的视线的光程就要比正视眼长，视线速度也会比正视眼慢，但经过瞳孔周边的视线则会因衍射作用表现得更慢一些，这就形成了凹面向外的波阵面，这个凹面最前端的波面与凹面的底就会存在位置差〔图3-20(b)中的a〕，这就是近视眼的波前像差。如何来修正近视眼的这个波前像差呢？就是让走得快的光线做一次相对减速。凹透镜周边部分较厚、中间部分较薄，使用这样的镜片，也就让瞳孔周边的视线进行了适当减速，这样就可以使近视眼波前像差得到修正。

图3-20(c)则是用波前像差来分析远视眼屈光和矫正原理的示意图。远视眼使用凸透镜恰好修正了凸面朝外的波前像差。

五、个性化设计

随着人们对眼球运动规律研究的深入，镜片设计者已经认识到：人眼视觉中眼球的运动状况与个人的生活方式、生活环境密切相关，仅从眼位与调节的相对静止状态进行研究是远远不够的，而每个人生活方式、生活环境不同，人眼的视觉运动也会存在差异。只有以戴用者个人用眼的实际视觉与运动状况为依据所设计出来的镜片才是个性化设计的镜片，只有这样才能使镜片在矫正视觉中起到更卓越的作用。例如，依视路曾经通过一个仪器测量人眼在视觉运动中的视线轨迹数据，来进行个性化镜片的设计。又如，HOYALUX Trinity是根据戴用者的生活方式把镜片分成三类（B、S、M三类）共36个型号。蔡司则是通过在验光中获取相关戴用数据来实现个性化设计的。相比较而言，蔡司采取的方式更贴近验光配镜的实际操作（关于这方面的操作，我们将在本书第七章第四节中介绍）。

六、表面自由成型技术

在光学系统成像设计领域，自由曲面光学元件越来越多地受到人们的关注。自由曲面光学元件具有可以消除光学系统的各种像差，提高光学性能，减轻光学系统的质量等优点。因此，自由曲面光学元件不仅应用在航天、航空、国防、军事等领域，还面向消费者的工业领域，例如数码相机、扫描仪、光电显示器等光电产品中都含有自由曲面的光学元件，眼用镜片只是自由曲面成型更贴近大众的一个领域。

自由曲面光学元件的加工与传统光学元件的加工有较大的区别。传统的球面或非球面光学元件有回转对称轴，采用两轴超精密机床就可以加工。而光学自由曲面通常采用金刚石飞切加工，普通的 CAM 软件不能对其进行自动数控编程，而且传统的加工设备和加工技术，并不能满足光电产品对自由曲面光学元件高精度的加工要求。要在渐进镜片上实现更理想的光学效果，为戴用者提供更适宜个性视觉习惯的屈光体验，就必须具备三个条件：①具有最佳的渐进镜片的成型设计理论；②获取戴用者个人生理视觉模式的相关数据；③足以完成预想加工任务的电脑数控机床。目前直接通过光学自由曲面的设计结果和切削参数自动生成刀具轨迹的软件还比较少，这些核心技术目前仍主要掌握在一些国际光学巨擘手中。不过，我

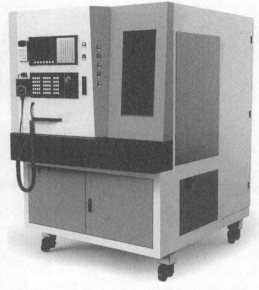

图 3-21　KFQM-208 型数控加工机床

国在这方面已经有了一些突破，图 3-21 就是北京海普瑞森科技发展有限公司 KFQM-208 型数控加工机床。

当然，自由曲面加工只是一种科学技术手段，它只能使加工的镜片尽可能达到（或接近）镜片设计的理想状态。随着镜片设计理念的完善和我国数控机床性能的提高，我国渐进镜片将会迎来脱胎换骨的变化，渐进镜片的普及也将会进入一个崭新的时代。高精密度双面自由成型加工的镜片，恐怕已经是呼之欲出了。

第六节　常用渐进镜片等高线示意图

渐进镜片等高线分布图包括两种：像散等高线分布图、加光镜度等高线分布图。通过这种图形可以了解渐进镜片的几个特征：周边区的像散状况；加光度横向镜度的变化；远用区光度是否稳定。了解这些信息，对于验配中选择适宜的品牌类型的渐进眼镜、指导渐进眼镜的戴用具有积极的作用。这里选择了 8 个品牌的渐进镜片的像散（散光收差）和加光度平面分布等高线图。读者通过阅读、比较这些图，就可以掌握通过看等高线图来了解渐进镜片平面光度分布的方法。

渐进眼镜的验配与屈光矫正

一、日本·尼康渐进镜片

1. 普莱希欧Ⅰ-系列 13
如图 3-22 所示。

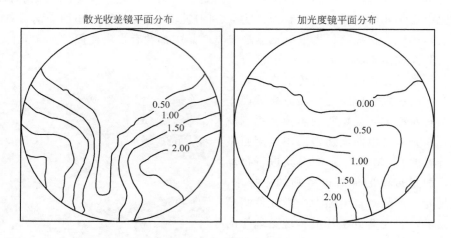

散光收差镜平面分布　　　　　加光度镜平面分布

图 3-22　普莱希欧Ⅰ-系列 13

2. 普莱希欧 X-系列 14
如图 3-23 所示。

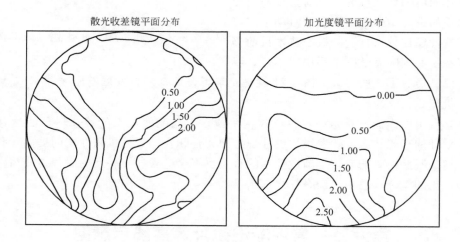

散光收差镜平面分布　　　　　加光度镜平面分布

图 3-23　普莱希欧 X-系列 14

3. 普莱希欧Ⅰ-系列 15
如图 3-24 所示。

4. 普莱希欧 X-系列 16
如图 3-25 所示。

散光收差镜平面分布　　　　　　　　　加光度镜平面分布

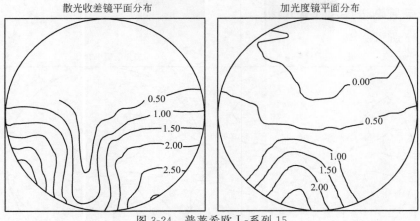

图 3-24　普莱希欧Ⅰ-系列 15

散光收差镜平面分布　　　　　　　　　加光度镜平面分布

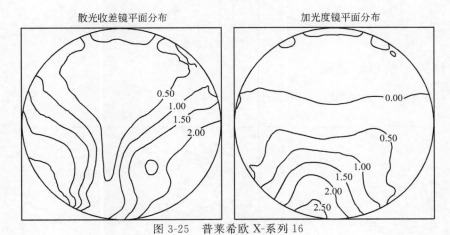

图 3-25　普莱希欧 X-系列 16

二、法国·依视路渐进镜片

1. 舒适型渐进镜片（第四代）

如图 3-26 所示。

散光收差镜平面分布　　　　　　　　　加光度镜平面分布

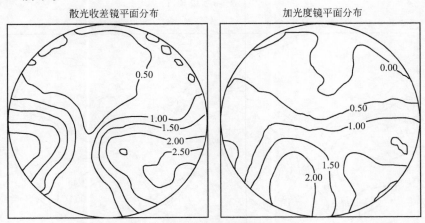

图 3-26　舒适型渐进镜片

2. 全景超视渐进镜片（第五代）

如图 3-27 所示。

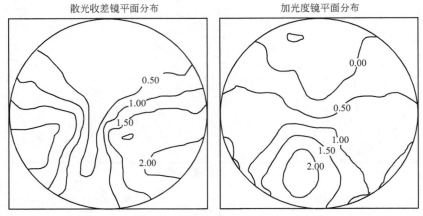

图 3-27　全景超视渐进镜片

三、德国·蔡司渐进镜片

如图 3-28 和图 3-29 所示。

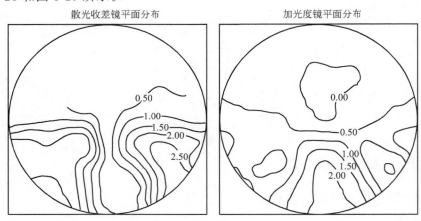

图 3-28　蔡司渐进镜片（1）

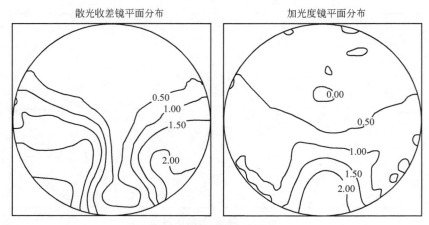

图 3-29　蔡司渐进镜片（2）

四、日本·豪雅渐进镜片

如图 3-30 和图 3-31 所示。

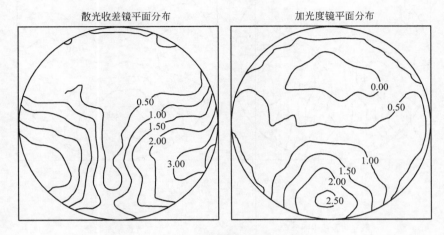

图 3-30　豪雅渐进镜片（1）

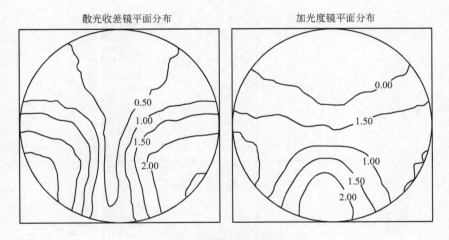

图 3-31　豪雅渐进镜片（2）

五、美国·苏拿渐进镜片

如图 3-32 所示。

六、日本·精工渐进镜片

如图 3-33 所示。

七、德国·罗敦司得渐进镜片

如图 3-34 所示。

散光收差镜平面分布　　　　　加光度镜平面分布

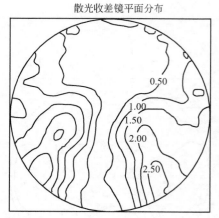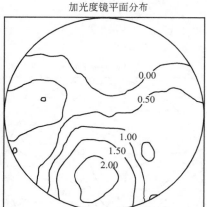

图 3-32　苏拿渐进镜片

散光收差镜平面分布　　　　　加光度镜平面分布

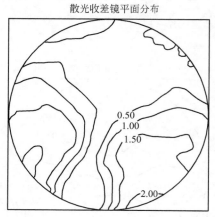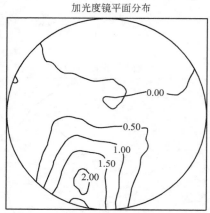

图 3-33　精工渐进镜片

散光收差镜平面分布　　　　　加光度镜平面分布

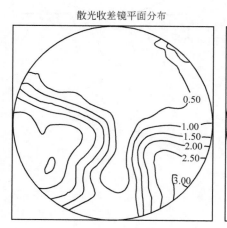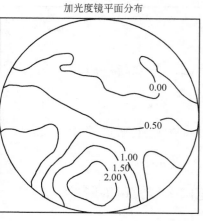

图 3-34　罗敦司得渐进镜片

八、日本·东海渐进镜片

如图 3-35 所示。

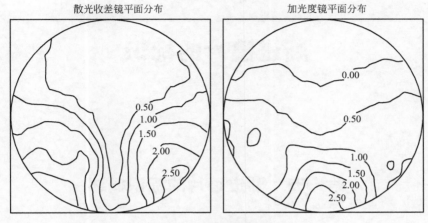

图 3-35 东海渐进镜片

第四章

渐进镜片的标识

第一节　渐进镜片的标识概述

渐进镜片是具有特殊光学结构的镜片，为了表明其特征，就有必要对其重要的点位进行标记，这些用于标记的符号就叫做渐进镜片标识。这些标识根据保留时间的长短可以分为以下两类。

（1）永久性标识　这类标识有三种：①品牌标识；②下加光度缩写；③水平再生标志点。这种标识与镜片材料混为一体，是由制造商用激光打印的方式以隐形形式永久留在镜片上的标记，非专业人士一般无法发现（如使用记号观察灯，则很易被辨识出来）。此类标识对镜片的光学性能没有影响，对戴用者的视觉也不存在任何影响。

（2）临时性标识　这类标识是制造商采用颜料印留在镜片前表面的标识（所有隐形标记，也会印上与之相应的临时性标识）。这类标识包括点、线、参照区等，其作用是为镜片磨边加工提供准确的定位参照。有一些厂家还会将品牌、型号等信息印在镜片上，从习惯上讲这些与加工没关联的文字符号不属于渐进标识的范畴。这类标识一般在渐进眼镜装配后就会被即刻清除掉（有的经销商也会在戴用者试戴后再擦去，这是为了便于指导戴用）。

一、品牌标识

1. LOGO 标识的基本规律

不同制造商使用的商标不同，使用的标识也不同。再加上有的厂家标识中还包括折射率、表面加膜类型等信息，因此，品牌标识的方法并不统一。下面仅举几个具有代表性的镜片厂家的 LOGO 标识。

依视路采用的是 Essilor 单词的第一个字母"e"，外加两条带状弧线联合组成，形成一个眼的形象作为 LOGO 标识［图 4-1(a)］。

苏拿采用的也是外在眼的形态，将 SOLA 的第一个字母"S"作为脸裂，中间有两个半圆组成黑眼珠的形态，也形成了以眼作为形象特征的 LOGO 标识［图 4-1(b)］。

蔡司采用的是 Zeiss 厂商名的第一个字母"Z"作为 LOGO 标识，不过这个标识采用的是勾描轮廓线的方式来表现的［图 4-1(c)］。

精工镜片厂家以"SEIKO"第一个字母作为 LOGO 标识，尼康镜片厂家则是以

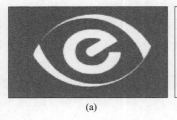
(a)

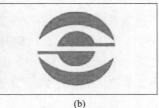
(b)

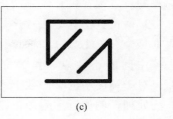
(c)

图 4-1 典型品牌标识举例

"Nikon"第一个字母为主的一个系列作为 LOGO 标识（表 4-1）。

表 4-1 精工、尼康镜片标识

折射率	精工·镜片标识	尼康·镜片标识	折射率	精工·镜片标识	尼康·镜片标识
1.50	⟨S⟩	NK nc* nk*	1.60	Ⓢ Ⓢ S*	nc* ne
1.56	S*	ND ND* CM	1.67	Ⓢ*	NC NC*

说明："*"标识为渐进镜片专有，其余标识不会用作渐进镜片标识。

依视路建立了一套以镜片类型代码为主，以材料折射率为辅的 LOGO 标识，表 4-2 就是其早期使用的 LOGO 标识。但目前依视路又建立一套更为复杂的 LOGO 标识体系，包括镜片类型、镜片材料折射率、膜层状况等。这一整套 LOGO 标识极为复杂、繁琐，即便是一般镜片经销人员要想记住也绝非易事。

表 4-2 依视路渐进镜片早期的标识

镜片类型(折射率)	普及型	舒适型	全景超视
1.5	Ⅲ	ⓔ	⟨ⓔ⟩
1.6	Ⅲ6	ⓔ6	⟨ⓔ⟩6
PC 镜片(1.591)			ⓔ>P
1.56(1.67)		ⓔ×	⟨ⓔ⟩π

2. 渐进镜片 LOGO 标识两种趋势

（1）LOGO 标识日趋复杂 这通常是老牌镜片制造厂家采取的方式。这种标识有信息明确的优点。应当说，这种极为复杂的标识体系对验配渐进眼镜并无太大的妨碍，但给零售商识别、鉴别镜片带来极大的不便，不对照厂家提供的产品手册很难完成。

（2）LOGO 标识需要完善 这通常是国内一些镜片制造厂家存在的问题，即便是有的厂家已经很有名气，但制造的渐进镜片却没有自己的 LOGO 标识，虽然这不影响渐进眼镜的验配和戴用，但对产品的长远发展、推广战略规划则是一个不足之处。

二、数字标识

目前，渐进镜片上最常用的数字标识有以下两类。

1. 近用附加正镜度（即下加光）

近用附加正镜度，是渐进镜片必标的数据。不论是何种品牌的渐进镜片，近用附加正镜度标注的位置都在镜片颞侧的再生标识下面。标记方法有以下两类三种。

（1）两位数字标记法　这是渐进镜片采用最早的一种近用附加正镜度的标记方法。屈光度原本是个百分小数（如＋1.50DS），两位数字标记法则是选择个位、十分位上的两个数字并去掉中间的小数点，作为标记数。如近用附加正镜度为＋2.00DS，标记的数字就是"20"。对于镜度中的三个数字均为实数时，标记方法不变，但对百分位的数字一律采取舍去的办法处理，例如近用附加正镜度为＋1.75DS，标记的数字就是"17"，这就是说百分位上的"5"并不做进位处理，尽管标记的是 17 ［图 4-2(a)］，但在读取时，这个数字一定是：下加光 175 度。

（2）三位数字标记法　这是近年来比较流行的一种近用附加正镜度标记法。这种方法就是保留全部近用附加正镜度值，标记方法有两种形式：①去掉小数点后以单纯数字予以标记［图 4-2(b)］，我国万新渐进镜片、美丽岛渐进镜片均采用这种标记法；②还有一种标记形式，保留小数点的标记法，这种方法就是将近用附加正镜度的符号、数字全部列做标记内容，如近用附加正镜度为＋1.75D，其标记即为＋1.75。

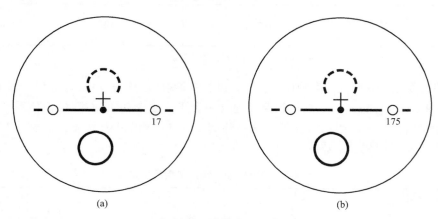

图 4-2　渐进镜片近用附加正镜度标记法

2. 镜片材料的折射率

镜片上另一种使用数字做标识的就是镜片材料的折射率。比较通用的标记方法如下。

（1）折射率为 1.5 的，不予标记。

（2）非 1.5 折射率的渐进镜片都会予以标记。①最常见的标记形式为两位数字标记法（也有个别厂商使用三位数字标记），其形式与近用附加正镜度类似；②使用特殊组合形式予以标记，如尼康 1.67 折射率的渐进镜片则使用"NC"这两个来表述。

（3）有的厂家会用特殊的 LOGO 方式来表示镜片材料的折射率，如精工、尼康（表 4-1）。

三、点的标识

渐进镜片上点的标记，对镜片的磨边加工与装配有极其重要的定位作用，这种标识有以下四种。

1. 镜片的几何中心

此点即渐进镜片的圆心，对大多数品牌、型号的渐进镜片来说，这一点也是渐进镜片的棱镜测试参照点［图 4-3(a)］。当镜片毛坯已经做了相应的光学中心内移时，这个点就会在棱镜测试参照点的内侧，两点的距离就是镜片毛坯的内移量。

2. 棱镜度测试参照点

　　将棱镜测试参照点与镜片几何中心分离的是尼康渐进镜片。这种方法是在制作镜片时，将所有的渐进镜片的标识向鼻侧水平移动 2.5mm（即将镜片的几何中心向颞侧移动了 2.5mm），这样就使镜片的几何中心和棱镜测试参照点分离［图 4-3(b)］。这样做的意义是：因为磨边加工时，通常情况下镜片的鼻侧总是要多磨下去一些，通过将这两点分离就减少了制作镜片时材料的使用量，但渐进镜片的性能不受影响。

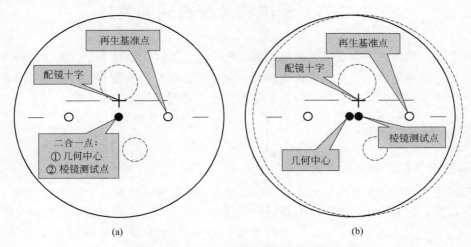

图 4-3　渐进镜片几何中心与棱镜测试参照点关系示意图

3. 适配点

　　适配点即配镜十字的中心点，这一点在渐进眼镜配制上具有极为重要的作用，此点一般位于正对瞳孔中心至瞳孔下缘这一区间中的某一点（点的精确位置要以戴镜者的身高与视觉习惯来确定）。

4. 再生基准点

　　再生基准点标识是渐进镜片最有价值的永久标识点，左、右各有一个点，两点呈水平分居于棱镜测试参照点两侧，两点距离为 34.0mm。当需要对渐进镜片进行二次磨边加工时，必须找到这两个点，并以这两个点的位置为基础，重新标记出原来的标识体系，只有这样才能保证二次加工的精确加工位置，这是保证二次加工质量的关键步骤。

四、线的标识

　　渐进镜片线的标识有两类（图 4-4），一类为水平线，另一类为构成圆的曲线。水平线均由线段构成：①镜片的水平中线，此线有左、右两条线段构成，镜片的棱镜测试点、再生基准点均在这条线上，故又称作再生基准线；②适配点水平标线，这条线是由配镜

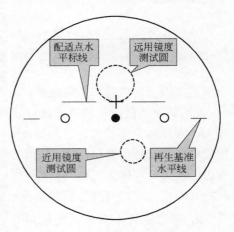

图 4-4　渐进镜片线的标识

渐进眼镜的验配与屈光矫正

十字两侧的两条线段构成。

曲线有两条，一般均以虚线圆的形式予以标记：①远用镜度测试圆，位于镜片的上部；②近用镜度测试圆，位于镜片下部略偏鼻侧。

本节对渐进镜片的标识做了详细的介绍。应当说这是从感性上认识渐进镜片的起点，要想做好渐进眼镜的验光、适配工作，还需要对这些标识的相互关系有更深的了解，这就是我们下一节要解决的问题。

第二节　渐进镜片标识间的关系

大致上讲，任何一种渐进镜片的标识都是统一的，但由于设计观念、镜片类型不同，不同厂家、不同类型的渐进镜片在数据上存在一定差异。了解这些差异、特别是了解针对自己所验配渐进镜片的相关数据，则是获得高品质验光、适配结果必须要掌握的知识。

一、基本标识分布

1. 渐进镜片标识与镜片分区

渐进镜片标识的分布情况如图4-5所示。近用测试圆偏移的方向为镜片的鼻侧，其对侧为镜片的颞侧。在常规设置中，所有标识均会设定为可擦去的明标，其中只有再生标识、下加光度、LOGO标识设为激光打印的永久性隐形标识。

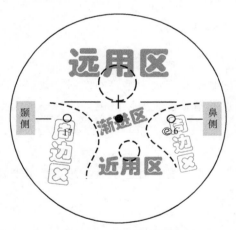

图4-5　渐进镜片标识分布区域示意图

渐进镜片的基本标识对验配镜工作人员是十分重要的，这些标识提供了以下信息：①左眼镜片还是右眼镜片；②镜度测试区，有远用镜度、近用镜度两个测试区；③下加光镜度；④渐进镜片的品牌；⑤镜片材料的折射率；⑥适配点等。

根据标识的位置，基本可以了解渐进镜片的视功能分区。就视功能而言，渐进镜片可以分为两类功能区，一类是居于中间的完备视功能区，另一类就是以近用区两侧为主的周边区。完备视功能区包括：宽阔的远用区（图4-5所示的配镜十字水平以上的区域）、狭长的渐进区（图4-5中间区域，由配镜十字起至近用区的这个中间区域，又称为过渡区、过渡槽或渐进走廊）和适当的近用区（图4-5近用镜度测试圆及周围区域）。周边区（图4-5中弯曲虚线的镜片周边区域），因像散比较大，常被称为像散区；又因像散对视觉会有影响，故又称为干扰区；通过这一区域看东西比较模糊，又被叫做模糊区。在20世纪最初普及渐进镜片知识的讲座、宣传册页上，曾将周边区称为"盲区"，目前仍有一些人这样称呼，但必须说明，称作盲区不正确，这个区域是能看到东西的，只不过看东西会感到模糊、重影、扭曲而已。

2. 渐进镜片不同分区的使用

渐进镜片的远用区、渐进区、近用区共同构成了中央视功能区，解决了人眼远至近距离变化时的动态视觉功能的矫正问题：远用区解决的是远用视力的矫正问题，近用区解决的是近用（30～40cm）视力的矫正问题，而渐进区解决的是远用矫正视像和近用视像的动态衔接问题。这里有必要说明一点，远用测试圆用来检测远用镜度的区域，在此处测量的精度最高，但视远时能保证清晰视像的区域远比这个圆大。同样的道理，看近时可以使用的区域也要大于近用镜度测试圆，但没有想象的那样大。

渐进镜片的周边区就视功能而言，一般会明显逊于中央视功能区。这一区域像差会较大，头部摇动时视平面的视野会出现额面方向的摆动。水平方向侧视，会看到扭曲的复视图像。周边区的这些视像的特点，就要求初戴渐进眼镜时，应尽可能避免使用周边区。

应当说，戴用渐进眼镜比戴用单光镜的适应难度要大一些（特别是远视屈光不正者，因看到的视像是放大的，因此适应起来会更困难一些）。对于初戴渐进眼镜的人，怎样才能让眼镜更好地服务于自己的生活和工作呢？简单地说，就是这样的几句话：学会使用中央区，避免使用周边区；眼球垂直动，转头看两边。倘若初戴者能按这几句话来做，适应的时间应在3～5天（下加光＋2.00DS）。倘若作为初戴者，总是在刻意探究周边区的视像，总是想用瞥眼的方式看两侧物像，适应时间一般会延长到7～15天。这里提到的适应时间是对近视性屈光不正而言，远视眼的适应时间约为近视眼的1.5倍。

验、配镜人员，偶尔也会遇到不管怎样指导，戴镜者也说就是按照指导方法做的，就是不能适应的情况。这种情况有3种：①验光、配镜环节出现了问题；②适应证没掌握好（这往往与一些验配工作人员认为所有的人都适宜戴用渐进眼镜的观念有关）；③戴用者从心理上就没有投入这种高消费的意识。这些情况，我们会在后面的相关章节予以介绍。

二、渐进镜片基本参数

渐进眼镜标记点之间，都有与之相关的参数，这些参数有两种：恒定参数、非恒定参数。恒定参数是指所有类型的渐进镜片都必须使用的参数；非恒定参数是不同品牌、不同类型的渐进镜片所呈现的一定变化的参数。

1. 渐进镜片上的恒定参数

渐进镜片上恒定的参数有3个（图4-6）：①再生基准点间的距离为34mm；②再生基准点至配镜十字垂直线的距离为17mm；③远用镜度测试圆中心与近用镜度测试圆中心的垂直距离为2.5mm。这3个距离是固定不变的。但这里需说明：有个别品牌、类型的渐进镜片，远用镜度测试圆中心与近用镜度测试圆中心的垂直距离设置会大于2.5mm，这类镜片往往被称为"宽视型"渐进镜片。

2. 渐进镜片非恒定的参数

图4-7为依视路舒适型渐进镜片（Varilux® Comfort）标识的标记状况和相关参数，这款渐进镜

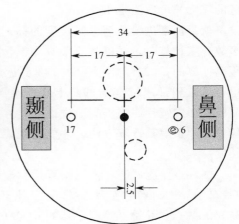

图4-6 渐进镜片上恒定的参数

片恒定参数采用的就是前述的有关参数。除这些恒定参数，我们从这幅图中还可以通过测量获取到以下相关参数信息：

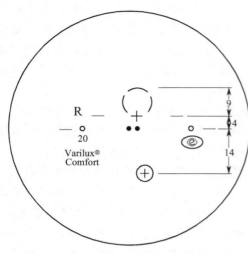

图 4-7 Varilux® Comfort 渐进镜片的参数

（1）远用镜度测试圆 其 ϕ=9.0mm，由上部一条弧和两侧的两条弧围成。

（2）配镜十字 其交叉点正好位于远用镜度测试圆的最下缘，配镜十字的横线与两侧短横线共同构成配镜水平参照线，此线与远用镜度测试圆最低点相切。这条水平参照线与验配镜工作中的点瞳、磨边加工、二次改边等流程密切相关。

（3）棱镜测试点 位于配镜十字下 4.0mm，这是渐进镜片应用薄处理工艺后，检测棱镜度的测试部位。

（4）镜片几何中心 位于棱镜测试点颞侧 2.5mm 处。此点与配镜、磨边没有直接关系。

（5）再生基准点 前已述及，在此不再赘述。

（6）LOGO 标识 标识中心位于鼻侧再生基准点下 4.0mm（标识间距离为 2.0mm）。这个标识既有明标也有激光打印的隐形暗标，此标识与验光配镜没有直接关系，只作为识别标识使用。

（7）下加光度标识 位于颞侧再生基准点下 2.0mm。该标识以明标与隐形暗标两种方式予以标记。依视路渐进镜片大多使用两位数标记法。更多的厂家更乐于使用三位数予以标记。

（8）渐进区长度 确切地讲，应当是配镜十字至近用镜度测试圆的上缘的距离。依视路舒适性渐进镜片渐进区的名义长度是 18.0mm。但实际却有出入，这个误差就出在长度计算的点位，由图 4-8 可知配镜十字至近用镜度测试圆中心的距离，倘若减去近用镜度测试圆的半径距离，其垂直距离则为 15.5mm，按直线距离计算这个渐进区的实际长度应当是 15.7mm。

就目前渐进镜片渐进区长度的标记上，大家必须注意：①大多数厂家计算时，是以垂直距离为准，但也有个别厂家是按直线距离计算的；②有的厂家量取的是到近用镜度测试圆圆心的距离，也有量取到近用镜度测试圆上缘的距离。这就是说，不同厂家、品牌的渐进镜片，报告的渐进区长度并不一定可以进行简单的比较，必须了解其计算方法，才能客观评价两种渐进镜片的渐进区长度。

（9）近用测试圆 依视路舒适型渐进镜片近用镜度测试圆的 ϕ=5.0mm（目前绝大多数厂家比较倾向于使用 ϕ=5.0～8.0mm）。近用镜度测试圆的中心内移量绝大多数厂家采用 2.5mm。

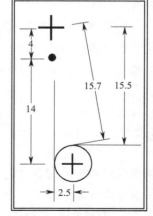

图 4-8 渐进区长度示意图

（10）镜片材料标识 渐进镜片材料标识都标在 LOGO 标识的外侧。当材料折射率为 1.5 时，不予以标记，当折射率高于这一数值时，一般均会采用字母、数字或特殊符号予以标记（如依视路 1.6 的渐进镜片：普及型用"Ⅲ6"标记，舒适型用"◎6"标记，全景超视型则用"＜◎＞6"标记)。当使用 PC 材料时,一般会用"P"作为标识予以注明。

不同品牌的渐进镜片的标识,简繁不同。不论是简单还是繁琐,其必要的标识一定是具备的,因此对验光配镜影响不大。

第三节　常见品牌渐进镜片的标识结构

渐进镜片都有标识,各品牌的渐进镜片简繁不一的标识各具特色,标识间的数据也不相同,了解这些镜片标识的基本规律,是了解不同渐进镜片数据,并进行比较、选择的最基本方式。在此我们对国内常见的渐进镜片进行介绍。

一、精工渐进镜片标识

精工渐进镜片的标识是最简单类标识的代表(图 4-9)。其基准点采用的是"S"字母,商品品牌用的是"WS",其大致的数据为:①远用测试圆,为单一圆弧构成,其 $\phi \approx 10.5mm$;②配镜十字,距远用测试圆的下缘约为 1.5mm;③再生基准点间的距离为 34.0mm;④近用测试圆,$\phi = 5.0mm$;⑤渐进区直线长度约为 14.7mm。

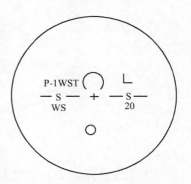

图 4-9　精工 P-1WST
渐进镜片标识

二、苏拿渐进镜片标识

SOLA(苏拿)渐进镜片的标识同其他公司生产的渐进镜片一样采用了永久性和可擦拭性两种标识。苏拿公司生产的成人渐进镜片(SOLA MAX 即苏拿万可视系列镜片,人们习惯上将其称为"苏拉-麦克斯")有 4 款:① SOLA MAX〔万可视超近广型,图 4-10(a)〕;②SOLA-Percpta〔万可视超远广型,图 4-10(b)〕;③SOLA-XL-G〔万可视特薄标准型,图 4-10(c)〕;④SOLA-XL〔万可视标准型,图 4-10(d)〕。这 4 款渐进镜片,从标识上看则差异不大,但是在设计特点有很大不同。

1. 永久性标识

(1)再生基准点标识　苏拿渐进镜片的再生基准点标记的设置、距离规格与其他品牌的渐进镜片是一致的。但是 4 款镜片使用了 3 种图形设计方案。

① SOLA MAX:采用的是"◎"的简笔画形式,其寓意应当是一支笔在写字。

② SOLA-Percepta:采用了两个不同的标识,鼻侧为 SOLA 的第一个字母"◎"美术字形式;其颞侧采用的是三瓣花"◎"形式。三瓣花中心有英文字母,用于表述镜片使用的材料,其中:H 代表 CR-39;S 代表 perctralite(光固化材料);P 代表 polycarbonate(聚碳酸酯,即 PC);6 代表 filite(高阿贝材料)。

③ SOLA-XL-G、SOLA-XL:这两款镜片的再生基准点均用"◎"予以标记。

(2)产品设计型号标识　苏拿渐进镜片对一些产品的型号也进行了标记,如万可视特薄标准型使用的是 XL-Gold,万可视标准型使用的是 XL。

(3)下加光度标记　苏拿公司渐进镜片采用了以下两种方法。

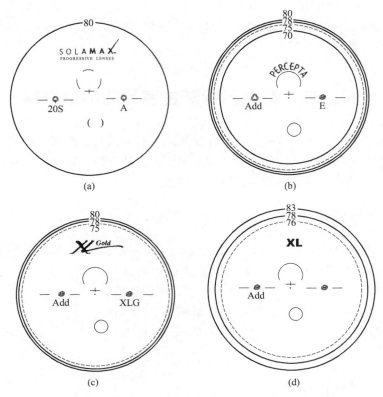

图 4-10　苏拿成人渐进镜片标识

① 三位数标记法：如 125，表示下加光度为 +1.25DS。

② 两位数标记法：采用这种方法的只有 SOLA MAX，这种标识由两位数字和一个 "S" 字母构成。数字表示下加光度，如 25 标识下加光度为 +2.50DS，27 则代表下加光度为 +2.75DS。"S" 标识镜片使用的是苏拿特有的 perctralite（光固化材料）。

（4）其他标记　在镜片上缘，常常会标注产品型号、材料、坯料弯度、下加光、眼别、模具编码等信息，图 4-10 所显示的就是镜片的直径。这些信息均在镜片的边缘，这部分信息磨边后就会被切割掉。

2. 可拭去临时性标识

苏拿渐进镜片标识包括：两个再生基准点、产品型号、眼别（R 或 L）标识、简短的水平基准线、配镜十字、远用镜度测试圆、近用镜度测试圆。

苏拿这 4 款渐进镜片在标识上的不同点如下。

（1）配镜十字　SOLA MAX 的配镜十字位于棱镜测试点上方 4mm 处，其他 3 款（SOLA-Percepta、SOLA-XL-G、SOLA-XL）都为 2mm。

（2）远用镜度测试圆　苏拿渐进镜片的远用镜度测试圆的直径 $\phi = 12.0$mm，圆心均在配镜十字上方，但款式不同，圆心与配镜十字的距离不同：

① SOLA MAX 为 5.5mm；

② SOLA-Percepta 为 6mm；

③ SOLA-XL-G 为 6.5mm；

④ SOLA-XL 为 5mm。

（3）近用镜度测试圆 苏拿渐进镜片的近用镜度测试圆的直径 $\phi=6.5$mm，圆心相对于配镜十字下距离和内移量，因款式而不同：

① SOLA MAX：圆心相对于配镜十字下方 17.0mm 处；

② SOLA-Percepta 和 SOLA-XL-G：圆心相对于配镜十字下方为 19.0mm；

③ SOLA-XL：圆心相对于配镜十字下方为 16.0mm；

④ 近用镜度测试圆中心的内移量：SOLA MAX 的近光圆心相对于远光心的内移量为 2.0mm，SOLA-Percepta 的内移量为 2.5mm，SOLA-XL-G 和 SOLA-XL 的内移量均为 3.0mm。

3. 选用参考

根据以上标识结构数据，不难看出这几种渐进镜片各有特点，应当分别适合不同的用眼需求，推荐意见如下。

对视近工作时间较长、近用视野视力要求比较高的人，以选择 SOLA MAX（万可视超近广型）为宜。

对远用视力、视野要求较高者，以选择 SOLA-Percepta（万可视超远广型）更为适宜。

对视像变化比较敏感的人，可考虑使用 SOLA-XL-G（万可视特薄标准型）。SOLA-XL（万可视标准型）的使用范围与 SOLA-XL-G 相近，但从性价比上讲，SOLA-XL 则更趋近于大众消费观念。

三、尼康渐进镜片标识

尼康渐进镜片在标识的标记方面是很有特色的，它的特色就在于渐进区的长度采用的是直线测量法。大致上讲，尼康渐进镜片有三种类型。

1. 第一类：普莱希欧系列渐进镜片

这款渐进镜片的基本结构数据（图 4-11）如下。

（1）远用镜度测试圆 其 $\phi=10.0$mm，其下缘距配镜十字 1.0mm。

（2）配镜十字 其竖线下端直抵镜片的水平基准线。

（3）近用镜度测试圆 其 $\phi=6.0$mm。

（4）棱镜测试点 不做标记。从图 4-11 可以发现这类渐进镜片在制作中已对镜片进行了内移处理，内移量应为 2.5mm。

（5）再生基准点 采用反向 S 作为再生基准点的标识。

（6）渐进区长度 使用"ↄ"标识的镜片

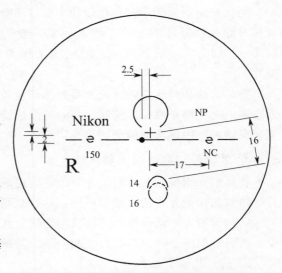

图 4-11 尼康普莱希欧渐进镜片标识

的渐进区长度为 14.0mm；使用"ↄ"标识的镜片的渐进区长度为 16.0mm。

从图 4-12 不难看出，此类型渐进镜片渐进区宽度比对照镜片略宽，而近用区则比对照镜片明显要宽。之所以会有这样的效果，是因为这一类型的渐进镜片在设计上镜面弯度较小，与此相适应的还包括：远用区较平，这就使得远用区下部像散程度较小（这一部分的像散可以忽略不计）。正是由于这些特点和戴用的感受，这一类型的渐进镜片更适宜对动态视力与动态视野变化要求比较高的戴用者。

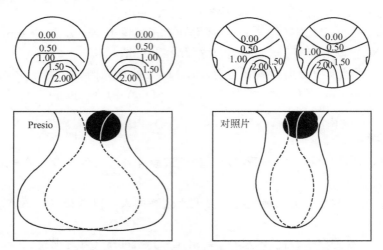

图 4-12　普莱希欧渐进镜片与对照镜片像散和视野宽度比较

2. 第二类：阿比奥斯系列渐进镜片

这类渐进镜片的渐进区长度有两种：14.0mm、16.0mm。镜片标识的标记法与普莱希欧系列的渐进镜片的方法基本相同。唯一不同的是再生基准点换用了新的标识：⊙、○，以"⊙"做标识的代表渐进镜片渐进区长度为 14.0mm，18mm 长渐进区的渐进镜片使用的标识则为"○"。其他标识、数据与普莱希欧系列完全相同。这款镜片的几何中心则位于镜片圆心的位置。

阿比奥斯系列渐进镜片在设计中着重相对静态视野方面。因此，这一类型的渐进镜片适合相对静态视野环境下的工作。从事一般阅读、写作这类近距离工作的人选用渐进区为 14.0mm 的为宜。从事以中、远距离工作为主的人员，应选用渐进区为 18.0mm 的渐进镜片。

普莱希欧和阿比奥斯这两个系列的渐进镜片，只要配适得当，均可获得满意的远、中、近距离的视觉矫正效果。这两个系列的渐进镜片与伊克斯泼特系列渐进镜片，被认为是尼康渐进眼镜配适中最常用的渐进镜片。

3. 第三类：近用渐进镜片

在这里介绍两款与读写工作有关的近用渐进眼镜，虽然都是近用，但两者略有差异。而且这两款的标识分布情况截然不同，这也是我们将这两款镜片归为一类予以介绍的原因。

(1) 近距专用渐进镜片　这款渐进镜片在标识的标记方面是极有个性的，不但标识数量少，而且标识的分布也鲜有与之相同者。其标识只有以下三种，如图 4-14 所示。

① 镜片几何中心。

② 近用镜度测试圆：在镜片几何中心正下方 5.0mm，其 $\phi=7.0$mm。

③ 再生基准点：其标识为"⊖"。

此款渐进镜片在使用的材料上有两种折射率的产品：一种为 1.5，另一种为 1.67。这种渐进镜片的下加光度有三种：+1.00DS、+1.50DS、+2.00DS（$n=1.67$）。

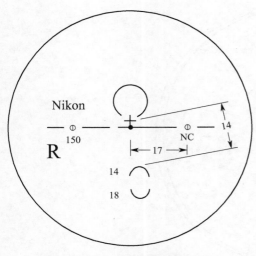

图 4-13 阿比奥斯渐进镜片标识

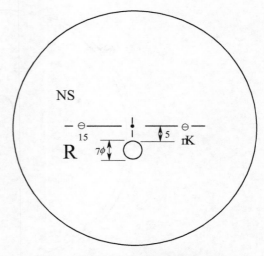

图 4-14 尼康专用近用渐进镜片的标识

与单光镜片、普通渐进镜片比较（图 4-15），这两款镜片的近用视域较宽，远用视域较窄，从结构上看，将这款渐进镜片叫做渐进型双光镜片更为适宜。这也就决定了这种镜片对于从事长时间读写及视屏工作的人更为适宜。

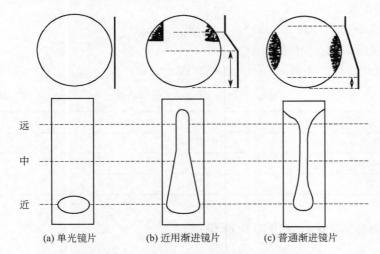

图 4-15 单光镜片、近用渐进镜片和普通渐进镜片近用视野的比较

单光镜片只有近用功能；普通渐进镜片有远、中、近用功能，但中、近用视域较窄；

近用渐进镜片中、近用功能明显，视域相对较宽，但远用则比较窄

（2）伊克斯泼特（Expert）系列渐进镜片 这款镜片通常又叫做依视路-伊克斯泼特渐进镜片（图 4-16）。为什么依视路的渐进镜片在标记渐进区长度时没有使用垂直计量法而是采用了直线计量法呢？这是因为这款渐进镜片是依视路和尼康两家合作的产品，因此在镜片标识上显示出两个品牌的特征也就不足为奇了。

Expert 渐进镜片有两种型号：①EXP-S2 型：其折射率为 1.67；②EXP 型：其折射率为 1.5。两型渐进镜片的标记方法相同，标识不同。

两型镜片相同的方面如下。

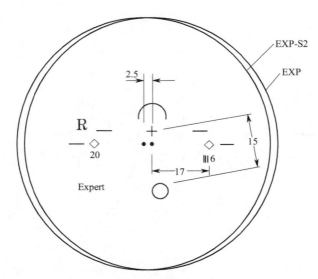

图 4-16　Expert 渐进镜片标识

① 远用镜度测试圆：只标出上半圆，其 $\phi=8.0$mm，其下半圆模拟位置的中点位于配镜十字中心。配镜十字中心两侧 10.0mm 处各向外引出一条长度为 4.5mm 的短横线，共同组成渐进镜片的配镜参照水平线。

② 渐进区长度：均为 15.0mm。

③ 近用镜度测试圆：$\phi=5.0$mm。

关于两型镜片在标识方面的不同，在此列作表 4-3。

表 4-3　EXP、EXP-S2 使用的标识

标识	EXP	EXP-S2
镜片几何中心	未做中心移位	中心内移 2.5mm
再生基准点	○	◇
LOGO	Ⅲ6	e

四、苏拿 MC 青少年渐进镜片标识

1997 年，香港理工大学的学者与苏拿公司合作，就渐进镜片对青少年近视眼控制的作用进行了研究。经过两年的临床观察，于 1999 年发表报告，认为渐进镜片比传统的单光镜片更能延缓青少年近视的加深。这款渐进镜片是第一款用于青少年近视眼控制的渐进镜片，在镜片设计上和成人用渐进镜片有很大的不同。

1. 苏拿 MC 渐进镜片的标识

苏拿 MC 渐进镜片的标识体系如图 4-17 所示。其标识包括永久性标识和临时性标识。

（1）永久性标识　这类标识所在之处在镜片表面都会伴有临时性标识。这种标识有以下两种。

① 再生基准点：苏拿渐进镜片的再生基准点采取的是图形标识，不同的镜片采用的图形是不一样的（表 4-4），而 MC 镜片使用的是"ᔕ"，两个字母中心的距离为 34.0mm。

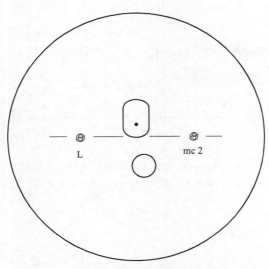

图 4-17 苏拿 MC 青少年渐进镜片标识

表 4-4 苏拿渐进镜片 LOGO 标识

渐进镜片类型	颞侧	鼻侧	渐进镜片类型	颞侧	鼻侧
苏拿·万可视-超近广型	20s	A	苏拿·万可视-特薄标准型	Add	XLG
苏拿·万可视-超远光型	Add	E	苏拿·万可视-标准型	Add	XL

② 字母与数字：颞侧再生基准点下的数字，表示近用附加正镜度，如数字 150 代表近用附加正镜度为＋1.50D。鼻侧再生基准点下有两个字母（或两个字母和数字），两个字母"mc"代表产品类型，数字代表前弯和镜片材料的折射率；"2"表示前弯是 2.0，折射率为1.60；"3"表示前弯是 3.0，折射率为 1.50。

（2）临时性标识 这种标识是厂家在渐进镜片出厂前印在镜片前表面的，其作用就是为镜片的进一步加工提供测量、定量的方便，苏拿镜片的这种临时性标识是通过贴敷在镜片上一个五边形透明塑料薄膜来进行标记的，薄膜上的两个"苏拿"标记"⑤"与镜片上激光打印的隐形"⑤"标识重合。除此以外，远用光区标识也被印在这片薄膜上：

① 远用光区：苏拿 MC 青少年渐进镜片的这个区域的标记的范围形状就像一个体育场（图 4-18），其高为 12.0mm，宽为 8mm。严格地说，这个范围包括对准瞳孔安装点及远用光度测试区。对准瞳孔安装点位于这个图形最低点（水平基准线）上方 4.0mm，这个对准点在图形中用一个点来表示。按设计者的设想，只要对准瞳孔的位置不超出这个图形即可，但安装点正对瞳孔的情况下，发挥的光学性能最佳。在安装点以上 4.0mm 则是远用光度测量中心。

② MC 渐进镜片的塑料贴膜上没有对 Add 测量区进行标记，这是因为这款渐进镜片只有一种下加光度（＋1.50DS），只要从标识上确认是 MC 镜片就可以了，没有必要再对 Add

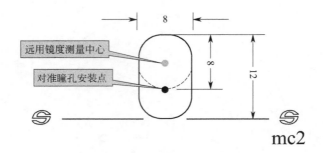

图 4-18　苏拿 MC 青少年渐进镜片远用光区标识规格

（图中小灰点、虚弧线是编者为更清楚显示远用镜度测量中心所添加）

进行核对。

2. 苏拿 MC 渐进镜片的特点

苏拿 MC 青少年渐进镜片是第一种按照青少年人群的用眼特征设计的渐进镜片，它的突出特点如下。

（1）渐进区短：这款渐进镜片达到 100％Add 值的渐进区长度仅为 11.75mm，达到 95％近用加光量的距离也仅为 11.3mm，达到 85％近用加光量渐进区长度标称为 10mm（9.8mm）。

（2）近用区宽：有效近用区的宽度可达到 11mm，可以满足孩子在多动状态下阅读的戴用需要。

（3）两侧周边区因镜片采用非对称性设计，像散在动态视觉中相对稳定，适应是一件很容易的事情。

（4）远用光度区宽阔：在镜片上部，专门设计了宽大的远用区域，这就保证了戴用者良好的远用矫正效果。

这款镜片主要用于青少年近视的预防和控制（实际验配中基本上是以控制近视过快发展为主），也可用于调节功能不足、调节迟缓者。

五、宝利徕青少年渐进镜片标识

宝利徕青少年渐进镜片的标识设计与苏拿 MC 青少年渐进镜片设计方案基本相同，但在标识设计和下加光的设定上有所不同。

宝利徕青少年渐进镜片的标识（图 4-19）：远用光区的标识形态和尺寸与 MC 青少年渐进镜片一致，也是长为 12.0mm，宽为 8.0mm。所不同的是：宝利徕青少年渐进镜片这个图形下面的部分弧被抹掉了。配镜十字与镜片几何中心的距离为 4.0mm。近用镜度测试圆 $\phi=7.0mm$。配镜十字与近用测试圆中心的垂直距离标称为 10.0mm，配镜十字与近用测试圆的直线距离为 7.5mm。

宝利徕青少年渐进镜片的隐形永久性标识有以下 4 种。

（1）再生基准点：为中间有一点的正菱形"◈"。

（2）下加光度：宝利徕青少年渐进镜片的下加光度只有＋1.75DS 一种，其标记形式为 R[175]、L[175]。

（3）品牌标识：KID。

（4）这款镜片使用的材料是聚碳酸酯，在镜片颞侧再生标识点上方有"PC"字样。

宝利徕青少年渐进镜片属于短渐进区类渐进镜片，其用途与苏拿 MC 青少年渐进镜片相同。这两款镜片在镜度上是有差异的，两款镜片到底选用哪一种，要根据验光的情况而定。

六、豪雅渐进镜片标识

豪雅渐进镜片主要有两种类型，一种是舒适型渐进镜片，另一种是宽视型渐进镜片。据厂家相关资料介绍，后一种比前者的视野加宽23%。就标识而言，豪雅渐进镜片相对统一（图 4-20）。

（1）远用镜度测试圆、近用测试圆　均为$\phi = 8.0\text{mm}$。

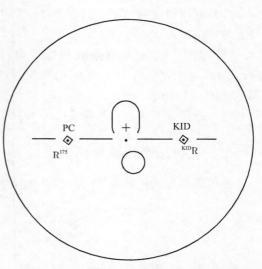

图 4-19　宝利徕青少年渐进镜片标识示意图

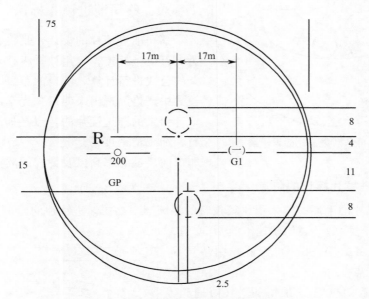

图 4-20　豪雅渐进镜片标识示意图

（2）适配点　均位于远用镜度测试圆的最低点上。

（3）棱镜测试点（镜片几何中心）　在适配点下 4.0mm。

（4）再生基准点　鼻侧使用"（一）"予以标记，在颞侧使用"〇"予以标记，两点距离为 34.0mm。

（5）品牌类型标识　此标识均标记在鼻侧再生基准点之下。标记为"G1""G3"者为舒适型渐进镜片，标注为"W1""W2"者则为宽视型渐进镜片。豪雅渐进镜片品牌类型标识还具有提示镜片材料的作用：G1、G3 表示使用材料的折射率为 1.5，W1、W2 表示使用材料的折射率为 1.6。

（6）下加光标识　均标注在颞侧再生标识下，表达形式为无小数点的三位数。

（7）近用镜度测试圆　其顶部有一个"⊥"（W3 除外），这应当是一个为近用镜度测试设置的定位标志。

（8）渐进区　适配点与近用镜度测试定位点标识的处置距离：G1、G3 为 15.0mm，W1、W2 为 14.0mm。其相应的配适点与近用镜度测试圆中心的直线距离分别为 15.2mm、14.7mm。

（9）近用参照中心内移量　G1、G3 为 2.5mm，W1、W2 为 2.8mm。

七、比可乐渐进镜片标识

比可乐渐进镜片是在 20 世纪 90 年代生产的一款渐进镜片，目前市场上已经见不到了。之所以要介绍这种镜片的标识，因为这也是一款极具个性的标识类型，而且是当前国内品牌经常仿效的一种标识形式（图 4-21）。其主要特征是使用"⊥"作为适配点的标识，还特别明确标记出镜片的中心区域和周边区参照范围。

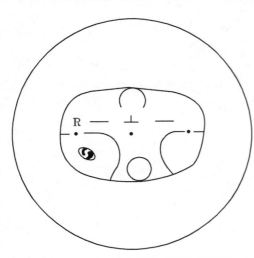

图 4-21　比可乐渐进镜片标识示意图

八、蔡司渐进镜片标识

蔡司渐进镜片的设计，是将镜片的表面划分为 5 万个坐标点，应用计算机技术通过一整套复杂的公式进行计算，所得的结果是在 120 种结构模式中严格筛选出来的最佳光学结构方案。这样设计出来的渐进镜片的特点是加工精度高（据资料，加工精密度可达到 $1^0/_{0000}$）、镜片内外均为非球面、透光率高以及特有的散光非球面技术。

1. 蔡司渐进镜片标识的特点

蔡司渐进镜片的毛坯一律采用比较独特的椭圆形。蔡司渐进镜片的标识也具有鲜明的个性特征。下面，特以三维博锐®（短通道）(Clarlet GT2 ASIANA Shop) 为例介绍蔡司渐进镜片标识的特点。

图 4-22 所示的就是三维博锐®（短通道）型渐进镜片的标识。这型渐进镜片采用通用标识的有以下几个方面。

（1）再生基准点采用品牌标志"▱"予以标记。两个再生基准点间的距离采用的仍旧是渐进镜片的标准设置，即 34mm，每个再生标志点与配镜十字的距离均为 17mm。

（2）近用附加光度标记在颞侧再生标志点下面，其采用两位数标记方式。

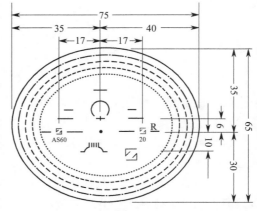

图 4-22　蔡司三维博锐®（短通道）渐进镜片标识

三维博锐®（短通道）型渐进镜片在标识方面突出显示了蔡司渐进镜片毛坯形制与标识

上的特点：

（1）镜片中心位置。大多数品牌的渐进镜片，都是将镜片的光学参照中心（棱镜测试点）设置在镜片的几何中心。而蔡司镜片则是将这一点设置在偏内下方的位置，相当于向内、向下各做了 2.5mm 的移动。有人讲，这种光学参照中心位置移动的处理可以使镜片减薄。应当说，这样的处理未必能使镜片减薄，其最大的应用效果就是可以减少毛坯镜片对原材料的使用量。

（2）一般而言，识别渐进镜片上的标识还是比较困难的，要想识别镜片的品牌更难。例如仅凭再生标志点这个位置上的一个符号来判断镜片品牌，绝大部分人不会认为是一件轻松的事情。蔡司考虑到这一点，特在镜片外侧下方增加了一个比较大的品牌标志"▱"，这就为辨识镜片的真伪、减少镜片加工错误提供了比较便利的条件。

（3）蔡司渐进镜片近用测试区的标识。

蔡司渐进镜片最具特色的标识，就是对近用测试区标识的设计。各厂家渐进镜片在近用测试区设计时，一律采用圆环形设计图。而蔡司渐进镜片则采取了迥然不同的设计图形（图 4-23），这种设计方案有两种表现形式，一种是 5 条短线的设计形式 ［图 4-23(a)］，另一种是 3 条短线的设计形式 ［图 4-23(b)］。以 5 条竖线为例，可以看到两条竖线间的距离均为 1mm。而 3 条竖线应当是减少了 5 条竖线中的第 1 条、第 5 条线，基本形制相同。

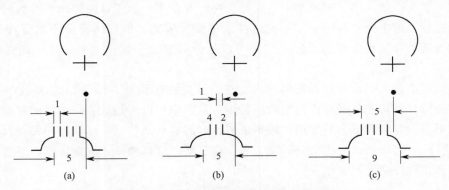

图 4-23　蔡司渐进镜片近用测试区的标识

那么，这样的近用测试区的设计图形说明什么问题呢？

① 近用测试区相对较宽 ［图 4-23(c)］。这个区域不但在垂直中线的鼻侧有 7mm 的宽度，而且有 2mm 是跨越到垂直中线颞侧的。这不但保证了戴用者在视近时有较宽的视野范围，而且可以使双眼的融合达到更为理想的状态。

② 这样的设计，可能还向我们传达了一个非常实用的信息：镜片近用光学中心在近距离注视时的内移量的范围更大 ［图 4-23(c)］。从理论上推断，单侧镜片内移量 0～5mm 可以满足瞳距≤86mm 人的近用需求。这就为过去因瞳距过小、过大戴用渐进眼镜难于获得舒适感觉的人提供了比较理想的解决途径。

2. 蔡司渐进镜片的类型

当前，市场上比较畅销的蔡司渐进镜片均属新设计类型的渐进镜片，这些新设计的渐进镜片共有四个系列。

（1）水平对称型渐进镜片（Gradal HS）　这一系列的渐进镜片有 3 个品种：树脂 1.5、树脂 1.6、玻璃 1.6。这一系列的渐进镜片在设计中，经过对近距离注视时光学中心参考点内移量的精确计算，有效提高了视近工作时戴用的舒适性。该系列的渐进镜片在设计中还应用新型水平对称设计方案，有效提高了戴镜后双眼融合的效果，使双眼视觉的像质得到了提高，也使戴用渐进眼镜的适应期得到了一定程度缩短。和传统的渐进镜片相比，该系列的渐进镜片的过渡区约增宽 2/5，近用清晰区约增宽 1/5。

本系列渐进镜片适合有多方面视觉需求的戴用者。通过戴用这种镜片，可以使戴用者获得远、中、近三种视距比较良好的视觉。

（2）超短型Ⅱ代渐进镜片（Gradal Brevis） 这是为适应当前趋向选择小（指垂直立线较短）眼镜架的消费时尚需求所设计的一款渐进镜片。该款渐进镜片的渐进过渡区仅为 12mm，最小装配瞳高为 17mm。这款渐进镜片不但双眼融合性能较好、视近视野较宽，而且在价格上更适合广大戴用者。这一系列的渐进镜片有 3 个品种：树脂 1.5、树脂 1.6、树脂 1.6 变色（包括灰变、茶变）。

这一系列渐进镜片特别适合追求时尚，并期望获得比较理想视觉感受和对近距离视野要求相对较高的人士戴用。

（3）新极品型渐进镜片（Gradal Top E） 这一系列的渐进镜片有 7 个品种：树脂 1.5、树脂 1.5 变色（包括灰变、茶变）、树脂 1.6、树脂 1.6 变色（包括灰变、茶变）、树脂 1.67、树脂 1.67 变色（包括灰变、茶变）、玻璃 1.8。

据相关资料介绍，经过更精细的近距离注视时光学中心参考点内移量等参数的计算，新极品型渐进镜片的中距离视野比水平对称型渐进镜片增宽、近用阅读区距增宽约 30%，而镜片的周边区的像散程度更为柔和平缓，可以使像散视觉干扰比水平对称型渐进镜片减少约 30%。

新极品型渐进系列镜片对近用阅读区也进行了特殊的设计，图 4-24 就是这一系列镜片与普通渐进镜片进行光焦度对比的空间向量图。从图中可以清楚地看到中间的过渡区两侧高度的变化更为和缓，而下部的近用区域则形成特有的肩状结构——这就是相关资料中介绍的"漏斗形设计"，更确切地讲应当是倒漏斗形。很显然，这样的设计有效地提升了近用视野范围的宽度和相对舒适的视觉感受。

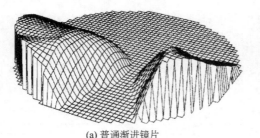

(a) 普通渐进镜片　　　　　　　　　　(b) 新极品型渐进镜片

图 4-24　普通型与新极品型渐进镜片近用区宽度的空间向量比较示意图

新极品型渐进系列镜片适合从事持续近距离工作的人士戴用，特别适合从事文字编辑、写作的人戴用。

（4）个人化极品型渐进镜片（Gradal Individual） 这一系列的渐进镜片有 2 个品种：树脂 1.67（Clarlet 1.67 Gradal Individual）、树脂 1.6（Clarlet Gradal Individual 1.6 Frame Fit）。其中前者就称为个人化极品渐进镜片［图 4-25(a)］，后者被称为无极至尊极品渐进镜片［图 4-25(b)］。

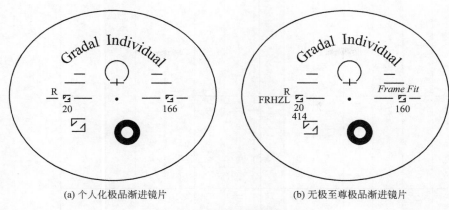

(a) 个人化极品渐进镜片　　　　　(b) 无极至尊极品渐进镜片

图 4-25　蔡司极品渐进镜片

这两款被称为极品的渐进镜片在镜片标识上有一个共同的特点：在镜片上方有一弧形排列的"Gradal Individual"词组。而至尊极品渐进镜片［图 4-25（b）］又有 3 个新增加的标识：①在鼻侧再生标志点上有"Frame Fit"的标记；②在颞侧近用附加镜度下标有"414"，其中 41 代表装配结构参数（Frame Fit）为 4.1，最后的数字 4 代表镜片基弯为 4D；③在镜片颞侧再生标志点"☑"外为设置个人特殊标记的位置，这种设定当前要求使用英文字母，最多不能超过 5 个。

个人化极品型渐进镜片是世界上第一款以个人佩戴条件为基础，为戴用者专门量身定制的渐进镜片。通过这种量身定制的方法使视远的视像更为清晰，过渡区、近用区更为宽大，通过对近距离注视时光学中心参考点内移量进行更为精细的计算也使视近的视觉更为清晰。

蔡司渐进镜片防伪标识见表 4-5。

九、柯达渐进镜片标识

柯达渐进镜片的标识体系也属于简洁类型（图 4-26），只标记了再生基准点、水平基准线、配适点、棱镜测试点、远用镜度测试圆和近用测试圆。其品牌标识直接使用英文词组：Kodak Concise Lens（中文应为柯达简洁镜片）。这款渐进镜片的表示有以下几个特点。

（1）棱镜测试点　这个点不在配镜十字的正下方，而是在配镜十字下方偏鼻侧（约 0.5mm）处，此点恰好位于配镜十字与近用镜度测试圆中心的连线上。目前对这样的设计没有明确的解释，推测这种设计可能具有使渐进区、近用区的高质量视区域宽度增加的作用。

（2）近用镜度测试圆　标记不是一个完整的圆（大约缺少下方 1/3）。其两侧各有一条曲线，这两条曲线可能代表可以获得良好近用矫正视力的外界。

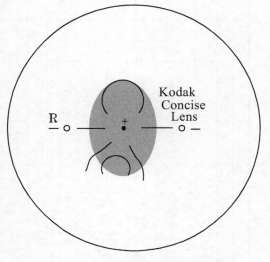

图 4-26　柯达渐进镜片标识示意图

表4-5 蔡司渐进镜片防伪标识一览表

序号	产品名称 中文	产品名称 英文	折射率	阿贝系数	比重	防伪标识 颞侧	防伪标识 鼻侧	抗紫外线	商品镜片的镜度范围 球镜	柱镜	Add
0						◿	◺				
1	树脂1.5超短型Ⅱ渐进镜片	Clarlet Gradal Brevis	1.501	58.0	1.32	Add值	B50	>93%UVOA/ >100%UV-B	-6.00~+6.00D	+0.00~+6.00D	0.75~3.00
2	树脂1.6超短型Ⅱ渐进镜片	Clarlet 1.6 Gradal Brevis	1.600	42.0	1.30	Add值	B60	>97%UVOA/ >100%UV	-10.00~+6.00D	+0.00~+6.00D	0.75~3.00
3	树脂1.5GHS水平对称渐进镜片	Clarlet Gradal HS	1.501	58.0	1.32	Add值		>93%UVOA/ >100%UV	-10.50~+9.00D	+0.00~+6.50D	0.75~3.50
4	树脂1.6GHS水平对称渐进镜片	Clarlet 1.6 Gradal HS	1.600	42.0	1.30	Add值	SL	>97%UVOA/ >100%UV	-11.00~+9.00D	+0.00~+6.00D	0.75~3.00
5	玻璃1.6GHS水平对称渐进镜片	Gradal HS	1.604	43.8	2.67	Add值		>70%UVOA/ >100%UV	-11.00~+6.50D	+0.00~+6.00D	0.75~3.50
6	树脂1.5新极品E渐进镜片E	Clarlet 1.5 Gradal Top E	1.501	58.0	1.32	Add值	T50	>93%UVOA/ >100%UV	-11.00~+6.50D	+0.00~+6.00D	0.75~3.50
7	树脂1.6新极品E渐进镜片E	Clarlet 1.6 Gradal Top E	1.600	42.0	1.30	Add值	T60	>97%UVOA/ >100%UV	-11.00~+10.00D	+0.00~+6.00D	0.75~3.50
8	树脂1.67新极品E渐进镜片	Clarlet 1.67 Gradal Top E	1.665	32.0	1.36	Add值	T66	>100%UVOA/ >100%UV	-17.00~+6.50D	+0.00~+4.00D	0.75~3.00
9	玻璃1.8新极品E渐进镜片	Lantal 1.8 Gradal Top E	1.800	35.4	3.62	Add值	T80	>74%UVOA/ >100%UV	-20.00~0.00D	+0.00~+8.00D	0.75~3.50
10	树脂1.67个人化极品渐进镜片	Clarlet 1.67 Gradal Individual	1.665	32.0	1.36	Add值	I66	>97%UVOA/ >100%UV	-17.00~+6.50D	+0.00~+4.00D	0.75~3.00
11	玻璃1.6个人化极品渐进镜片	Gradal Individual	1.604	43.8	2.67	Add值	I60	>70%UVOA/ >100%UV	-6.00~+6.00D	+0.00~+6.00D	0.75~3.50
12	树脂1.6无极品渐进镜片至尊极品渐进镜片	Clarlet Gradal Individual 1.6Frame Fit	1.600	42.0	1.30	Add值 414	I60	>100%UVOA/ >100%UV	-10.00~+10.00D	+0.00~+6.00D	0.75~3.50

注：1. 蔡司渐进镜片的再生标识点，一律以蔡司徽标 ◿ 作为隐形标记。

2. 蔡司渐进镜片的Add值一律以两位数方式予以标记，如07表示Add为0.75D，20表示Add为2.00D。无极至尊Add下面的"414"，41代表Framefit值为4.1，"4"表示基弯为4。

3. 蔡司渐进镜片鼻侧标记的意义：①B50代表Brevis1.5树脂或变色渐进镜片；②B60代表Brevis1.6树脂渐进镜片（折射率1.67、1.6）；③SL代表1.6树脂渐进镜片；④T50（60、66、80）代表新极品（折射率1.6、1.67、1.80）；⑤I66（66、60），⑥I60（66、60）代表个人极品镜片（折射率1.67、1.6）。

4. 凡标称"三维博锐"的蔡司渐进镜片，均在鼻侧标记的数字之前加入"★N"作为标记，均以"★N"或"★5"打头，其最后的两位数代表镜片材料的折射率。

据其产品说明书介绍，此镜片不但具有宽阔的远用区，而且具有最宽阔的渐进走廊（渐进区长度为 14mm），还具有比较理想的近用阅读宽度。以此推论：此镜片在兼顾中距离的全程矫正视力方面，有可能是处理较好的一种渐进镜片（这种镜片作者并未戴用过，没有切身体验，只能是猜测）。

十、万新渐进镜片标识

万新光学集团于 2011 年 3 月正式成立。目前，万新光学眼镜有限公司是亚洲最大的 CR-39 树脂镜片生产基地之一，是中国专业生产眼镜的重点骨干企业，是国内著名的眼镜生产企业，万新光学已经成为中国驰名商标。万新产品遍布欧美近 40 个国家和地区。据不完全统计，全球每年约有 3900 万名消费者配用万新镜片。万新渐进镜片就是万新光学集团生产的镜片中非常重要的一个类型。下面仅对万新镜片中最常被应用的几款渐进镜片进行最简要的介绍。

1. 万新易适型渐进镜片

万新易适型渐进镜片是一款长渐进区的渐进镜片。渐进区标称长度 19.0mm，实际测量应为 15.0mm，为什么会产生这么大的差异呢？我们从图 4-27 可以看出：从配镜十字至近用镜度测试圆的中心的垂直距离是 19.0mm，而在近用镜度测试圆内的距离是不应当算进渐进区长度的，渐进区的长度只能计量配镜十字至近用镜度测试圆顶点这段距离，这段的垂直距离则是 15.0mm。

这款渐进镜片采用了"优化柔和"的设计方案，这就保证了这款渐进镜片在戴用中具有比较好的适应性。这款渐进镜片近用参照中心的内移量是一个颇具特色的数值：2.09mm。

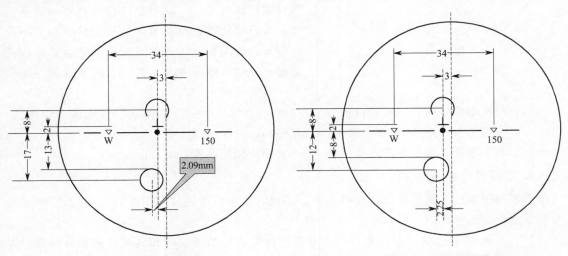

图 4-27　万新易适型渐进镜片　　　　图 4-28　万新时尚舒适型渐进镜片

万新易适型渐进镜片的产品规格参数如下：

（1）材料参数　材料：CR-39；折射率：1.499；阿贝系数：58；相对密度：1.32；$\phi=$ 75.0mm；镀膜：SATIS。

（2）光度范围　球镜：$-7.00\sim+5.00$DS；柱镜：$-3.00\sim-0.25$DC；Add：$+1.00\sim$ $+3.50$DS。

（3）装配参数　最小安装高度：24.0mm；最小镜框高度：36.0mm。

2. 万新时尚舒适型渐进镜片

万新时尚舒适型渐进镜片（图4-28）采用了国外光学专家一项特殊创新设计成果，较万新易适型渐进镜片明显的变化是渐进区缩短：其渐进区标称长度为14.0mm，实际长度为10.0mm。这样的设计显然会使近用区增大。镜片近用参照中心内移量为2.25mm。

万新时尚舒适型渐进镜片的产品规格参数如下：

（1）材料参数　材料：TS-46；折射率：1.553；阿贝系数：36；相对密度：1.27；ϕ＝75.0mm；镀膜：莱宝膜。

（2）光度范围　球镜：－10.00～＋5.00DS；柱镜：－3.00～－0.25DC；Add：＋1.00～＋3.00DS。

（3）装配参数　最小安装高度：18.0mm；最小镜框高度：28.0mm。

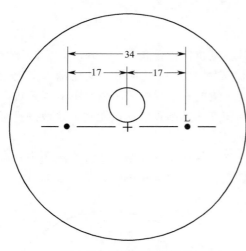

图4-29　万新抗疲劳镜片

3. 万新抗疲劳镜片

万新抗疲劳镜片（图4-29），这是一款适合年龄在20至45岁的人群，具有预防控制视觉疲劳的屈光矫正用眼镜片。近年来，不少眼镜店喜欢推介这种镜片。根据镜片标识状况，可以看出这是一款带有渐进镜片性质的双光眼镜，这样的设计方案表明：近用区一定是非常宽阔的。正是因为这一特点，这种镜片的标记中并没有近用镜度测试圆的标识，下加光是固定的＋0.75DS无需再进行核对测定。戴用中应当不会有一般渐进镜片看近时觉得视野偏窄的问题。只要验光不存在偏差、装配到位，不应当发生佩戴难以适应的问题。配适、戴用中唯一要注意的问题就是看脚下一定要低头。

（1）材料参数　材料：树脂；折射率：1.56、1.61；ϕ＝75.0mm；镜片膜层：绿膜。

（2）光度范围　球镜：－8.50～－4.00DS；Add：＋0.75DS。

（3）装配参数　最小安装高度：18.0mm；最小镜框高度：28.0mm。

4. 万新青少年渐进镜片

万新集团推出了两款青少年渐进镜片：U视青少年渐进镜片（图4-30）、万新好未来青少年学生渐进镜片（图4-31）。

（1）万新U视青少年渐进镜片　将万新时尚舒适型渐进镜片和这款渐进镜片标识示意图对比，就可以看出这三款渐进镜片在标识的分布上是基本一致的。不同点表现在：适配点与近用镜度参照圆的垂直距离分别为8.0mm、6.0mm。我们可以推测：万新U视青少年渐进镜片，应当是以青少年解剖生理特征为依据进行改进、修订的"时尚舒适型"青少年渐进镜片。

万新时尚舒适型渐进镜片设计的主要目的是预防和控制青少年近视，这从其矫正镜度范围（球镜度－6.00～＋0.50DS）就可以明确看出来。这款渐进镜片的近用参照中心的内移量与时尚舒适型渐进镜片一样，也是2.25mm。其近用附加正镜度（Add）为＋1.50DS。这款镜片的装配参考值应当是：最小安装高度 16.0mm；最小镜框高度 26.0mm。

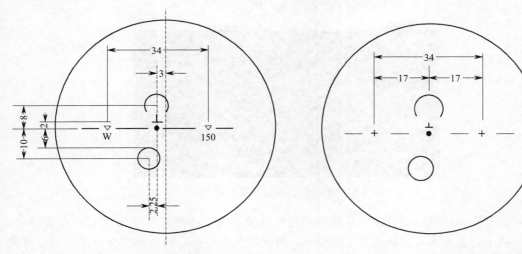

图 4-30　万新 U 视青少年渐进镜片　　　图 4-31　万新好未来青少年学生渐进镜片

（2）万新好未来青少年学生渐进镜片　目前，在市场上最常见的青少年渐进镜片是万新好未来青少年学生渐进镜片，但是与镜片相关的数据信息不多。目前比较明确的相关信息是：

折射率：1.533。

下加光度值：+1.50DS。

镜片光度范围：约-850 度。

根据直接测量，近用参照中心的内移量：2.25mm。

万新好未来青少年学生渐进镜片也是一款控制青少年近视过快增长的渐进镜片，有标准型、优域型、高清型等类型。目前，网络中还有一种"灵动型"好未来渐进镜片，其下加光度为+0.75DS～+3.00DS，应当说这样的下加光范围不属于控制近视的范畴，按目前普遍认可的说法，+0.75DS 下加光属于预防视觉疲劳用镜，+3.00DS 下加光则纯属老视眼近用附加镜度，只有+1.50DS～+2.00DS 这一范围的镜度才被视同为控制近视的范畴。倘若真有下加光度为+0.75DS～+3.00DS 的"灵动型"好未来渐进镜片，应当说这应是采用了"好未来"设计理念的成人用渐进镜片，而其中+1.50DS～+2.00DS 这一范围的镜度可以用于控制近视。

综上所述，万新渐进镜片在近用参照中心内移量，均比传统的渐进镜片要小一些，根据这一特点，可以推测：万新渐进镜片对于需要电脑来辅助的办公室工作应当有其特殊的优势。

十一、美丽岛渐进镜片标识

美丽岛老花镜，与传统的老花镜并非是一回事，美丽岛老花镜就是人们通常说的渐进眼镜。美丽岛视光机构成立于 2008 年，是为客户提供视力健康解决方案的视光专业服务的企业。目前，美丽岛实体业务领域主要涉及渐进多焦老花镜研发推广、青少年近视眼控制镜研发推广、太阳镜的研发推广以及特殊功能眼镜的研发推广。其中，美丽岛渐进镜片采用了欧美发达国家广泛应用的渐进镜片技术，结合亚洲人的眼部构造、脸型指标及脑部数据，创造性地开发出内渐进 T 形设计和 12mm、14mm 短通道渐进片设计，极大地提升了产品的舒适性。图 4-32 是唯一公开发布的美丽岛渐进眼镜标识图片。

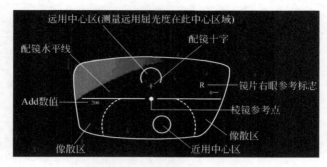

图 4-32　美丽岛渐进镜片标识示意图

这幅公开发布的美丽岛渐进镜片标识图与渐进镜片标识传统的示意图是有很大差异的。传统上，两个再生基准点的距离为 34.0mm，而美丽岛渐进镜片的两个再生基准点的距离大约在 51.0mm。应当说，这有两种可能。

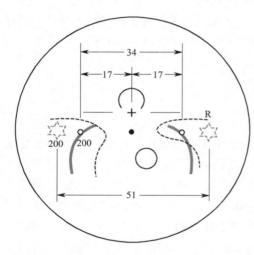

图 4-33　美丽岛渐进镜片标识推测图
六角星、弧线为网络中相关图片的
再生标识点和近用区的标识

第一种可能：美丽岛渐进镜片的两个再生基准点的距离就是 51.0mm 左右。倘若这两个点与传统标记理念一致，反映了镜片不同区域的光度变化，应当说这在渐进镜片设计、制造上是堪称创举的一项突破性技术，是值得大力宣传、推广的一项创新技术。显然这样宽的再生基准点的距离，其渐进区、近用区的宽度是其他渐进镜片不可相比的。

第二种可能：在激光打印标识时，将这两点的距离设定在了 51.0mm 左右，那么这个距离就与渐进区、近用区的宽度无关，这个距离的"增宽"只能是一种策略。现特将图 4-32 按传统标记法重新标记（图 4-33），经测量可以得到：渐进区的垂直长度约为 12.0mm，近用参照中心内移量约为 2.5mm。

目前，尚未见到美丽岛渐进镜片的光焦度等高线和空间向量状况的示意图，但根据其报告的渐进区长度，可以确定这一款渐进镜片有比较宽的近用视野，比较适宜从事长时间近用工作的人戴用。

第四节　渐进镜片标识不准确的识别

渐进镜片标识，对镜片选择、加工、指导、戴用都具有重要的作用。当前，生产厂家的技术水平、渐进眼镜的验配质量参差不齐，从事渐进眼镜验配工作的技术人员，也就面临着一个如何选择镜片的问题。选择优质的镜片不外乎四种办法：

（1）根据镜片的标识示意来分析；

（2）根据镜片的镜度等高线和空间向量示意图，来判断镜度分布的范围和平滑程度；

（3）通过镜片的观察，来评价镜片视像的质量；

（4）根据镜片实戴的效果，这应当是最直接判定的渐进镜片的办法。

以上四种方法中，（3）、（4）这两种方法需要一定实践经验，从来没戴过眼镜的人不论是通过镜片看还是实际佩戴渐进眼镜体验，恐怕也没有办法分辨其优劣。当然，单纯使用（3）这种方法，因为自己没有真实体验过，要达到可以准确分辨优劣的程度，还是比较费时的。（1）、（2）两种方法是相对简单的方法，其中（2）这种方法获得信息还是比较精确的，问题是有的厂家根本没有相关图提供参考。因此，对于初次接触渐进镜片的个人来说，通过标识示意图来判定渐进镜片的优劣也是一种无奈的选择。

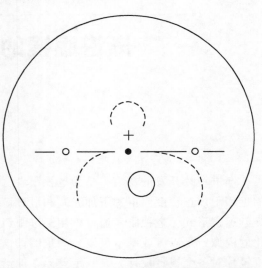

图4-34 就是一幅准确的标识分布图。这种图的特点是：①近用区一定比渐进区要宽；②近用区一定会有内移。

图 4-34　渐进区、近用区标识相对准确的镜片

图4-35 中这两幅图是从网络中随意选取的两幅渐进镜片表示的示意图，应当说这两种都属于标识不准确的情况。图 4-35（a）中由近用镜度测试圆向上外方引出的两条虚线弧不符合渐进镜片标记的惯例，这样的标记只能说明近用范围只局限在近用镜度测试圆这一狭小的范围。而图 4-35（b）标记近用区的两条弧线显然是不准确的，鼻侧的范围会比颞侧的范围还小？这完全是不可能的事情。应当说，只要是渐进镜片就不会有这样的光学结构。

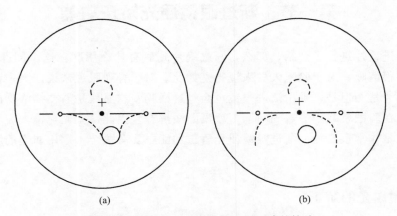

(a)　　　　　　　　(b)

图 4-35　渐进区、近用区标识不正确的镜片

那么，这种情况说明什么问题呢？仅凭这样的示意图来评定渐进镜片的优劣也是不公平的。但是，借此我们可以得出：使用这种标记方法的镜片经销商，恐怕很难提供到位的后续专业性支持。

第五章

渐进眼镜的屈光矫正功能

　　渐进镜片开发的初衷，是为老视眼者寻找一种方便、自然和舒适的矫正方式，渐进镜片的近用附加正镜度（俗称下加光）和过渡区的镜度逐渐递增变化设计，正是这种矫正方式的光学透镜形式。老视眼者通过戴用渐进眼镜就可以获得：清晰的远用视野；连续的中距离变化的视像；足以（或基本可以）满足阅读需要的近用视野。当然，不同品种、不同类型的渐进镜片对各个视野设计会有一定差异，但渐进镜片为老视眼提供了一种新的矫正模式，而且获得了极大的成功。什么样的人适合戴渐进眼镜，什么样的人不适合戴，这显然应当是人们很关心的一个问题，但目前人们找不到答案。这也向我们提示，渐进眼镜适应证、禁忌证的相关知识亟待普及，特别是眼镜行业的从业人员应当掌握这方面的知识。这个问题和三个方面有关：①渐进眼镜的矫正功能；②戴用渐进眼镜的适应证；③戴用渐进眼镜的禁忌证。在这一章中我们先就前两个方面来进行探讨，关于戴用渐进眼镜的禁忌证我们将在本书第八章专门讨论。

第一节　渐进眼镜屈光矫正功能

　　前面对渐进镜片进行了介绍，那么，渐进镜片到底有什么用呢？这个问题看似很清楚，但是脉络并非很清晰，对于验配人员来说更是如此。对于普通眼镜来说，大家都清楚，戴上眼镜看哪儿都清楚。但是，戴用渐进眼镜也会是这样吗？这显然是需要搞清楚的问题，这个问题不清楚，在验配及戴用中遇到问题，就没办法解释。因此，验光配镜人员了解渐进眼镜屈光矫正功能是非常重要的。渐进眼镜屈光矫正功能主要有两个：远用屈光的矫正、近用屈光的矫正。

一、远用屈光的矫正

1. 矫正的范围

　　渐进镜片上部的远用区，是用于远用屈光矫正的部分（图 5-1）。这一部分大致以水平基准线为下界。这一部分中有两个标识：远用镜度测试圆、配镜十字。远用镜度测试圆是精确测量远用镜度的区域，那么在这个测试圆获得的像质与远用区周边部的像质一样吗？应当说，差异是客观存在的，这是任何类型的镜片周边部（图 5-1 的灰色弧形区）都不可能避免的问题：球面像差、球面色散。因此，周边部的像质轻微的降低与其他镜片没有太大的差异。

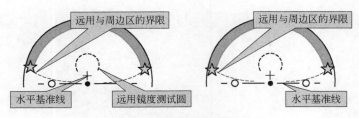

图 5-1　渐进镜片的远用区

　　远用区域下部左、右各有一条没有任何标识的弧线，而这两条弧线又是真实存在的，这条线最低点与渐进镜片水平基准线的位置相当。这两条弧线就是远用区与周边区的分界线，两条弧线在镜片边缘都会向上翘起，而这一翘就决定了标有"☆"号的位置会存在相对明显的像散和色差，该部位的像质要比图 5-1 灰色部分的像质要差一些。

　　从以上介绍，可以得出这样的结论：渐进镜片的整个远用区的屈光矫正效果是不一样的，其广大的中央区域是矫正最佳的区域；周边部虽然视觉效果稍差但属于镜片不可避免的固有现象，在视觉上并不比其他镜片更难接受；而标有"☆"号的地方则是在戴用中要尽可能少用的地方。

　　2. 矫正的视野

　　就镜片本身而言，只要选择的渐进镜片功能含有远用屈光矫正的类型，戴用者就应当获得清晰、宽阔的远视野，这个范围与单光镜的视野范围基本接近（图 5-2）。

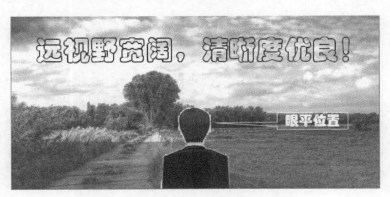

图 5-2　渐进镜片远视野的示意图

　　从以上叙述可知，当戴用者选择戴用了含有远用屈光矫正类型功能的渐进镜片，就没必要为远用视野的问题担心。倘若出现问题，应当与渐进镜片无关，一定是验配工作某一个环节出现了问题。

二、近用屈光的矫正

1. 矫正的范围

渐进镜片下部包括以下部分：中央略偏鼻侧的近用屈光矫正的部分和鼻侧、颞侧的周边区（图 5-3）。这一部分中间有一个近用镜度测试圆的标识。近用镜度测试圆是精确测量近用镜度的区域，近用区域较小，成像质量比较高的近用区宽度与近用镜度测试圆的直径大致相当（一般来说，宽视型渐进镜片会比普通型渐进镜片略宽）。

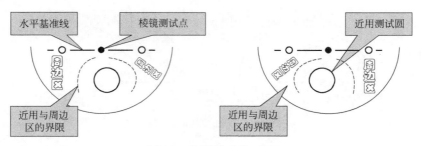

图 5-3　渐进镜片的下部

近用区两侧是周边区，这两个区域的像散、色散都比较严重，是不能获得清晰视像的区域。在近用区与周边区的过渡地带的鼻侧、颞侧各有一条潜在的弧线（图 5-3）。一般来说，在这两条弧线的位置，成像的质量已经可以觉察出来下降。实际上，高质量的近用区比人们预想的要小。

2. 矫正的视野

从以上介绍可以得出这样的结论：渐进镜片下部的矫正效果是很不均衡的，其近用矫正最佳的区域是比较小的，以依视路为例，戴用下加光＋3.50DS 的舒适型渐进镜片，以 30cm 为准，可以获得高清晰的阅读宽度大致相当于《参考消息》第四版一个纵栏宽（图 5-4）。当然，当渐进镜片下加光度在＋1.00～＋2.00DS 时，近用阅读视野则会明显加宽（大致可以达到 1.5～2 个栏的宽度）。

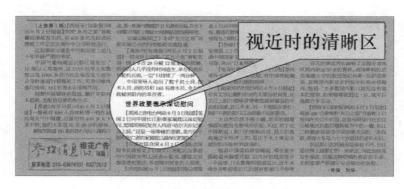

图 5-4　渐进镜片近视野的示意图

根据对近用区的屈光矫正功能和戴用时可以获得的阅读视野状况，在推荐渐进眼镜时一定要考虑到镜片所能提供的阅读视野宽度问题，应当说这也正是验配渐进眼镜一定要精确测量近用附加正镜度的原因所在。简单讲，验配渐进眼镜下加光给够即可。也正是因为这一因素，对于从来没戴用过渐进眼镜的人来说，低下加光度的人比高下加光会更容易适配成功。

三、远用屈光与近用屈光的连接

渐进镜片与双光镜、三光镜最大的不同，就是远用视野和近用视野是连续的，而把远用视野和近用视野连接一起的就是渐进区（图 5-5 中灰色区域），这个渐进区在客观上只是一个狭窄的通道。这个通道不但比远用区要窄很多，比近用区也要窄不少，这就是为什么渐进区又被叫做"过渡槽"的原因。因此这个区域不可能会有很宽的视野。

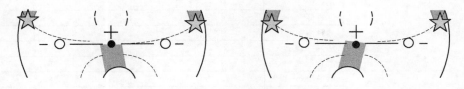

图 5-5 渐进眼镜的渐进区

那么，通过渐进区到底能看清晰多宽的视野呢？我们以下加光＋3.50DS 为例，其近用清晰区的宽度约为 6mm，按宽度的 2/3 来计算渐进区的宽度，在不同的视距所看到的宽度就如图 5-6 中纵写的数字值。

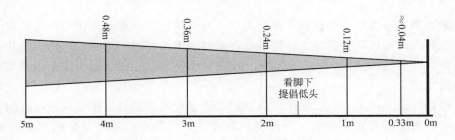

图 5-6 渐进区对不同距离所对应的视野宽度示意图

显然，高下加光度镜片使用渐进区解决中距离视觉需要并不是特别理想的方案，戴用渐进眼镜解决中距离视觉最好的方案，就是要借用远用区和我们眼睛的潜在调节功能。这正是我们对初戴渐进眼镜者，要叮嘱"上自行车，一定要低头""低头下楼"的道理。

当然，以上内容都是以高下加光渐进镜片为例来说明的，低下加光度所获得视野、戴用感觉都会优于高下加光的渐进镜片，但道理是一样的。

第二节 影响渐进眼镜戴用效果的因素

渐进镜片不同区域的镜度是不同的，通过这些不同区域所获得的视像必然是不同的。因此，戴用渐进眼镜是否舒适与能不能准确使用这些区域有着密切的关系。能准确使用这些区域，就会获得比较舒适的戴用感受，否则就可能无法戴用。在除去验光配镜因素的情况下，影响渐进眼镜戴用效果的因素主要有三种。

一、双眼的屈光状况与矫正经历

1. 双眼的屈光状况

表 5-1 是各种因素对戴用渐进眼镜接受率的统计表。从表中不难看出，对渐进眼镜的接受程度男、女虽有差异，但差异不大。影响比较大的是戴镜者的屈光状态。

表 5-1　各种因素对渐进镜片接受率的影响

项　目	影 响 因 素	接受率/%
性别	男性	80.1
	女性	80.9
屈光性质与状态	正视眼	83.2
	近视眼	83.9
	远视眼	85.1
	屈光参差	61.2
	混合散光	67.3
Add	低 Add（+1.25DS）	85.5
	中 Add（+1.50~+2.00DS）	85.5
	高 Add（+2.25DS 及以上）	80.0
原矫正方式	阅读镜、放大镜和其他方式	82.3
	双光镜	88.4
	三光镜	88.0
总印象	大约 80% 的老视者对渐进眼镜的接受程度超过传统老视的矫正方法	

文献来源：Clifford Brooks, Irvin Borish：“*System for Ophthlmic Dispensing*”。

　　戴用渐进眼镜接受程度与被测者的屈光状态是有关的，一般的规律是：近视眼的接受程度会高于远视眼。远视眼使用的正性透镜获得的是放大的图像，当然对于渐进镜片客观存在的周边区像散、横向掠视"涌动"都会有一定的放大作用，这就是远视眼比近视眼更难适应渐进眼镜的原因。

　　（1）单纯性屈光不正　一般来说，双眼的屈光镜度值越接近，接受渐进眼镜的程度就会越高；反之，接受程度就会偏低。在现实的屈光矫正实践中，通常会将屈光参差掌握在≤±2.00DS 这个尺度。这里讲的"掌握"概念，是指在准确进行远视力矫正的条件下的精确矫正，而不是指人为降低（或提高）某一只眼的球镜度，使两眼达到≤±2.00DS，而又未经双眼单视核定及渐进试戴镜片试戴。

　　对于有屈光矫正经历，屈光参差>±2.00DS，但能够实现双眼单视者，可以通过渐进试戴镜片试戴观察，来确认是否可以戴用渐进眼镜。

　　（2）复性屈光不正　对于复性屈光不正对象，还应当考察散光度和轴位的问题。就散光度而言，应尽可能选择低、中度，一般而言，有戴眼镜经历者，散光度≤1.00DC 不会出现不适应的问题；而对高于 2.00DC 者配适渐进眼镜应采取审慎态度，这部分人出现戴用不适的要相对多一些。除考虑散光度外，还要考虑被测者散光轴是否对称的问题，两眼散光轴位对称者为最佳的适配对象，这样的配适者戴用中视像与双眼单视效果，均与戴用单光眼镜大致相当。

2. 验光配镜经历

　　在渐进眼镜的配适中，与有没有戴用过屈光矫正眼镜、曾经的验配镜感受状况有着密切的关系，大致可以有以下 3 类情况。

　　（1）屈光矫正经历　在渐进眼镜配适中，有没有戴用屈光矫正眼镜经验与适配的满意度呈正相关。通常情况下，戴用屈光矫正眼镜者，配适后只要略加指导，均可获得满意的戴用效果。其中以曾经使用过低度附加近用镜度的双光眼镜者，戴用适应时间最短。

　　（2）双眼屈光平衡　从原戴镜屈光矫正状况考察，原戴眼镜处于双眼屈光平衡者，对渐进眼镜的接受程度比较高，反之就会比较低。其中，被误判为存在主视眼，被人为降低（或拔高）"副眼"的镜度，配适后对渐进眼镜适应时间会略长。因此，选择初戴渐进眼镜者应本着 3 个基本条件进行配适，应当是保证渐进眼镜验配高效的关键，这三个基本条件就是：①平衡，即原双眼屈光矫正状态处于屈光视觉平衡；②低柱，即以中、低度散光者为主要对象；③对称，即最好选择散光轴对称（或没有散光）者。

（3）屈光性质　表 5-1 中关于屈光性质的接受率与实际适配经验存在偏差。实际渐进眼镜适配工作中，远视眼适配的接受率比近视眼、正视眼要低，近视眼的适配接受率可以达到90％～95％，正视眼适配接受率略低于近视眼。因此，对于没有接受过屈光矫正的远视眼又合并老视眼被测者，即便确想配用渐进眼镜，也一定要注意通过渐进试戴镜片试戴效果来判定是否适宜戴用渐进眼镜，才是比较妥当的办法。

3．加光度状况

关于加光度对渐进眼镜接受率影响，表 5-1 中的数据是比较客观的。在实际渐进眼镜初次配适中，近用附加镜度≤＋2.00DS 的人，接受渐进眼镜一般都比较容易。但附加镜度＞＋2.00DS 时接受率会有所降低，特别是附加镜度达到或超过＋3.00DS 时，接受难度比较大。

二、影响戴用效果的主观因素

被测者是否接受渐进眼镜，大致上讲，会受三个方面的影响。

1．文化程度

渐进镜片特殊的光学结构在戴用中，会让戴用者体验到没有经历过的视觉感受，有的感受让人感觉方便（不用摘、换眼镜了），有的感受又会带来困扰（"涌动"导致初戴时的晕动）。对这些不同感受的接受程度，一般来说与戴用者的文化程度有关，文化程度越高接受起来会越容易。

2．心理情绪

心理情绪是影响渐进眼镜戴用接受程度不可忽视的一个方面。心理情绪有各种表现形式，在此只举几个实际案例供大家参考。①日常生活中有"嘀嘀咕咕"倾向的人，接受渐进眼镜相对困难；②因经济条件比较拮据，没有进行这种"高消费"的心理准备的人，接受渐进眼镜可能性会很小；③做事"墨守成规"的人，接受渐进眼镜也会相对困难。

3．主体条件

主体条件是个人自身的情况，有两个方面。

（1）健康状况　有晕动病、美尼尔氏综合征的人，接受渐进眼镜就会比较困难，不戴眼镜都会时不时头晕，那戴上有可能会感觉到"涌动"视像的眼镜，要想适应的难度一定是很大的。另外，我们也应当想到，身体衰弱、体力不济的人，不要说戴用渐进眼镜，有没有必要尝试戴用这种眼镜都是值得考虑的。

（2）行走习惯　每个人的活动都会有自己的习惯，行走也是这样。当一个人在行走时可以基本保持头部正直状态，这样的人接受渐进眼镜就会比较容易（图 5-7②③）。而图 5-7④这个人走路时上身是明显左、右晃动的，这样的人接受戴用渐进眼镜就会有一定困难，此种步态最典型的有两种人：跛行的人，这样的人在行走中就戴用不了渐进眼镜；体重比较大（或体质比较虚弱）的人，接受渐进眼镜也将是比较困难的。图 5-7①这个人的步态在行走时也不能保持头的相对稳定，头会呈现向左前方、右前方交替前冲状态，这样的步态，接受渐进眼镜也是有难度的。

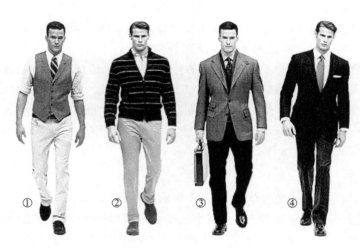

图 5-7   人走路的姿态

当然，在戴用渐进眼镜接受程度上，主体因素的影响作用也是相对的，主体因素不利当然会导致戴用适应的困难会大一些。但是，只要戴用者信心满满，接受戴用指导，坚持戴用，依旧可以适应，不过适应时间会相对长一些。

三、影响戴用效果的客观因素

这里讲的客观因素，是指戴用者工作的客观环境，而这种客观环境和其工作性质是密切相关的，验配镜工作人员至少应考虑以下三个方面。

1. 职业环境要求的注视性质

倘若戴用者从事的是对双眼持续保持定点注视要求比较高的职业，戴用者对渐进眼镜的接受度就会高，而且适应会很快。例如图书编辑、教师、IT 工作人员等，因为从事这些工作的人一旦进入阅读工作状态，就进入了持续定点注视的视觉模式中，极少有明显的横向追随性注视。

2. 持续注视所要付出的时间量

对于交警和汽车驾驶员，虽然都有横向扫视、追随性注视，但两者扫视达到的角度和追随注视的广度不同，因此适应时间也会不同，比较而言，交警对渐进眼镜适应的时间要长于汽车驾驶员。

3. 个体的工作状态

同样的工作，但状态不同，也会影响对渐进眼镜的接受程度、适应时间的长短。例如，同样是画家，但画的种类、尺寸不同，对渐进眼镜接受程度也会有一定差异。对于画小幅画面的画家来说，接受渐进眼镜应当不是问题，但要画像《愚公移山图》这样大幅中国水墨画作（图 5-8）时，画家能否戴用渐进眼镜都是值得考虑的问题。

对于从事民俗艺术创作的艺术家也是这样。如"兔爷"创作，艺术家创作时保持的视距都会在 1 尺左右（图 5-9），戴用渐进眼镜是没有任何问题的。倘若是"毛猴"创作，一般的渐进眼镜恐怕就没法使用，因制作"毛猴"的视距大约只有 20cm（图 5-10）。

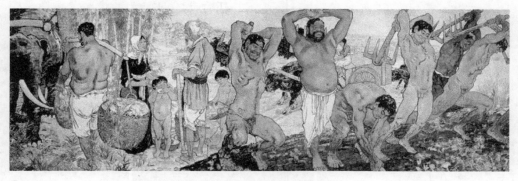

图 5-8　徐悲鸿《愚公移山图》（4.24m×1.43m）

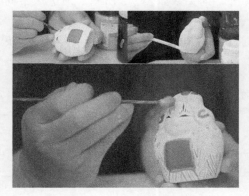

图 5-9　民俗艺术家在制作"兔爷"

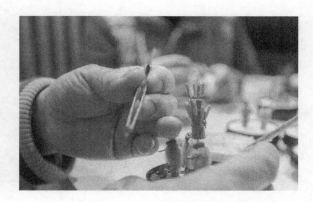

图 5-10　民俗艺术家在制作"毛猴"

　　综上所述，影响渐进眼镜戴用效果的因素是多方面的。因此在被测者是否适宜戴用渐进眼镜的这个问题上，我们要对被测者的具体情况进行分析，并在两个方面做出判断：①被测者适不适宜戴用渐进眼镜；②被测者应当在什么情况下戴用渐进眼镜。根据我们的判断，对被测者给予相应的建议与指导。

第三节　渐进眼镜矫正的适应证

一、渐进眼镜适应与否的关键

　　对于初次戴用渐进眼镜的人来说，有没有不需要适应期的人呢？可以肯定，有！但是实在太少了。在直面戴用者的情况下，笔者只见到 1 个人，这个人就是当代眼屈光学先驱者徐广第先生。徐先生在戴上渐进眼镜时，就面对着窗户通过头位的前后轻轻摇动来寻找注视目标与镜片上对应的位置，而且是即刻下楼去体验，并没听徐老讲有什么不舒适的感觉。这是一个非常成功的渐进眼镜适配案例。但是，一般人显然不可能具备徐老在屈光学方面那么深的造诣，我们所服务的基本对象在渐进眼镜上一定是：①对渐进镜片不甚了解；②没有戴用渐进眼镜的经验。因此，做好渐进眼镜验配工作并不是一件简单的事情。

1. 头位前后摇动的目的

　　我们就从徐老戴上渐进眼镜后为什么要前后摇动这个问题说起。图 5-11 是一款渐进镜

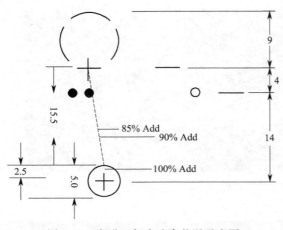

图 5-11 渐进区加光速率状况示意图

片在渐进区的加光量状况示意图，85%的加光量大约在加光起始点下 11.4mm，而 90%的加光量大约在加光起始点下 12.4mm，100%的加光量约在加光起始点下 16.0mm 处实现。

这也就是说，渐进区的加光是渐进递加的，而且递进的速度并不是匀速的，但每一个点都有对应的下加光度。我们以渐进加光度 +3.00DS 为例，85%、90%、100%加光量的位置与清晰远视距（调节因素除外）的关系如表 5-2 所示。渐进区不同的点，必然有不同的加光度，也自然会有不同视距的清晰视觉。徐老为什么要将头前后摇动，很明显是在寻找与渐进镜片不同点位对应的合理视距（图 5-12）。

表 5-2 渐进加光度的位置与远视距的关系（调节因素除外）

加光度/DS	+2.55	+2.70	+3.00
与起始点距离/mm	11.4	12.4	16.0
清晰的远视距/m	0.392	0.370	0.333

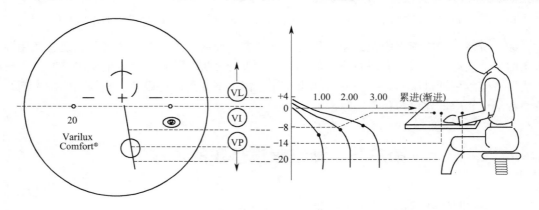

图 5-12 渐进镜片不同镜度区与对应视距的示意图

2. 点与视距不对应会怎样

渐进区自上而下呈正镜度递增状态，这就是说，镜片上每一个点都会对应一个近用附加正镜度量，而每一个近用附加正镜度，必定会对应一个最适宜的视距，这里说的"适宜"是指在不使用调节力的情况下，可以看清楚的最远距离。

假定渐进镜片的下加光为 +2.00DS，那么，其 1、2、3、4、5 点的对应加光度就是 0.00DS、+0.50DS、+1.00DS、+1.50DS、2.00DS，与其对应的不使用调节力时的适宜视距依次为 ∞、2.00m、1.00m、0.67m、0.50m。除非使用调节力，否则这样的一一对应关系就不会改变（表 5-3）。

表 5-3 渐进加光度与远视距、调节视距的关系

累进加光到的度数/D		1	2	3	4	5
		0.00	+0.50	+1.00	+1.50	+2.00
不使用调节力时的适宜视距/m		∞	2.00	1.00	0.67	0.5
调节视距/m	使用 1D 调节力	1.00	0.67	0.50	0.40	0.33
	使用 2D 调节力	0.50	0.40	0.33	0.286	0.25

例如，在点位 3 的加光度是 +1.00DS，在不使用调节力的情况下，最适宜的视距就是 1m，但我们偏要看 2.0m 的目标，我们获得的视像一定是模糊的。同样的道理，在点位 3 加光度 +1.00DS，不使用调节力看距离 0.67m 目标时所获得的视像也将是模糊的。

这种模糊的视像会让人处于不稳定失衡状态，从而引起眩晕，这就是正视眼的人戴用老花镜看远时会感觉眩晕、恶心的原因所在。这也是使用渐进眼镜在点与距离不对应情况下必然出现的问题。

3. 适应与否取决于渐进区和近用区是否合理使用

戴用渐进眼镜是否能很快适应，戴用者不一定会意识到这里有问题，但验配镜人员对这个问题却是非常关心的，因为这种眼镜毕竟比较贵，一旦出现问题，既影响验配镜人员的情绪，处理起来也会很费周折。那么，渐进眼镜能否适应，根本的原因到底在哪里呢？应当说，原因是多方面的，需要具体情况具体分析，但就戴用者与渐进眼镜的相互关系看，戴用是否适应取决于渐进区和近用区使用是否合理。倘若戴用者没有掌握渐进区和近用区的点与视距的相互搭配关系，看东西自然就会是模糊的，就会发生眩晕、戴用不适。因戴用渐进眼镜眩晕、不适导致服务纠纷并不是鲜见的事情。从事渐进眼镜验配工作的人必须清楚：对于渐进眼镜的点与视距搭配的合理应用并不是与生俱来的生理机能，而是作为一种潜能等待后天的唤醒，这就需要通过必要的指导和戴用者的自我摸索来唤醒。在这两种方法中，纯粹的自我摸索比较容易招致烦恼和麻烦，给予戴用者必要的指导才是最为妥当的办法。

二、调节力不足与缺失

渐进镜片最大的特征就是有一个渐进递增（也称为累进）的正镜度。那么，人眼什么时候会呈现相对正镜度呢？当人们看近的时候，调节力付出，此时人眼自然就会呈现相对正镜效度状态。那么，倘若看不清某点的近距离目标，就说明眼睛的调节力不足或缺失，怎样才能让眼睛看到这一近距离的点呢？这个问题对眼镜行业来说是很简单的一件事，这就是使用适当的正镜度对眼的调节力予以补偿。验配镜中涉及调节力不足、调节力缺失最常见的有以下三种情况。

1. 老视眼

老视眼是一种随年龄增长近用视距逐渐增大的一种调节力衰退的生理性改变。这是验配镜工作中，最常遇到的一种有关调节力不足与欠缺的问题。老视眼最突出的表现就是视近困难，看近时增加一定的正镜度自然就弥补了调节力的不足和欠缺，应当说，这是渐进眼镜的近用附加正镜度的固有的矫正功能。

2. 植入人工晶体的眼

（1）需要植入人工晶体的眼 分为以下两种情况。

第一种情况是晶状体缺失。眼的调节作用是由晶状体、睫状肌的生理机能来维系的。不

管是先天性晶状体缺失，还是后天性缺失（一般是指外伤导致的晶体缺失），眼睛自然就没有了调节功能。

第二种情况是白内障。白内障最基本治疗方法就是晶状体摘除。晶状体摘除后都会采用人工晶体植入的办法来解决眼的屈光问题。目前有三种晶体可供选择，但各有其局限性。

① 单焦人工晶体：只能解决单一焦距的补偿，不能远、近兼顾。

② 双焦人工晶体：看远时瞳孔不能保持大于 3mm，视远的清晰度就会受到影响。室内光线相对暗时，周边部分的干扰作用会影响阅读的清晰度。

③ 多焦人工晶体：分辨率相对低，视物存在色混淆，给将来眼底检查带来失真。目前普遍认为多焦人工晶体的质量还有待提高。

（2）人工晶体眼调节需要补偿　一般来说，植入人工晶体后，受术者都会很满意。但是，这并不说明受术者一定会具有精细的视觉分辨力，而且植入人工晶体后大多会存在一定的屈光过度矫正或屈光矫正不足。因此，人工晶体植入后要想获得舒适的视觉和相对高质量的视觉分辨力，接受相应的屈光矫正则是十分必要的，而使用渐进眼镜来解决远、近距离兼顾的视力问题应当是一种相对理想的办法。

3. 调节不足、调节衰弱

因为个人生理特征有别，个别人调节力会比较低，这种情况就是调节不足。与此类似，有些体质比较虚弱的人调节不能持久，这种情况就叫做调节衰弱。两种情况都会表现为阅读困难。解决这两类人阅读困难的问题，自然就要使用近用附加正镜度的办法，显然戴用渐进眼镜是一个非常重要的选项。

三、节制调节力的付出

前面我们介绍的是调节力的补偿问题，那么调节力储备很充足，能不能把它节省下来呢？这里的关键就是调节力节省下来有什么意义，没有积极意义无需节省，有积极意义则应当节省。我们从以下两个方面来探讨这个问题。

1. 预防视觉疲劳

什么情况下容易出现视觉疲劳呢？自然是在看近的情况下，特别是持续长时间看近的情况下更容易出现视觉疲劳。其根本的原因就是眼的调节功能处于有劳无逸的状态。能不能让眼睛在十分舒适状态下为我们完成高质量的视觉工作呢？从屈光学上来说，这是可以做到的，办法就是在看近时用一定的正镜度替代人眼的调节力。对于已经接受远用屈光矫正的人来说，使用渐进眼镜自然是既方便又实用而有效的办法。目前，市场上的"抗疲劳眼镜"实际上就是一种低下加光度的渐进眼镜，这种眼镜实际上就是一款办公室的工作用镜，其下加光一般为 +0.75DS。当然，在现实中，要想达到预防视觉疲劳的目的，到底是使用这种"抗疲劳眼镜"，还是需要更高的下加光度的渐进眼镜，则需要比较有经验的验光师根据屈光检测的情况来确认。

2. 控制过度用眼

孩子的学习负担是最令家长烦心的事：不敢不让学、就怕不学，而随着没完没了的看、写，眼镜的度数年年在涨。应当说，眼睛作为人的视觉器官，从生物进化发展角度看，其本质上是更适用于看远的而不太适宜长时间看近的。当孩子的眼睛没白天没黑天地看近时，自然就属于"用眼过度"的状态，怎样解决这种"用眼过度"呢？这时，眼睛就要去顺应这种情况，这就是人眼的生物生理适应过程，其结果就是眼球变长——成为近视眼。一旦近视，配了远用眼镜后还继续没白天没黑天地看近，眼睛就又进入新一轮的生物生理适应过程，如此循环不已，眼镜的度数年年涨也就成了必然趋势。

那么，上述人眼的生物生理适应过程可不可以被打断呢？我们先分析一下看远和看近时眼的状态，看远是不使用调节的，看近是要使用调节的，假如能使人眼在看近时也不使用调节，这个过程不就打断了吗？而这正是恩师徐广第先生提出并反复强调的"低度凸透镜预防、控制近视"的根本所在，徐广第先生明确告诉大家："若将凸透镜加在原来用于矫正近视镜片的下方，则形成双焦、三焦以及渐进多焦镜，同样应有预防（控制）近视的作用。"他预测渐进眼镜有可能成为预防近视、控制近视的理想用品〔徐广第编著《眼科屈光学（修订版）》〕。

通过对视觉疲劳、过度用眼和调节相互关系的分析，说明：在看近时增加一定量的正镜度就节制了调节力的使用，而且这种节省是有意义的。因此戴用渐进眼镜也是一种有效节省调节力的办法。

四、特殊需求

渐进眼镜是以镜片上部看远、渐进区扫描中距离、近用区看近为目标开发的一种眼用镜片，对具有这样光学性能的镜片，我们都可以将其归类为普通型渐进镜片。在渐进镜片的发展过程中，也曾经开发了一些特殊需求的渐进眼镜，而 Overview 渐进镜片和 Interview 渐进镜片就是其中最典型的两款特殊渐进镜片。

1. Overview 渐进镜片

这是一款应美国宇航员老视眼矫正的要求开发的渐进镜片，我们不妨将这种镜片称为"宇航使者"。其光学区域划分如图 5-13 所示，该镜片 $\phi=75mm$，再生标识点间距为 34mm，渐进带长度为 15mm，这些数据均与宇航使者使用的特定空间相吻合。这款渐进镜片与普通渐进镜片不同的地方就是在镜片的上方增加了一个新的有形子片镜度区，其正镜度采用较完全近用附加镜度（下加光）低 +0.50DS 的值。这样的设置就满足了观看头前上方目标工作的需求。

这种渐进眼镜不但适合宇航员的工作需要，对所有需要从事头部前上方近距识别工作的人都是适用的，如电工、水暖工、古建画师、中医药剂师、图书管理员、超市理货员、仓库保管员等。上加光的数值可以根据具体的工作特点进行设置。

2. Interview 渐进镜片

这是一种在普通渐进镜片基础上改良而成的渐进镜片，仅用于中、近距离的工作环境。有这种要求的一般是在办公室工作的人员，这类人员相当广泛，如公务员、

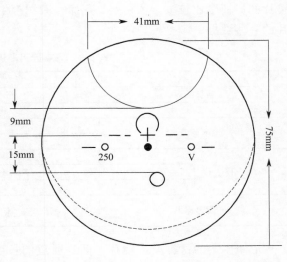

图 5-13 Overview 镜片

财会人员、企事业单位的职员等，这类人员的工作特点是以近距离、中距离工作为主。这类渐进镜片在结构上的特点是：

（1）没有远用区的设置，因此戴用这种镜片不适宜远用，看远只能得到模糊的视像。

（2）镜片屈光力正镜度附加采用恒定的+0.75DS。确切地讲这种镜片由中距离使用的屈光度到近距离增加的正镜度恒为+0.75DS，假设中距离使用的矫正度是-0.50DS，那么实际看近使用的镜度就是+0.25DS。

这种渐进镜片渐进区一般都会比较短，走向会相对趋向垂直，清晰视野的范围与宽度都会比较大。定制这种眼镜，个人的工作半径是要考虑的问题。排除调节力的影响，戴用者注视点需要使用的加光度和最佳中距离视距即中距离应使用镜度如表5-4所列。

表5-4　近用注视距离设定与中、远距离加光度的比较

序号	近距离注视		中、远距离	
	距离/m	加光度/D	使用加光度/D	最佳距离/m
1	0.33	+3.00	+2.25	0.44
2	0.40	+2.50	+1.75	0.57
3	0.50	+2.00	+1.25	0.80
4	0.60	+1.67	+0.92	1.09
5	0.70	+1.42	+0.68	1.47
6	0.80	+1.25	+0.50	2.00
7	0.90	+1.11	+0.36	2.73
8	1.00	+1.00	+0.25	4.00
9	1.10	+0.91	+0.16	6.25
10	1.20	+0.83	+0.08	12.50
11	1.33	+0.75	0.00	∞

表5-4中9~11号方案应当属于中、远距离用镜范畴，4~8号方案基本上属于中距离范畴用渐进眼镜，只有1、2这两个方案是中、近距离使用的渐进眼镜。当然还可以编制出更多的设计方案，但这种需要定制才能实现的矫正方案，费用必然是很高的，目前国内还无人问津，因此目前尚未列入验配镜工作的业务范畴。

但是，关于近用渐进镜片成品、半成品的镜片，目前的销量正处于上升阶段，生产这类镜片的厂商也比较多，依视路、尼康、蔡司都生产这种镜片，表5-5就是尼康生产的这类镜片的一些数据。

表5-5　尼康近用渐进镜片的相关信息

折射率		1.50	1.67
阿贝系数		58	32
密度		1.32	1.35
镜度范围/D		−4.00~+5.00	−8.00~+5.50
		混合散光：≤7.75	
Add/D	+1.00	NSCP-Ⅰ	NSFP-Ⅰ
	+1.50	NSCP-Ⅱ	NSFP-Ⅱ
	+2.00		NSFP-Ⅲ
隐形标识		$\overset{\ominus}{nK}$	$\overset{\ominus}{NC}$

尼康生产的这类渐进镜片，渐进通道的长度均为5mm，其加光度有3种：+1.00DS、+1.50DS、+2.00DS。这种镜片的标记方法与普通渐进镜片不同，普通渐进镜片是以远用

屈光矫正镜度为准标记镜片光度的，而这种镜片则是以近用屈光矫正镜度来标记的。因此，这种镜片的上光区看中和近距离目标应当没有太大问题，但不一定可以用于看远。上光区是否可看远，取决于 Add/A（Add 是下加光度，A 是调节力）的值：

（1）Add/A＞1 时，上光区能远用，近用距离缩短。

（2）Add/A＝1 时，上光区能远用，近用距离使用不能持久。

（3）Add/A＜1 时，上光区不能远用，近用距离增大。

这 3 条可以作为配用这种 Interview 渐进眼镜的参考指标。这也提示我们：配用近用渐进眼镜也是需要满足一定条件的，这些条件不能满足，配了眼镜，也没有办法达到预期效果。

第四节　渐进镜片及像质的识别办法

渐进镜片的命名大多不以镜片的类型做依据，而是以设计者想通过这种镜片达到的预想目标来命名的，这几乎成为一种趋势，新出的镜片常会以"治疗""预防""控制""抗疲劳"的名称问世，应当说这只是经销的策略。到底是不是渐进镜片，最直接的办法就是对镜片进行观察，有经验的人只要把镜片放在眼前看一下中、远距离物体就可以分辨出来，而且可以根据看到的像质对戴用的实际效果做出比较精确的判定。对于没有太多经验的人，可以手执镜片通过观察图 5-14 来判定。

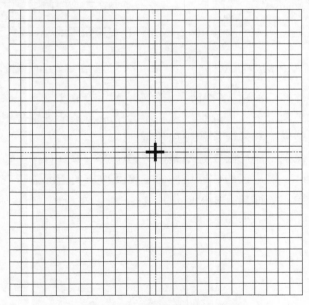

图 5-14　透镜像质的观察用图

图 5-14 的使用方法如图 5-15 所示。镜片的中心点对准观察用图中心的"十字"，对镜片区域进行对比观察。

倘若观察到的视像如图 5-16 的视像变形区，就可以确定镜片就是渐进镜片。倘若看到的变形区在镜片的周边部（图 5-17），这只镜片就不是渐进镜片，不是渐进镜片的镜片自然应属于单光镜片。

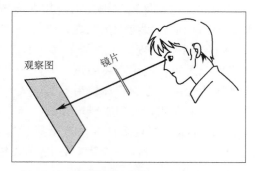

图 5-15　透镜像质观察用图使用的示意图

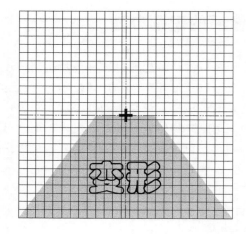

图 5-16　渐进镜片变形区域示意图

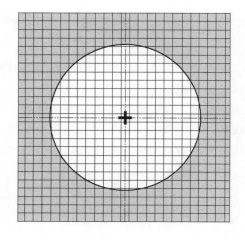

图 5-17　单光镜片变形示意图

　　我们之所以要对标称"治疗""预防""控制"旗号的镜片进行观察，是因为渐进眼镜的配镜加工要比单光镜复杂得多、讲究也更多，不分清是不是渐进镜片很难保证眼镜定制、加工的高质量，这将直接影响渐进眼镜的戴用质量。

　　当然，这种观察识别不应局限在是不是渐进镜片这一单一目标上，使用透镜像质观察图还可以对远用区边缘区、周边区的、近用区的宽度及像质的情况进行观察，这些信息对渐进眼镜的验配、戴用指导方案都具有积极的作用。

第六章

渐进眼镜在临床眼科的应用

渐进镜片的开发的初衷，是给老视眼提供一个远、中、近距离连续的接近于自然的视野，应当说这一目标已经实现。目前渐进眼镜的验配镜的主要服务对象仍旧是老视眼。渐进眼镜到底还有没有其他功用呢？这是一个值得探索的问题，这就好比药物作用有功能和主治一样，渐进镜片的功能就是近用正透镜度的补偿，那么主治是什么呢？首先就是老视眼，其次是正在推进的青少年近视的控制（这方面还有一些有待眼视光界、眼镜行业从业人员明确的问题），渐进镜片还能不能够解决其他问题呢？这些就是本章要探讨的内容。

第一节　渐进眼镜对双眼视功能的矫治作用

一、渐进镜片在双眼视功能异常中的应用基础

1. 双眼视觉

外界物体的影像，分别落在双眼视网膜对应点上（即黄斑部），神经兴奋信号经视神经传入大脑，视觉中枢把来自双眼的视觉信号通过分析、整合形成一个完整的具有立体感的知觉像，眼的这种功能就是双眼视觉功能，简称双眼视，两眼视像经视中枢整合为同一视像的生理现象就叫做双眼单视。

人类双眼视觉的发育开始于出生后四个月，高峰在 1～3 岁，3～4 岁立体视觉接近成人水平，通过反复的视觉锻炼直到 5～6 岁双眼视觉才逐渐发育成熟和完善。

要获得双眼的视觉，需要具备一定的条件，这些条件包括：①双眼的视力在 0.4 以上；②双眼的屈光差异不能过大（目前认为小于 ±2.50DS）；③双眼视网膜结成大体相同的像；④双眼有适当的中心固视；⑤双眼视网膜具有生理对应点；⑥双眼视野宽且有中央重合；⑦双眼运动正常；⑧能进行正常的融像；⑨视神经交叉的视神经纤维交叉为半交叉。

双眼视觉分为三级，即双眼同视、双眼融合和立体视觉。

第一级双眼视觉：双眼同视。这是最为基础的双眼视功能，代表视感觉在时间上的同一性。

第二级双眼视觉：双眼融合。这是以双眼同视为基础，将对应点物象整合为一个完整图像的功能。

第三级双眼视觉：立体视觉。这是最高级的双眼视觉功能，是将整合的完整图像提升到具有三维空间知觉的视觉功能。

2. 双眼视功能

（1）双眼视功能与调节、集合　上面我们极简单地介绍了双眼视觉。那么，双眼视功能指的是什么呢？目前"双眼视功能"有两种含义：①双眼视觉；②支持双眼视觉的眼的功能。这两种含义都是正确的，但眼视光学讲的双眼视功能更侧重于第二种含义。

对双眼视功能的检测、矫正，是以双眼视觉作为基础和基准，通过对支持功能状况的检测来评定双眼视功能，倘若双眼视功能存在异常，就要对其进行矫正干预。这就是视光学对双眼视功能内容的认识。支持双眼视觉的眼的功能主要有两个，一是调节功能，二是集合功能。

调节功能异常和集合功能异常的人，在远视力矫正和近视力矫正中，一般不会影响视力矫正问题，有的人裸眼视力也没有异常，而且在验光中也不容易发现，这是需要引起重视的问题。视力正常（或矫正视力正常）的人却常常有说不清楚的肌体异常的感觉；或者戴镜矫正视力满意，但戴镜后却又出现异常的肌体感受。这些异常的肌体感觉，在医学上因其发生的原因很难与某种疾病直接相关，只是泛泛地和许多疾病相关联，这种情况就被称为非特异性症状。这些症状通常被概括为视觉疲劳，视觉疲劳在眼视光学方面常常与双眼视功能异常、眼肌功能异常、屈光不正有关。

人眼注视不同距离物体，通过睫状肌收缩、舒张来使注视目标成像在视网膜上的这种功能就是眼的调节。调节作用的核心是保证视觉成像的清晰，这是确保良好双眼视觉功能的重要条件。眼睛在不使用调节时能看清楚最远目标的位置就是远点，眼与这一点的距离就称为远点距离；而最大限度使用调节所能看清最近目标的位置就是近点，眼与这一点的距离称为近点距离。

（2）调节功能的度量

① 调节幅度：注视远点与注视近点的屈光力之差就叫做调节幅度，又叫做绝对调节力、最大调节力。

② 调节范围：远点与近点的距离之差就叫做调节范围。

③ 调节灵活度：眼睛运用调节功能的能力。检查方法：使用翻转镜（亦称反转镜、蝴蝶反转镜，俗称反转拍）。检测调节灵活度，应当使用的翻转镜规格：±2.00DS（图 6-1）。检测的正常值：8～12 岁，双眼 5 周/min，单眼不少于 7 周/min；13～30 岁，双眼不少于 8 周/min，单眼不少于 11 周/min；30～40 岁的成年人双眼应不少于 9 周/min。

就调节功能的潜在能力本身来说，眼镜并不能使其得到改善，但是可以在改善屈光、视力的条件下，使这种潜能得到最合理的应用，这就是我们探讨渐进眼镜在调节应用的出发点。

二、渐进镜片在调节功能异常中的应用

调节异常，一般都会引发不同程度的视觉疲劳，这样的话，就常常会导致近距离工作不能持久，既影响工作效率，又影响生活质量。为解决这一问题，消除症状，往往需要给予适当的正透镜度补偿。正透镜度补偿方法有三种：①单焦阅读眼镜；②复焦眼镜（双焦、三焦）；③渐进眼镜。三种补偿方法比较，从戴用方便程度讲，渐进眼镜的优势在于可免于频

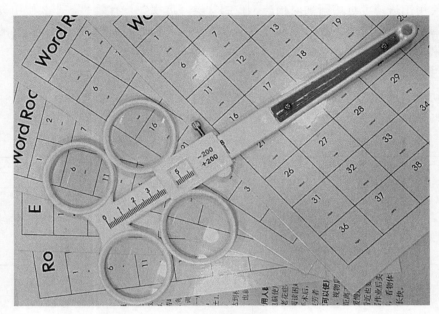

图 6-1 翻转镜

繁摘戴；从视野方面看，渐进眼镜的优势在于远、中、近视野的连贯；渐进眼镜唯一欠缺就是近用视野宽度有限，这是在渐进眼镜验配中一定要注意的。调节功能异常包括以下两类。

1. 调节过度

调节过度又叫做调节亢进，也叫调节痉挛，大多是近距离工作时间过久所引起。这是一种由过度使用调节引起的睫状肌非自主、强直性运动现象。

（1）调节过度的症状　眼部不适、头晕头痛、恶心、畏光、复视、间歇性视力模糊，并均有大视症。

（2）调节过度的体征　远点距离、近点距离均缩小、瞳孔缩小，常合并内隐斜，检影验光时中和点不稳定。

（3）屈光处置

① 一般处理：准确矫正屈光不正；减少近距离用眼时间；适当增大近距工作的距离。

② 试用正镜度附加：对于迁延性调节过度者，应当尝试使用近用附加正透镜度，使用正透镜度附加有三种方案（表 6-1）。

表 6-1　调节过度屈光处置方案一览表

具体情况	一般处置	应用正透镜度附加	戴用眼镜建议
初发、偶发	克服过近距用眼习惯 增大近距工作视距	临时使用正透镜度附加以应急需	以使用单光眼镜为宜
经常发生		以长期使用正透镜度附加为宜	就视觉全方位优势，可考虑 使用渐进眼镜
持续发生			

据报道，使用正透镜度近用附加有使调节过度缓解的作用。调节过度最典型的例子就是调节张力性近视（即长时间看近后出现的短暂性视远模糊状态），使用近用附加可以预防这种"假性"近视的发生。在近视眼预防、控制的研究时，在应用正透镜度近用附加的对比观察中得出的结果：使用正透镜度近用附加者，近视程度增长低于不使用者。应当说，这都是使用正透镜度近用附加很鲜活的例子。

既然使用正透镜度近用附加对预防、控制这类"近视"是有效的，那么使用具有近用附加正经度的渐进眼镜也应当是有效的。目前，不少眼镜行业的同仁的这种尝试也的确取得了积极的效果。

2. 调节不足

调节功能不足表现为三种形式：调节麻痹、调节疲劳、调节功能不全。这三种形式的表现，除近点远移、近点距离增大是共同的，还是有差异的（表6-2）。

表 6-2　不同类型调节不足表现的比较表

种类	调节麻痹	调节疲劳	调节功能不全
近点	远移,向远点靠拢	同调节麻痹	同调节麻痹
对视力的影响	正视眼：影响近视力 近视眼：眩目 远视眼：远、近视力均受影响,常合并小视症、眼肌功能可受累	看近不能保持良好的视力,间歇性视物模糊(细节难辨)。 包括：高度屈光不正,以视力降低为主；低度屈光不正,视力疲劳为主	近视力明显降低。可使隐性斜视变为显性斜视,立体视功能丧失。 常合并集合功能不稳定,非特异是疲劳症状
瞳孔	放大；对光反应存在,近反射消失	近反射迟缓	近反射迟缓
缓解方式	去除病因	停止近距工作,增大视近距离	停止近距工作 因高空(300m以上)而发,吸氧可缓解
近用正镜附加的意义	临时对症疗法	矫正手段	非因高空所致者：对症(或矫正)手段

调节不足，对于屈光矫正来说就是给予近用正透镜度附加。那么，给多少合适呢？我们以调节疲劳为例来看一下近用正透镜度附加值的确定。

调节疲劳什么时候发生呢？就是在调节力全部被动用的时候，或者是调节力不能保有 1/3 调节储备的情况下。前者，症状会瞬间出现，无法从事近距离工作；后者，症状会延迟出现，表现为视近不能持久。

例1：张□□，30岁，正视眼，日常的近距工作距离为 0.25m。

此人正常调节幅度可用下式求出：

$$D_{\min}(最小调节幅度)=15-0.25\times A(年龄)$$

按公式计算，可知张□□$D_{\min}$为 7.5D，其相应的近点距离为 0.13m。其工作要求的距离为 0.25m，只需使用 4D 的调节力，其调节储备为 3.5D（调节储备为总调节力的 46.7%），远大于 1/3 的基本生理要求。因此，张□□在从事 0.25m 视距的工作时，不会出现视觉疲劳问题。

例2：李□□，40岁，正视眼，日常的近距工作距离为 0.25m。

按公式计算，可知李□□$D_{\min}$为 5.0D，其相应的近点距离为 0.20m。其工作要求的距离为 0.25m，需使用 4D 的调节力，其调节储备为 1.0D（调节储备为总调节力的 20.0%），小于 1/3 的基本生理要求。因此，与张□□从事同样的 0.25m 视距工作时，则将会出现视觉疲劳问题。

例3：王□□，45岁，正视眼，日常的近距工作距离为 0.25m。

按公式计算，可知李□□$D_{\min}$为 3.75D，其相应的近点距离为 0.267m。其工作要求的距离为 0.25m，使用最大的调节力 3.75D 也只能看到 0.267m，根本无法从事视距为 0.25m 的工作。

根据以上 3 个例子，可以看出调节储备状况与近距离工作还是非常密切的。当调节力不足时，要想从事相应的工作，就需要使用近用附加正透镜度（即 Add），求近用附加正透镜度的公式可以概括为

$$\text{Add} = P - K \cdot A$$

式中，P 为注视近点的屈光力，为 p（近点距离）的倒数；K 为设定的使用调节力程度（一般设定为 2/3 或 1/2，视具体情况而定）；A 为调节幅度。

可以将上面的公式改写为

$$\text{Add} = (1/p) - (2/3)A，\text{或 Add} = (1/p) - (1/2)A$$

上列前一公式设定的调节储备比例为 1/3，后一公式设定的调节储备比例为 1/2。最常使用的是前一个公式，但后一个公式确认的 Add 在视近工作中则更为舒适（但中距离视像会略差一些）。

根据上述两式，计算出的不同距离的所需 Add 值如表 6-3。

表 6-3　近点距离 0.25m，不同视距的近用附加值

K	P/m	0.1	0.15	0.2	0.25	0.30	0.35	0.40	0.45	0.50
	2/3A	+7.33	+4.00	+2.33	+1.33	+0.66	+0.19			
	1/2A	+8.00	+4.67	+3.00	+2.00	+1.33	+0.86	+0.50	+0.22	0

表 6-3 中显示的是正视眼在 $p = 0.25$m 时的情况，当视距 $\geqslant 0.40$m 时，Add 无实际意义。

以上介绍的是 Add 值计算的方法，下面通过实例来看这种计算方法的应用。

例 4：刘□□，65 岁，日常的近距工作距离为 0.40m。

$$\text{Add} = (1/0.4) - (2/3)0 = +2.50\text{D}$$

刘□□，从事常规台式电脑作业，使用 +2.50D 下加光度即可。倘若工作距离为 0.33m，则需使用 +3.00D 下加光度。倘若工作距离为 0.37m，则需使用 +2.70D 下加光度（镜度中没有 +2.70D 这样的镜度，只能选用 +2.75D 作为下加光）。

对任何形式的调节不足，最实际的屈光学处置办法就是：给予近用正透镜度的补偿。渐进镜片的渐进正透镜度递增模式不但恰好满足了不同视距对附加正透镜度的要求，而且这种模式与人眼生理调节方式是一致的。调节不足者通过渐进眼镜中央视区所获得矫正视觉与生理视觉基本一致，因此更有利于光信息的准确获取。

三、渐进镜片在集合功能异常中的应用

集合，又称为辐辏，是指双眼同时注视的目标发生视距变化时，双眼所进行的水平协同异向转动的功能。也就是说，不管是会聚作用，还是散开作用，都是集合功能不可或缺的部分。集合的发生是在内直肌与外直肌的协同作用下完成的。集合反射消失，见于动眼神经功能损害、睫状肌和双眼内直肌麻痹。

集合功能异常可以分成两类：集合异常、散开异常。

1. 集合异常

（1）集合异常的特点　看远时，眼位正常；看近时，眼位异常。

（2）具体表现

①看远时，眼位正常；看近时，眼呈现外斜状态，叫做集合不足。②看远时，眼位正

常；看近时，眼呈现内斜状态，叫做集合过度。

2. 散开异常

（1）散开异常的特点　看近时，眼位正常；看远时，眼位异常。

（2）具体表现

①看近时，眼位正常；看远时，眼呈现外斜状态，叫做散开过度。②看近时，眼位正常；看远时，眼呈现内斜状态，叫做散开不足。

3. 临床处置

（1）集合功能异常的比较意义　从视光学比较意义讲，集合功能异常可以分为以下两种。

第一种，看近时的集合能力大于看远时的集合能力，即看远时的散开能力大于看近时的散开能力。我们将这种异常称为比较性集合过度。

第二种，看近时的集合能力小于看远时的集合能力，即看远时的散开能力小于看近时的散开能力。我们将这种异常称为比较性散开不足。

（2）临床处置办法　集合功能异常虽然有眼位异常的问题，但呈现的只是看远（或是看近）时眼位的异常，这种眼位异常的处置同显性眼位异常是不同的。显性眼位异常大多需要通过手术予以解决，而对这种与视距相关的眼位异常的处置一般会采取以下办法。

① 正眼位训练法　比较性散开不足，经过眼肌功能强化锻炼，可使集合功能得到恢复，一般都可以获得满意的效果。可以使用同视机、生理复视法、徐广第双眼合像法等方法进行训练。

但是，比较性集合过度通过正眼位训练法，效果往往不能令人满意。

② 三棱镜矫正法　这种方法，应在正位训练法训练无效时使用。

比较性集合过度，可以直接使用三棱镜矫正法。使用前，一定要进行屈光检测，只有在接受准确的屈光矫正透镜度的基础上，才可以应用基底向外的三棱镜对比较性集合过度进行眼位矫正。

比较性散开不足，则需使用基底向内的三棱镜予以矫正。

应用三棱镜矫正法，既可以选择普通的三棱镜，也可以选择定制加入三棱镜的渐进镜片，从视觉生理而言，加入三棱镜的渐进眼镜应当更接近正常的视觉习惯。目前，渐进镜片厂商在单只镜片可以加入 $6^\triangle$ 三棱镜度，两只镜片综合三棱镜度可以达到 $12^\triangle$ 三棱镜度，应当说这对比较性集合过度的矫正性治疗已经足够用了。

③ 正透镜度补偿法　这种方法，特别适合解决集合过度。一般而言，集合过度者非特异症状相对比较多，但多以阅读后短时间眼部不适、头痛、近距离工作精神难以集中为主，也常常会出现近距离工作暂时性视力模糊、复视等症状。通过隐斜视检查会发现，近距离注视时有内斜倾向，AC/A 明显偏高（通常 $> 6^\triangle$）。

集合过度的矫正原则：在完全矫正屈光不正的基础上，给予适当的近用正透镜度附加。这里需要注意一个问题，近用正透镜度附加在屈光不正得不到矫正的情况下，可以使隐斜视人为转变为显性斜视。

在屈光不正得到矫正的情况下给予适当的低度的正透镜度近用附加，可以大幅度改善集合功能，使集合过度引发的症状得到明显的缓解。而渐进镜片的光学结构恰好与集合过度只需要近附加正透镜度的需求完全相符，应当说，使用渐进眼镜是矫正集合过度眼位异常最符合人眼生理的选择。

第二节 渐进眼镜在白内障矫治中的应用

白内障是一种多发性眼病，老年性白内障多发生于 50 岁以上的人，但也可在 45 岁左右发生。老年性白内障从初起到完全成熟，时间长短不一，一般为 2～5 年，少则数月，长者可达十数年，也可以在某一个阶段处于静止状态。据统计资料显示，近年来，老年性白内障的发生有上升的趋势，50～60 岁老年性白内障的发病率约为 60％～70％，70 岁以上的达 80％，80 岁以上的几乎达 100％。在美国，每年至少有 40 万以上的病人因白内障而接受手术。

白内障可以分为先天性和后天性两种。最多见的白内障为老年性白内障，其次为先天性白内障，成年期的后天性白内障也时有发生。什么是白内障呢？简单说，晶状体混浊就叫做白内障。

先天性白内障多为遗传性疾病，一般在出生前后已经发生，少数会在出生后逐渐形成。先天性白内障可以分为两类：内生性白内障和外生性白内障。内生性白内障与胎儿发育障碍有关，外生性白内障是母体或胎儿的全身病变对晶状体造成损害所致。

白内障一般按病因，发生年龄、速度，晶体混浊程度和部位进行分类。

（1）根据病因 外伤性、老年性、并发性、药物、中毒性等；

（2）根据发生年龄 先天性、婴儿性、青年性、成年性、老年性；

（3）根据晶体混浊程度 未成熟期、膨胀期、成熟期、过熟期；

（4）根据发展速度 静止性、进行性；

（5）根据混浊部位 核性、皮质性、囊下等（图 6-2）；

（6）根据混浊的形态 板层状、冠状、点状及其他形态。

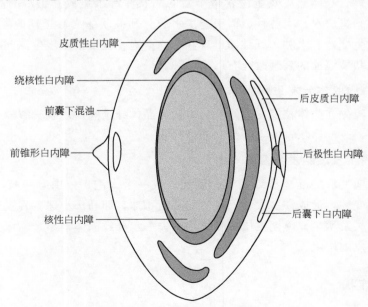

图 6-2 根据混浊部位的白内障分型

（摘自杨钧主编《眼科学彩色图谱》）

不论晶体混浊的部位、程度如何以及是否影响视力，均可称之为白内障。但在流行病学调查中，也有将视力下降至 0.7 以下的晶体混浊才归入白内障的。一般认为白内障是一种代谢性疾病，是由于晶状体本身没有血液供应，仅依赖于房水及玻璃体渗透，同时由于人类老化过程中，人体的营养、消化吸收功能与机体的代谢机能均逐渐减退，从而导致晶状体营养不佳，引起晶状体组织变性所致。当然，有关老年性白内障的发病机制目前仍未完全弄清，因而也有不少人认为是由于晶状体纤维硬化和脱水造成的。

一、发病原因

初步的调查研究认为，老年性白内障发生与下列因素有关。

1. 紫外线

多年来，人们已注意到，阳光（紫外线）参与人类白内障的形成。

2. 外界温度

国外学者对在高温下工作的 60 岁以上的工人进行调查发现，白内障的发生率明显增高。

3. 环境缺氧

当环境缺氧，机体得不到充分的氧供给时，会影响机体代谢。

4. 营养因素

通过动物观察发现，某些维生素和微量元素缺乏，与白内障形成有关。如果能针对病因采取防护措施，老年性白内障是有可能预防的。

二、病理改变

晶体由晶体囊、晶体上皮及蛋白含量丰富的晶状体纤维组成。正常的晶状体透明无血管。其营养主要来自房水。当各种原因引起房水成分和晶状体囊渗透性改变及代谢紊乱时，晶体蛋白就会发生变性、水肿，纤维间出现髓裂、空泡，上皮细胞增生。此时晶体由透明变为混浊。引起晶状体混浊的病理改变有以下 2 种。

1. 晶体纤维吸收水分发生膨胀

老年性白内障先在晶体核及皮质间开始。初为晶体纤维间出现狭长裂隙及空泡，继之晶体纤维本身肿胀，改变体积，发生的混浊如细沙状。

2. 晶体囊膜上皮细胞发生变性

由上皮细胞演变成的晶体纤维高度肿胀而变成一个大泡，内中有一核，此称为泡状细胞。这种纤维的变性，形成许多大小不等的髓磷脂小球，即马氏小球。囊膜上皮细胞失去正常排列，部分消失及增生，晚期皮质内变性物质失去水分致晶体缩小。临床上见囊膜上白斑即为部分囊膜上皮的增生。

三、主要症状

白内障症状一般多表现为双侧性，但两眼发病可有先后。白内障的主要症状是视力减退，视物模糊。最突出的表现是：视力进行性减退。症状轻重与晶状体浑浊程度和部位有关。由于白内障部位及程度的不同，其对视力的影响也不同，可有多视，单眼复视，近视度增加，甚至会有视物变形等症状。若白内障长在晶状体的周边部，对视力的影响则较小，若位于晶状体的中央，轻者视力减退，严重的白内障可致盲。重症者最后只能有极低的视觉分辨力（手动或光感）。白内障还可能会有畏光、视物较暗或呈黄色。一般情况下白内障眼无红痛症状。

白内障症状在临床上分为皮质性白内障、核性白内障和囊下白内障三种类型。三种白内障症状分别表现如下。

1. 皮质性白内障症状（cortical cataract）

以晶体皮质灰白色混浊为主要特征，其发展过程可分为四期：初发期、未成熟期、成熟期、过熟期。皮质性白内障的临床症状在各个不同分期中的表现如下。

（1）初发期　混浊首先出现在晶体周边部，皮质，呈楔形，其尖端指向中心，散瞳后可见到眼底红反光中有黑色楔形暗影，瞳孔区仍透明。视力无明显下降，或仅表现为视近的雾状感觉。

（2）未成熟期或称膨胀期　混浊的皮质吸收水分肿胀，混浊加重并向周围扩展，体积渐增大，虹膜被推向前方，前房变浅，有并发青光眼的可能。在未成熟期晶体前囊下皮质尚未完全混浊，用斜照法检查时，可在光源同侧瞳孔区看到新月形投影，这是此期的特征。此期患者有明显视力下降、近视度增大、视物变形的症状。

（3）成熟期　混浊扩展到整个晶体，皮质水肿减退，晶体呈灰白色或乳白色。视力降至眼前指数或手动以下，此时晶体囊腔内的张力降低，晶体囊与皮质易分离，是白内障手术最理想的时期。

（4）过熟期　成熟期白内障经过数年后，皮质纤维分解变成乳汁状，晶体核下沉，晶体体积缩小，对虹膜的支持力减弱，可见虹膜震颤现象，乳化状的晶体皮质进入前房，可刺激产生晶体源性葡萄膜炎；若皮质被巨噬细胞吞噬，堵塞房角可形成晶体溶解性青光眼。

2. 核性白内障症状（nuclear cataract）

晶体混浊多从胚胎核开始，逐渐扩展至成人核，早期呈黄色，随着混浊加重，色泽渐加深（如深黄色、深棕黄色）。核的密度增大，屈光指数增加，病人常诉说老视减轻或近视增加。早期周边部皮质仍为透明，在黑暗处瞳孔散大时，视力增进；而在强光下瞳孔缩小时，视力反而减退。故一般不等待皮质完全混浊就应当实施手术治疗。

3. 囊下白内障症状（posterior subcapsular cataract）

因混浊位于视轴区，早期即影响视力。

四、老年性白内障预防

老年性白内障的病因目前还不十分明确，如何预防白内障仍处于不断探索中，现在一般认为有以下两个方面的工作值得尝试。

1. 预防措施

保健专家长期研究和临床实践，总结了对预防、控制老年性白内障发生与发展比较有效的 4 个方法（表 6-4）。

渐进眼镜的验配与屈光矫正

表 6-4　预防、控制白内障的 4 个方法

序号	措施	作用	预防原理
1	深色眼镜	减少紫外线照射量	减慢晶状体变性过程
2	防止脱水	及时补充水分,满足代谢	减少异常化学物质对晶状体的损坏
3	摄入足够的维生素 C	补充代谢机能衰退的需求	减弱光化学作用对晶状体的损害
4	适当服用阿司匹林	减慢色氨酸及代谢产物与晶状体结合	延缓晶状体的变性过程

2. 饮食建议

预防老年性白内障,平时应在饮食方面注意 6 点(表 6-5)。

表 6-5　预防白内障饮食方面的 6 点注意事项

序号	建议多吃的食物	有效成分的作用	作用效果
1	含叶红素①	具有抗氧化作用	能使晶体保持透明状态
2	含维生素 C②	有防止白内障形成的作用	推迟、延缓白内障的进程
3	含维生素 E③	有抑制晶状体内的过氧化脂反应	维持晶状体的透明特性
4	富含硒④	缺硒能诱发晶体混浊	可减缓晶状体混浊的进程
5	富含锌⑤	白内障发病率与血清锌水平较低有关	提高血清锌水平
6	多饮茶水	鞣酸可以阻断体内自由基的氧化反应	降低发生率

① 含叶红素丰富食物:如菠菜、胡萝卜、辣椒等。

② 富含维生素 C:如番茄、菠菜、洋葱、大白菜、四季豆、草莓、橘、柚、橙等。

③ 维生素 E:蔬菜、葵花籽油、花生油、谷类、豆类、深绿色植物、肝、蛋和乳制品。

④ 富含硒的食物:如鱼、虾、乳类、动物肝脏、肉类、坚果类等。

⑤ 在动物性食物中,以牡蛎、鱼、瘦肉、动物内脏、蛋类中含锌量高。植物性食物中,粗粮、海藻类、坚果、豆类、大白菜、萝卜、茄子中含锌较多。

五、老年性白内障的治疗

老年性白内障的治疗,在初发期和未成熟期,以非手术疗法治疗为主,可以起到一定的抑制或延缓病情发展的作用。但是,当前非手术疗法中仍没有特效与根治的方法。

1. 药物治疗

老年人白内障的治疗,可以应用白内停、障眼明等药物。一般可选用下列几种眼药水点眼:法可灵、消障灵、卡他灵、1％碘化钾溶液、2％谷胱甘肽溶液等。此外,口服仙诺林特、腮腺素以及大量服用维生素 C(100mg,每日 3 次)等都可能有一定的作用。中医则主张服用磁珠丸、明目地黄丸、六味地黄丸、石斛夜光丸等。

对于白内障,当前更重要的工作还是预防,老年人尽量减少灯光下近距离工作及阅读的时间,适当补充一些维生素 B1、B2、C、E。有条件的可服谷胱甘肽。药物治疗通常都不会有明显的疗效。许多号称可"溶解""消除"白内障的眼药水,但其实际效果并不确定。

2. 手术治疗

对于成熟期和过熟期的白内障,最好采用手术疗法,将晶状体摘除。混浊的晶状体摘除后,如能佩戴眼镜,则可明显改进视力。

彻底治疗方法是做白内障囊外的摘除及人工晶体(IOL,下同)植入术。还可选择超声乳化及 IOL 植入术。随着医学的进步,眼科手术已进入显微手术的时代。IOL 的发展,更使白内障手术后视力矫正臻于完美。手术时间约半小时至一小时。手术过程是将混浊的晶状体摘除,并置入 IOL。大多使用局部麻醉,病人几乎没有痛苦。

通常验光师最常被问及的与手术有关的问题有以下 5 个。

问题 1. 什么时候才是白内障手术的适宜时机？

答：依个人的生活需要而定，视力障碍影响到日常工作与生活时，就可以手术了。

问题 2. 手术后应注意什么？

手术后 1～2 个月内应避免繁重劳动和剧烈运动，并将刺激性食物和烟酒列为禁忌。手术后早期应每周复诊一次。如果有红肿、疼痛、视力减退等现象，应马上到医院诊治。一般手术后 2～4 周，视力即可趋于稳定。

问题 3. 白内障手术后还会再生吗？

白内障手术一般会保留原来的晶状体后囊，以便植入 IOL。晶状体后囊几个月或几年后可能再度变厚而使视物模糊，这叫做"后发性白内障"。此时患者可来医院做激光治疗，将后囊破坏后即可恢复视力，不需再次住院。

问题 4. 白内障手术有年龄限制吗？

白内障受术者的最大年龄，在医学上没有统一的限定。只要身体素质良好，血压、心脏情况稳定，大多都承受手术。目前我国白内障手术最高年龄为 103 岁。

问题 5. 哪些老年性白内障手术后适合安装 IOL？

老年性白内障只要没有合并症（如玻璃体混浊、视网膜脱离、陈旧性虹睫炎、虹膜后粘连和增殖期糖尿病视网膜病变），没有严重的青光眼及青光眼性视神经萎缩，没有严重的心肺功能衰竭，均可安放 IOL。

六、白内障的屈光矫正问题

既然白内障最好的治疗方法是手术，是不是非手术疗法就可以束之高阁了呢？这样的认识是不正确的。首先，在人们传统的思维中，不到万不得已的情况下还是不愿挨这一刀的；其次，只要患者采取相应的预防保健措施，还是有可能使病情控制在比较稳定的状态。正是基于这两种原因，应当说非手术疗法在白内障的预防与治疗中是不可忽视的，还有必要得到加强。在此，笔者仅就屈光检测与矫正，特别是渐进眼镜的应用进行必要的介绍。

1. 白内障屈光矫正的基本问题

白内障患者以老年人最为常见，但其发生却分布于人的各个年龄段，下面就以老年性白内障为主介绍白内障存在的屈光问题。所有的白内障患者都存在屈光问题是一个不争的事实。老年性白内障存在老视问题，而先天性白内障也必然存在发育尚未成熟的屈光问题。白内障膨胀期又必然存在近视屈光矫正镜度的增大问题。

接受手术的患者，大多会出现与调节功能相关的问题：不管安装不安装 IOL，都将会遇到调节功能的问题。白内障手术本身还存在一个角膜残存散光的问题。

尽管当前有多焦点人工晶体，但因技术尚未完全成熟，应用效果往往不够理想。IOL 植入也会发生一定的问题。与屈光异常有关的主要的并发症包括 IOL 偏心、瞳孔夹持、IOL 脱位和预测误差等。

不管采取什么样的白内障手术，术后都会存在去调节问题。解决与调节有关的问题就成为术后屈光矫正的一个中心课题。

2. 屈光检测问题

在对白内障患者进行屈光检测时，一定要注意以下几个问题。

（1）视力障碍　根据年龄因素和主诉的症状特征：渐进性视力减退，做出白内障的诊断对于验光师不应当是一件难事。重要的是要判定实施非手术疗法（包括屈光矫正）的可行性。倘若矫正视力可以达到 0.6～0.8，非手术疗法对提高视力就是可行的；假如矫正视力仅有 0.5 而且对镜度增减反应不敏感，就应当建议通过手术方法进行治疗。

（2）对比视力　实施对比视力的检测，应当是对白内障患者进行屈光检测的一项常规检测。对于晶状体中央区被侵及者，都能检测出对比视力的反常现象：暗光下的视力较好，而明亮环境下的视力反而较差。

（3）远用屈光　验光师必须正视这样一个问题：验光检查室的亮度较低。这就有可能导致，在验光室中检测的屈光矫正镜度在行走试戴中感觉有点差强人意。这是在明亮环境下浑浊的晶状体存在大量散射光干扰的必然结果。对于初期皮质性白内障还会呈现近用屈光矫正效果不如远用屈光矫正效果的现象，这是视近时晶状体增厚、横径明显缩小后浑浊区向瞳孔区集中的必然结果。

（4）近用屈光　在近用屈光检测中有可能会发现单眼视近或交替视力的问题，这大多是由于双眼屈光参差的存在而发生的。发生这种视近情况的原因是：单眼白内障手术后（未植入人工晶体，或植入适合远距离视觉需求的人工晶体），还可能会发生裸视情况下的单眼视近异常现象，也可能会出现裸视条件下的交替视力。

3. 白内障早期的屈光矫正问题

白内障早期的患者主动就医的很少，大多是在常规的体检中被发现。在视力没有达到严重障碍时，白内障患者大多会采取姑息的办法予以对待，这种做法是不正确的。白内障早期不采取相应的预防控制措施，患者在长期渐进的视力减退过程中，视网膜因长期得不到良好的适宜光刺激，就有可能使视觉反应能力下降而丧失最佳的矫正视力。这是部分患者矫正视力不能达到理想矫正程度一个潜在原因。只要白内障患者存在屈光不正，即便是初发期也应当戴用合理的屈光矫正眼镜，这将为保持比较良好的视觉反应能力奠定一个最基本的基础。

4. 白内障术后的散光问题

白内障手术后经常会出现各类散光（如单纯近视散光、单纯远视散光等），这种散光一般被称为残存散光（或残余散光），大多是手术切口所致，散光的程度与切口的位置、形态、大小和缝合方式、跨度、松紧及手术无创的程度有关。对这种散光的基本处置方法可以概括为 4 个方面：① 残存散光低于 3.00DC 的情况下，可以通过戴用眼镜获得比较良好的视力；② ≥2.50DC 散光，可以考虑 6～8 周后，通过适当拆除缝线的办法予以解决；③ 不规则散光可以考虑适应隐形眼镜予以矫正，最好是戴用硬性隐形眼镜；④ 倘若残存散光比较大，常规方法矫正无效时，只能考虑通过角膜屈光手术的办法进行尝试性矫治。

5. 人工晶体植入引起的屈光问题

（1）IOL 偏心　一般发生在术后 6 个月之内，主要病理改变是 IOL 的光学中心偏离视轴。其主要的改变为散光、隐斜等，这些改变都可能会对视力产生一定的影响。倘若 IOL 的光学中心偏位有限，则对视力影响不大，一般无需处置。假如偏位是由术中玻璃体脱出、术后前房纤维增生或玻璃体过多地嵌顿在切口内，从而导致 IOL 接近或触及角膜时，都须通过切除玻璃体等方法使之复位。

（2）瞳孔夹持　指 IOL 的光学部分向前移位嵌顿于瞳孔区的改变。可见瞳孔变形，视物变形，会检测到明显的散光性屈光不正。一旦出现瞳孔夹持，应当让患者仰卧，即刻散瞳；待 IOL 光学部分回到瞳孔后面，立即进行缩瞳就可以解除这种现象。有时则需要对 IOL 所在部位的巩膜予以轻轻按摩，以促使其复位。

（3）IOL 脱位　这种情况发生在术中至术后 14 年，多发生于术后几周之内。迟发脱位一般均由眼外伤及剧烈碰撞引起。其主要的改变为复视、视力明显下降等。IOL 的半脱位就可以在瞳孔区看到"落日"现象（瞳孔中 IOL 的边缘）。看到在瞳孔区的 IOL 有随头摆动的现象，说明 IOL 固定不良或大小不当。发生较早的 IOL 脱位，可尝试用高渗透性脱水剂和散瞳剂，通过调整体位促进复位，复位后即刻应用缩瞳剂。需及时实施手术复位的情况包括：采用前述方法无效；严重脱位导致单眼复视、视力明显下降、持久性葡萄膜炎并发症等。

（4）屈光误差　主要反映在术后实际效果与术前预测存在较大的误差。造成这种问题的原因主要是术前计算出了错误或人工晶体选择出了偏差。对于这种情况一般主张通过配镜来弥补。经过观察，倘若高度屈光不正确实给被测者的生活与工作带来了极大的不良影响，就可以考虑对 IOL 予以更换或摘除（但一定要慎重）。

6. 各种白内障手术的比较

白内障手术后，在屈光方面存在的最大问题就是去调节问题。对白内障手术治疗，过去多采用囊内摘除术，当前国内白内障的主导手术为白内障囊外摘除术，比较先进的白内障手术形式是乳化白内障吸除术（又分为超声乳化白内障吸除术、激光乳化白内障吸除术），这几种手术基本情况的简单对比如表 6-6 所示。

表 6-6　各种白内障手术基本状况对照一览表

比较项目	白内障囊内摘除术	白内障囊外摘除术	超声乳化白内障吸除术	激光乳化白内障吸除术
设备要求	较低	较高	较高	昂贵
手术特点	操作简单	保留后囊膜	切口小	切口更小
技术要求	直视、较低	显微镜、较高	较高	较高
术后优点	瞳孔区透明	结构破坏减少	愈合快，视力恢复快	为 IOL 植入创造了条件
潜在问题	切口较大	易复发		耗时较长
并发症	发生率较高	发生率较低	发生率低	发生率低
应用情况	极少使用	还有应用	当前的主导手术方式	正在迅速发展

七、白内障术后的渐进眼镜的应用探索

不管采取什么形式的手术方案，不管是不是植入人工晶体，白内障患者在术后都将面临"去调节"这样一个问题。但是，在这个问题上，手术者的自我感觉会因是否植入人工晶体、植入人工晶体的类型和眼睛原来屈光状态的不同而有一定的差异（表 6-7）。

表 6-7　白内障术后视觉状况和自我感觉对照一览表

视觉		不植入人工晶体			植入人工晶体					
					远用型			近用型		
		近视眼	正视眼	远视眼	近视眼	正视眼	远视眼	近视眼	正视眼	远视眼
远距离	视力状况	模糊	模糊	模糊	模糊	清晰	清晰	模糊	模糊	模糊
	自我感觉	有变化	变化大	加重	变化大	满意	满意	不满意	变化大	不满意
近距离	视力状况	模糊	模糊	模糊	模糊	模糊	模糊	清晰	清晰	清晰
	自我感觉	不如前	变化大	加重	变化大	有变化	有变化	满意	满意	满意

说明：表中近视眼、远视眼均以轻度近视眼、远视眼和中度近视眼、远视眼为参照。

白内障患者术后需要解决的屈光问题就是"去调节"问题。尽管当前人工晶体中有双焦点人工晶体和多焦点人工晶体，但这两种人工晶体都有各自的缺点。双焦点人工晶体最佳的使用条件是在瞳孔 2mm 时，否则就会影响阅读的清晰度，而且人的瞳孔是动态的，很难长时间保持在 2mm 这样恒定的状态。多焦点人工晶体问题更多：成像对比度比单焦点人工晶体低 50%；存在色混淆现象；易发生粘连；还会干扰对眼底的检查。

正是存在以上这些客观情况，即便是手术医生也更倾向于使用单焦点人工晶体。可以确定白内障术后存在无调节可用的情况是无疑的。在无调节的情况下，正视眼只能看远而看不了近，近视眼则只能看近而看不了远，而远视眼则是既看不了远更看不了近。这些情况都无法满足现实的生活与工作的需求。

那么，有没有办法帮助"去调节"的白内障术后患者找到替代调节办法呢？应当说，渐进镜片就是当前能够起到这种作用的眼用透镜。在此，笔者曾在太德明眼镜店接待过单眼白内障乳化摘除并植入人工晶体的患者，并通过应用渐进镜片成功解决了这些患者的"去调节"问题。

1. 典型案例介绍

在此，谨以一例近视眼接受单眼白内障手术并植入人工晶体后的视觉变化，来说明白内障手术后的视觉问题。案例如下：

姓名：□□□，男，28 岁。

主诉：眼镜戴用不合适，左眼看近模糊。

病史：曾因患左眼白内障，到□□□□眼科中心进行检查。大夫建议手术治疗，并告知多焦点人工晶体技术尚不过关，建议使用单焦点人工晶体的植入。被测者从事 IT 工作，需长时间在电脑前进行工作，并特意请求对这一方面予以关照。大夫告知被测者：将以近用工作为基准计算人工晶体的屈光镜度规格。被测者随后接受了白内障手术并植入单光人工晶体，手术后 6 个月有余。因戴用原镜从事电脑工作不能持久，感觉两只眼睛较劲、很不舒服，来店咨询并寻求解决的办法。

戴镜史：近期曾在北京的几家配镜中心和眼镜店进行验光配镜，眼镜配了几副，但均未得到良好的解决办法。

原戴眼镜检测：

（1）金属半框眼镜架，镜片为偏振光近视镜片。

（2）光学中心距为 63mm。

（3）眼镜的屈光矫正镜度如下：

R：－6.75DS（矫正视力：1.0）

L：－5.50DS（矫正视力：0.3）

经过规范程序的屈光检测，被测者的远用屈光矫正镜度应为

R：－6.75DS　　　　　　　　（矫正视力：1.0）

L：－7.00DS－1.00DC×180°（矫正视力：1.0^{-}）

再以上述镜度为基础，进行了左眼近用屈光矫正镜度的检测，检测结果为

L：－5.00DS－1.00DC×180°

在左眼使用－5.00DS－1.00DC×180°、右眼使用－6.75DS 的情况下，被测者可以获得满意的视近效果。这样，被测者术后的屈光矫正情况可以概括为表 6-8。

表 6-8 该案例屈光矫正视觉反应一览表

眼别	屈光矫正镜度	裸眼视觉		矫正视觉	
		视远	视近	视远	视近
右眼	−6.75DS	模糊	√	1.0	√
左眼_{受术眼}	−7.00DS−1.00DC×180°	模糊	模糊	1.0⁻	Add:+2.00DS,√

下面就来对这一案例进行分析。

被测者原戴眼镜左眼镜片的−5.50DS镜度是怎么来的呢？显然是用等效球镜的转换方法，将−5.00DS−1.00DC×180°中的−1.00DC×180°转换成了−0.50DS。这就是被测者使用−5.50DS镜度的来源。尽管这样处置不能算原则错误，但验光师却忽略了一个屈光参差的潜在隐斜视的问题。假定被测者的视线从镜片光学中心到看近时通过镜片的点的距离为14mm，被测者垂直隐斜视量即为$1.75^{\triangle}$，这显然是被测者接受不了的。

经过与被测者共同探讨，确定了尝试戴用渐进眼镜来解决的方案。具体应用渐进眼镜的矫正方案如下：

R：−6.75DS　　　　　　　（矫正视力：1.0）

L：−7.00DS−1.00DC×180°（矫正视力：1.0⁻）

近用附加正经度为（Add）：

R：+1.00DS

L：+2.00DS

这里需要说明的是：之所以右眼少加了+1.00DS，这是因为被测者右眼还是正常的近视眼，这只眼还是具有调节力的，而这个调节力是需要予以保护的。但是，为了保证被测者具有相对比较舒适的双眼视觉，让这只眼睛做一定的调节潜力的牺牲还是十分必要的。

大家可能更关心这样另类的解决方案到底灵不灵。可以肯定地说：经过2个月戴用随访，被测者戴用舒适，完全可以胜任日常繁重的电脑工作，而且没有发现眼位的异常情况。

2. 白内障术后渐进镜片与眼镜的应用

（1）白内障术后的"失调节"应属于渐进眼镜的适应证　随年龄增长调节力会逐渐衰退，70岁时调节力基本为零。这种调节力为零的状态与白内障手术后的"失调节"状态在生理功能方面是极为相似的，而两者的临床表现也是基本一致的。既然调节为零的老视眼可以使用渐进眼镜解决远、近视觉兼用的问题，同样调节为零的白内障术后的"失调节"状态，也应该可以通过戴用渐进眼镜来解决远、近视觉兼用的问题。我们前面所举的典型案例就充分证明了这一点。

将白内障术后的"失调节"状态列为渐进眼镜的适应证之一，既是白内障术后的"失调节"者的客观需求，也是渐进眼镜不断拓宽应用领域的必然结果。

（2）关于双眼手术并植入人工晶体者的渐进眼镜应用　双眼均接受手术并植入人工晶体的白内障患者，在接受手术时，医生已经为受术者计算好了双眼所使用人工晶体的屈光数据。患者在手术后，双眼基本上可以获得趋于一致的屈光状态。在临床中，不管是验光师还是配镜师，只要按照接待老视眼的规范程序进行精心操作，就可以配好与其屈光矫正镜度相适宜的渐进眼镜。

在接待这样的患者时，应注意一个问题，即其所使用的人工晶体是解决了视远的问题，还是解决了视近的问题。在临床上，一般以植入人工晶体后解决视远功能的方式最为常见，而以解决视近功能为目标方案则相对较少。

对植入人工晶体后具有良好的视远功能的患者，我们在验光、配镜中一定要处理好下面4个问题。

① 介绍清楚渐进镜片的功能，让患者建立成功戴用渐进眼镜的信心，这一点很重要。倘若没有这样的信心，任何一名渐进眼镜的戴用者都将会遇到或多或少的戴用不舒适问题。对于一名刚刚承受了一次手术创伤的患者，这种戴用不舒适会更为突出。

② 一定要使用渐进试戴镜片测试患者使用这种镜片的感觉。当然这种测试镜片的试戴还有另外一个目的：在试戴中对渐进镜的使用方法进行指导与训练，使患者切实感受到渐进镜片在解决其现实视觉需求方面的优势。

③ 在屈光检测中，首先保证检测程序一定要规范；其次在应用等效球镜转换方法处理上一定要慎重（建议：≥0.75DC者，最好不进行等效球镜的转换）。

④ 我们所面对的对象，极可能是一名没有戴用眼镜经历的人，这样的人最容易对渐进眼镜产生戴用异常感觉。因此，在取镜环节，一定要由比较有经验的配镜师、验光师来负责眼镜实际戴用的调整与模拟情景的训练与指导。

植入人工晶体后具有良好的视近功能的患者，一般来说比较少，但不是绝对没有，一部分长期、长时间从事文字工作的人士有可能愿意达到这样的效果。这种情况一般是患者主动提出视近功能要求后的结果。对于这部分患者，除了注意以上4个方面，还要注意对近用附加正透镜度的精细测量问题。这就要求验光师不但需要使用综合验光仪进行远、近用屈光矫正镜度的精确检测，同时有必要在模拟其工作条件下进行近用屈光矫正镜度的核对和调整。

这里还应当注意一个问题：将近用距离定义为30cm的观念。在渐进眼镜的验光、配镜中，对尚有些许调节力的人来说，应用30cm的近用距离进行检测，检测结果不会对渐进眼镜的实际戴用产生影响。但是，这对于一名"失调节"的白内障术后的患者就可能成为一个问题，计算机工作人员的工作视距一般在40~50cm，倘若使用在30cm视距检测的屈光矫正镜度，就有可能与其实际工作的视觉需求有一定的偏差。这就是我们强调要在模拟其工作条件下进行核对和调整的原因所在。

（3）关于单眼手术并植入人工晶体者的渐进眼镜应用　单侧眼白内障摘除手术有两种情况，一种情况是另一只眼暂时未接受手术，另一种情况就是患者就是单侧白内障。我们这里讲的就是后一种情况，这种白内障最常见的是外伤性白内障。单侧眼白内障摘除手术后所产生的单眼"失调节"问题所产生的影响，要比双眼术后"失调节"给患者带来的影响更为突出。单眼术后"失调节"的患者的健眼视远、视近都没有问题（即便是屈光不正，只要戴上单光镜，也是同时解决了视远、视近的问题）。而其患眼则只能适应看远或是看近的需求（屈光不正者，戴上单光镜也只能视远或是视近）。在为这样的患者进行渐进眼镜的验光、配镜时，应当注意以下几个问题。

① 加强与患者的沟通与交流。让患者获得比较理想的矫正效果，就需要验光师同患者进行充分的沟通与交换意见。沟通的主要内容有两个方面：患者视觉的主观需求与现实的视觉问题；渐进镜片所具有的特殊屈光矫正功能。验光师必须在沟通中向患者讲明4个方面情况：

第一，术后的眼睛没有调节，只能用镜片来代替这种功能；

第二，单光镜可以解决部分问题，也会使潜在的问题现实化；

第三，双光镜可以解决远近两个点的问题，但是中距离会出现双眼视像的干扰问题，而且两只镜片的视觉差异也会很不美观；

第四，渐进镜片是唯一具有类似自然生理性质变化的镜片，是具有连续视野并可以解决视远和视近这两种需求的镜片。

这种单眼白内障在白内障摘除并植入人工晶体后，使用渐进眼镜解决远、近距离兼用的视觉需求的问题，已经在前面介绍的案例中已经得到证实。只要我们讲明情况，说明道理，患者基本可以接受渐进眼镜的矫正方案，这也是唯一可以解决这类患者对连续视野视觉需求的方案。

② 屈光检测的实施。在屈光检测中，验光师有必要注意以下三个方面。

第一，屈光检测不能局限于常规的"先右后左"的顺序，这里必须明确：一定要遵循"先健眼、后患眼"的原则，以免患眼检测时间长而使健眼受到调节的干扰。

第二，在进行视近屈光矫正镜度（或近用附加正镜度，即 Add）检测时，应尽可能加入渐进测试镜片进行测试，这是在验光中评估渐进眼镜使用状况的最直接工具。

第三，在整个屈光检测过程，特别是在行走试戴和阅读试戴（包括电脑作业）中要注意患者在视远与视近情景转换时的视觉体验。这对评估患者对渐进眼镜的适应状况是极为有用的。倘若在情景转换时没有视觉迟滞和明显不舒适，就可以建议通过立即采用戴渐进眼镜的办法来解决视觉需求的问题。假如观察到情景转换时有愣神的现象，可能就说明患者存在视觉反应迟滞问题，对于这样的情况就不宜采用一步到位的方式，而是要通过使用过渡屈光矫正办法，待适应后再配用渐进眼镜。这一点在为解决远用视觉需求而植入人工晶体者则更为明显。所谓过渡性眼镜，就是指只能解决视远或视近需求的眼镜，这种眼镜只限于有具体视距需求时的暂时戴用。例如人工晶体植入解决远用视觉需求时，就需要在视近时代用专门的近用眼镜，这副近用眼镜就是患者需要暂时使用的过渡眼镜。

③ 共同探讨具体的解决方案。不论是一步到位，还是通过过渡眼镜后达到使用渐进眼镜的目标，这对患者都将是过去没有提过的全新的课题。因此，方案的确定一定要与患者共同探讨、共同确定。只有这样，制定的方案才会使患者获得最为理想的屈光矫正满意度。

第三节　青少年近视和渐进眼镜应用

近视眼是什么时候出现的，没人能说清，但对近视眼的研究已经有几百年的历史了。但是，对近视眼的研究仍未有穷期，特别是对近视眼预防、控制，更是越来越受到重视。在近视眼预防、控制的方法中，渐进眼镜应当开辟了一条新的途径。

一、对近视的认识

近视眼的成因，目前尚无统一的定论。一般认为，近视眼是在遗传因素和环境因素共同作用下发生的，人们把这样发生的疾病叫做多因子遗传性疾病。病理性近视和高度近视的遗传性已被广泛认可，但其遗传方式复杂，也就是说对其遗传规律和机制仍旧不是十分清楚。调查的结果是，遗传方式包括常染色体显性遗传、常染色体隐性遗传、性连锁遗传等。一项家族性高度近视眼调查中显示：41.8％属常染色体显性遗传，11.2％为常染色体隐性遗传，3.5％为性连锁遗传，其余家系不能确认。这一涉及遗传方式百分数与双生子遗传学研究基本上是一致的。但这项研究很难排除环境因素对研究对象的作用。

环境学说是近视眼发生因素中为眼屈光学专家所普遍认可的因素之一，并进行了大量的研究与实验。确认近视眼的发生与很多因素有关，在诸多因素中最值得关注的则是高强度近距视觉工作，眼的调节负荷过大。

对两种学说的影响作用，人们还给出了百分比 60：40。这样具体的百分数在预防、控制近视方面价值十分有限。但是必须承认一个现实：近视眼发生的最根本原因至今仍是一个谜。我们只能这样说：近视眼的发生与环境学说有关是不争的事实。

二、预防、控制近视的切入点和可行性

对青少年近视主要病因的认识不外乎传统的遗传因素和环境因素，但到底是什么因素起到了至关重要的作用，目前无法确认。但是就预防与控制工作本身而言，遗传和环境两种因素中，遗传因素的可控性不大，只有环境因素是可控的，因此这项工作的切入点就是环境因素。与近视眼发生有关的环境因素有哪些呢？目前，普遍认为与下列因素有关。

1. 视网膜正常的形觉刺激

视网膜接收到正常的视觉刺激，是眼睛正常发育的基础，视网膜缺乏正常的形觉刺激就会诱导眼轴过度发育，这应当就是人在视觉发育期在不知不觉中发生近视、弱视的一个重要因素。这种因模糊视像导致的屈光和视觉功能异常，很有可能是人们在不经意的极短时间内用眼不当造成的。即便是年长一些的儿童，其视力及矫正视力状况也有类似现象，近视眼的调节功能相对低下或迟滞，这种调节不足必然导致视网膜只能获得持久的模糊视像，这样的视像会诱导眼轴变长而使近视度数增加，而且还会导致视觉分辨力在一定程度上的下降。

2. 视觉功能在一定时期是可逆的

儿童弱视的康复、恢复与治愈，应当是视觉功能在一定时期可逆的最好证明。而近视眼的屈光矫正中也有类似现象。在验配镜实践中，经常会遇到近视眼在戴用一段时间眼镜后，虽然屈光没有变化但矫正效果要优于初戴时的视觉效果，这应当是视觉功能用则进、不用则退的最好例证。

3. 超负荷近距离工作

持续长时间近距离工作是导致近视眼发生的重要因素，这已经是眼视光学界的共识。这种因素与眼的两种生理功能的适应有关：

（1）生物性适应　从近视眼的发生看，眼睛本身是以看远目标为主的器官，但所面临的工作、学业负担则是近距离，这就必须使用调节力。显然使用调节力不如不使用调节力舒适，既然要持续长时间看近，眼睛作为生物器官自然也要遵循"自然选择，渐进适应，适者生存"的规律，近视也就不可避免地发生了。近视一旦发生，就生理特性而言就可以不用（或用较小）调节力进行视近了，因此这样的适应显然是为了适宜视近。

从近视眼的增长看，一旦近视了就会接受屈光矫正，不管是戴眼镜还是接受屈光手术，只要再用能够看远的方式看近，就又回到了近视眼发生时的"自然选择，渐进适应，适者生存"的规律中，这就是为什么 30 多岁从事 IT 行业人的近视度还会年年增长的原因。

（2）近距离工作周边视野视像的影响　持续长时间近距离工作则会导致：最大程度上使用中心凹，周边视网膜得到的视觉刺激就会不充分，就会比较单一，这应当是另一种形式的"视觉剥夺"，其在近视眼发生、发展上的作用也是不能忽视的。

4. 近视矫正不当

临床实验提示我们，透镜的性质对眼有一定的诱导作用。即应用负性透镜可以诱发近

视，而正性透镜则以近视无关。但目前验配镜的水平和质量存在很大的差异，近视的过度矫正经常会发生，而近视的矫正不足又往往是一部分戴眼镜的人、验配镜时的习惯和常态。应当说，近视眼的过度矫正是导致近视眼发展加速的重要原因，而近视的矫正不足（常规是以降低－0.50～－0.25DS 为准），并不能起到减缓、控制近视眼发展的作用。

综合讲，以上 4 个方面均属于生活、工作、学习的条件、习惯以及使用的工具的问题，都属于人们可以控制的范围，只要改善相应的条件，或使用一定的工具达到满足生活、工作、学习的客观环境，近视眼预防与控制就会见到实效。

三、青少年近视预防、控制的现状

我国是近视眼发生率在中、小学生已经达到 60%～70%，其中我国台湾的中、小学生的近视眼的发生率已经达到 85%。近视眼的预防和控制的确是一个需要解决的大问题，对于眼视光学领域来说，如何把近视眼的预防与控制落到实处呢？应当说，能对配镜者做的只有 3 个方面：① 宣传科学合理用眼的常识；② 配用与视觉工作需求相适应的眼镜；③ 把最具个性化的戴用建议送给配镜者。

1. 近视眼预防与控制的现状

我国在对近视眼的预防与控制方法的研究方面所进行相关工作，可以说是举世无双的。全国各地正式、非正式介绍的治疗药物、防控方法和工具达到千种以上。但是，在这些药物、方法和工具中，能够永葆活力的似乎还比较缺乏。预防、控制方法的服务对象可能一年一变，但是对最终效果的观察却缺少令人信服的统计数据。一切防、控的方法都是随着一批人年龄的增大，不再来寻求帮助而宣告一个阶段的结束。在近视眼的防控工作上呈现新药、新方法、新工具不断推陈出新、层出不穷，接受防控近视服务的人一批走了又一批来了。但是，具有特异性的预防、控制的药物、方法和工具，应当说，至今仍是空白。眼-视光学界和眼镜行业做得最多的工作就是近距离工作用眼镜的研发与推广。

2. 近用正镜度附加

多年以来在预防、控制近视眼使用的眼镜有近用单光眼镜、棱镜组合透镜、双光镜、渐进眼镜，这类眼镜的商品名更是五花八门，不胜枚举。但这些眼镜共同的一点就是：在近距离视觉工作中加入了一定的正镜度附加值。这就是这类眼镜预防控制近视的核心所在。

这一方法，是在 1903 年作为屈光不正的鉴别方法提出并应用的。1908 年米勒等将此法用于近视的"防治"。这一方法逐渐被更多的人所接受，并在 20 世纪中叶进入蓬勃发展时期。对近用正镜度附加的研究与探索大致有以下几种方式。

（1）正透镜度值的探讨 一般是以设定某一特定的正透镜度数值作为基准，配制眼镜予以戴用，最常用的正透镜度如下：

① 双眼戴用＋3.00DS 眼镜，看远 0.5～1h，每天 1～2 次，半个月～1 个月为 1 个疗程；

② 双眼戴用＋1.50DS 眼镜，看 0.33m 处时使用。

据报道，这种方法都有一定预防控制近视的作用。一般认为：①适用于近视预防；②长期使用可预防、控制近视。

（2）低度凸透镜预防、控制近视的探讨 这是 20 世纪 80 年代开始大力提倡的一种近用正镜度附加的方式，当时称为"近雾视法"。直到 1998 年在全国防治近视眼工作讨论会上，经与会专家讨论、同意，将这种方法命名为"低度凸透镜预防近视法"。应当说这次会议是在近视眼防控方面一次很重要的会议，其最大意义就在于确定了眼屈光学在预防、控制近视方面应当做而且可以去做的工作。

（3）低度凸透镜预防、控制近视的进一步探索　徐广第先生继 1998 年推动"低度凸透镜预防近视法"后，又在 2005 年提出了"戴用低度凸透镜预防近视虽然取得一定效果，但不可否认同时带来调节与集合之间的矛盾，因而应在凸透镜上附加底向内的三棱镜"。徐老也告诫大家："长期戴用这种处于负集合状态的（眼镜）是否会引起副作用，目前尚不明确，还要慎重从事。"

尽管"低度凸透镜＋三棱镜"这种模式的眼镜，被冠以各种名称后不断推出，但徐老告诫的"负集合状态是否会引起副作用"的报告却非常鲜见。因此，说"低度凸透镜 ＋ 三棱镜"是最佳的预防、控制近视的方法还为时过早，而五花八门的鲜亮名称所折射出来的只能是一种营销策略而已。

（4）对＋0.75DS 正透镜度的探讨　近视眼到底应当戴用什么样镜度的眼镜，这是一个很悠久的问题。Donder 在 1866 年曾指出，如果及时地、经常地戴着完全矫正眼镜，则近视度数很少进展。Duke-Elger 在 1970 年总结前人经验指出，配戴合适的矫正眼镜可防止近视的发展、保持好视力、减少屈光参差的发生，并可防止弱视。

Chung 和 O'Leary 对 94 名 9～14 岁儿童进行了单盲随机临床实验。其中 47 名给予＋0.75DS 矫正不足处理，另外 47 名则给予完全性屈光矫正。两年后进行屈光检测，结果是：矫正不足组近视度平均增长－1.00DS，完全矫正组近视度平均增长－0.77DS。

Chung 和 O'Leary 的实验说明：这样的低度矫正不足，对近视眼不但没有减缓近视的发展作用，反而促进了近视的增加。这也提示了一个很值得我们思考的问题：低度凸透镜可以预防、控制近视，而这个"低度"的值到底是多少？通过上面的介绍可以说明：＋0.75DS 不太可能是预防、控制近视的近用附加镜度值。

综上所述，低度凸透镜对近视眼的预防、控制作用是应当肯定的，但这里还需要解决两个问题：① 能够发挥预防、控制近视的屈光度的安全数值是多少？② 这样的眼镜应当在什么时候使用？③ 附加三棱镜是否需要永远使用下去？

3. 渐进眼镜的应用

（1）渐进眼镜预防、控制近视应用研究应注意的问题　徐广第先生在 2000 年提出了应用双光眼镜、三光眼镜及渐进眼镜开展近视眼预防、控制工作的建议，并认为，渐进眼镜"可望成为今后预防近视的一种理想方法"。使用渐进眼镜进行近视眼的预防与控制的研究，曾经先后在我国香港、美国和北京、上海、广州、温州、盐城等多地展开。在已经见到的研究报告中有 3 类结论：①绝大多数报告认为有效；②少数认为效果不明显（明确地说就是无效）；③对存在内隐斜视的有效。但是诸多报告均未有使用渐进眼镜对青少年近视眼存在危害的报告。

使用渐进眼镜预防、控制近视眼的探索目前尚不能告一段落，应该还会继续探索下去。但在研究与探索中，应当注意以下几个问题：

① 被观察样本的起始年龄，应尽可能控制在小学阶段；

② 观察的中止年龄应在 14 岁；

③ 寻求严密控制实验条件的有效途径；

④ 在研究观察中探索近视眼的发生原因。

笔者认为，假如环境因素是导致近视眼发生的真实原因，使用凸透镜、双光镜、渐进眼镜就一定能起到预防、控制近视眼的作用。

（2）渐进眼镜预防、控制近视应用存在的问题　当前，应用渐进眼镜预防、控制近视眼方面存在以下两个问题：

① 神秘化的倾向。目前通过商品命名的办法将这种眼镜冠以智能、仿生、超视力、数字化、尖端科技等名称，使这类渐进镜片披上了一层神秘的外衣，在解释眼镜预防、控制近视眼的作用方面，还引入了"自适应"的名词概念。这些说法，让使用者产生了诸多不切实际的期望，也给眼镜验配镜人员带来了不必要的麻烦。在近视眼预防与控制方面应当明确以下几个非常现实的概念：

第一，在眼与眼镜方面，只有眼睛是智能的，是具有自适应能力的；

第二，人的生理性视力，只有现实的视力，超视力只能是一种期望；

第三，在近视眼的预防与控制的措施方面，至今还没有超越控制环境因素影响的方法。

显然，这种将渐进镜片过度神秘化的办法，尽管可以带来暂时的经济利益，但从长远的近视预防与控制工作来说，没有任何益处，这可能就是多年来渐进眼镜的近视预防与控制工作始终在艰难中行进的原因。

② 缺少一套规范的操作应用指南。开展渐进眼镜预防、控制近视工作已经有 20 年的历史了。但是，至今尚未见到一份用于实际验配工作的操作应用指南。验配工作采用的方法完全是沿用成人渐进眼镜的操作模式。少年儿童有其自身特有的生理特点、生活模式，不管是在适应证、禁忌证的掌握，还是眼镜架、镜片的选择上，就是在眼镜戴用习惯上，都与成年人存在着差异，不依照这些特征去验配、指导渐进眼镜的戴用，就不可能使渐进眼镜发挥其应有的效能。应当说，这可能就是不少采用渐进眼镜预防、控制近视一阶段后最终放弃戴用渐进眼镜的原因。

只有解决了以上两个问题，才可能把渐进眼镜的预防、控制近视验配工作推向一个新阶段。当然，解决这两个问题，还有待从事验配工作广大同仁们更深入、细致、扎实的工作，只有更卓越的工作才能使我们有所发现、有所前进。

四、渐进眼镜预防、控制近视的效度和争议

应用渐进眼镜开展近视眼的预防、控制工作，历来被验光配镜部门认为是既有作用，又不适于主动推荐的一种方法。也就是说这一项工作是在近乎羞羞答答中开展的。那么，使用渐进眼镜预防、控制近视眼的原理在信度上有把握吗？应当说环境因素是近视眼发生的重要原因，这是一个至今仍被肯定的认识。那么，减少视近时所使用的调节力的办法就应当是可行的，而渐进眼镜在视近时增加一定近用附加正镜度，就可以在一定程度上减少调节力的使用，就应当是有效的。应当说，在环境因素在近视眼发生上的作用没有被推翻之前，对使用渐进眼镜预防、控制近视眼就理应具有充足的信度。

1. 近用附加正镜度值的选择

开展渐进眼镜进行近视眼的预防、控制的验配镜工作要满足一定的条件，也还有一些尚未解决的问题，现将这方面的情况简介如下。

近用附加正镜度的取值现在被称专为预防、控制近视眼设计的，已经在验配镜工作中经

销的渐进眼镜，据笔者所掌握的情况，使用最为广泛的有以下 4 种渐进镜片。

——苏拿 MC 近视眼控制渐进镜片，其近用附加正镜度为＋1.50D；

——宝利徕-GIK 青少年近视眼控制镜片，其近用附加正镜度为＋1.75D；

——依视路好学生渐进镜片，其近用附加正镜度为＋2.00D；

——万新 U 视青少年近视眼控制渐进镜片，其近用附加正镜度为＋1.50D。

前两个品牌的"配镜十字"与近用参照中心的垂直距离为 10mm。后两个品牌的"配镜十字"与近用参照中心的垂直距离为 14mm，其中依视路好学生渐进镜片还有一款为 16mm。

以上 4 种产品，3 种近用附加正镜度，都说自己的效果最佳，都说自己的渐进通道长度最合理。当然，目前应用于近视眼预防与控制的渐进眼镜不止以上 4 种，但大多使用了比较诱人的名称。笔者认为，在应用渐进镜片预防、控制近视眼这项工作中应考虑被测者的调节因素。调节力储备较大的戴用者，应当使用近用附加正镜度较高的镜片；反之，则应使用近用附加正镜度较低的镜片。鉴于此，笔者建议如下。

（1）近用附加正镜度＋2.00DS 的镜片：以学龄前的低于－1.00DS 的近视眼和小学生中的正视眼为宜。

（2）近用附加正镜度＋1.75DS 的镜片：对 6～10 岁的－1.00～2.00DS 的近视眼和 10～14 岁的－2.00～3.00DS 的近视眼为宜。

（3）近用附加正镜度＋1.50D 的镜片：比较适宜高于－3.00D 的近视眼，亦可以选择超短通道、近用附加正镜度＋1.00D 的成年渐进镜片予以试用。

（4）一般认为，使用眼镜与否对 14 岁以上人的屈光发展影响不大。对 14 岁以上少年近视眼，可以进行近视预防、控制的尝试，但可能效果稍差。

（5）关于使用近用附加＋0.75DS 的问题。Chung 和 O′Leary 的实验提示我们：＋0.75DS 的近用附加镜度的渐进眼镜作为成年人近距离工作时预防视觉疲劳是不错的选择，但其可能不具有控制近视的作用，因此，笔者建议在近视眼预防、控制中慎用这一近用附加正镜度。

2. 应用条件和使用方法

使用渐进镜片预防、控制近视眼的这项工作，尽管原理相同，但是操作方法却是有差异的。这种差异主要表现在控制条件方面。

（1）无限制条件的应用　这是眼镜零售经销部门普遍采用的办法。这种方法之所以应用普遍，就是因为简便易行。

这种方法的典型报告是李建平、王崴（盐城市中医院）《渐变多焦镜治疗青少年近视的短期观察》，是应用渐进镜片对 1746 例青少年近视眼进行预防、控制观察实验 1 年后的报告。实验所选择的被观察样本年龄为 6～23 岁，样本的屈光度为－1.00～6.00DS/－0.50～4.00DC。使用的渐进镜片的品牌及近用附加正镜度，报告中未提及。实验中，使用渐进眼镜的治疗组 1025 例（男 424 例，女 601 例），使用普通树脂镜片的对照组 721 例（男 276 例，女 445 例）。

结论：对照组中屈光度增加的为 60.6％；治疗组中仅为 3.9％。年龄小的中、低度近视眼控制效果明显好于年龄偏大、近视程度较高者。

（2）设定限制条件的应用　温州医学院对应用渐进镜片预防、控制近视眼进行观察研究认为：渐进眼镜对近视眼的预防、控制是有作用的，但其应用的效果有 3 种倾向：①以低、中度（—4.00DS 以下）近视眼为主要对象，高度近视作用不明确；②伴有内隐斜的近视眼具有减缓近视度增长的作用；③伴有外隐斜视的近视眼没有作用。得出的结论是：近视眼中，近距调节力≥集合力者应是配用渐进眼镜的最佳适应证。

目前在开展渐进眼镜预防、控制近视的应用中，对温州医学院研究的结论一般均采用不予理睬的态度。原因可能是：近视眼有外隐斜是常态，伴内隐斜的只是极个别的现象，一旦这种结论具有普遍意义，就会使渐进眼镜预防、控制近视在临床上的意义几乎丧失殆尽。

3. 应用在现实中的反映

应用渐进眼镜预防、控制近视，是在使用低度正镜单光眼镜、双光眼镜的又一种眼镜，这种镜片的中央区的镜度变化与人的视觉生理一致性是受到格外推崇的重要原因。当然，镜片相对高的价格也是被经销部门看好不可忽视的一个因素。就目前而言，接受应用渐进眼镜进行近视眼预防的被测者比较少，应用于近视眼发展控制的被测者相对多。绝大部分应用者认为这种方法是有效的，希望继续戴用。

验光师在接待主观反映有效的被测者时，明显感觉到这些被测者对渐进眼镜的作用的认识是一致的：戴用渐进眼镜能够将近视眼发展的速度控制在相对低的程度。

第四节　渐进眼镜预防、控制近视应解决的问题

对戴用渐进眼镜预防、控制近视眼应用效果，目前还没有统一认定、评定办法，但从"近用低度凸透镜"的立论和绝大多数戴用者的自我感觉而言，渐进眼镜对近视眼的预防、控制作用还是很难被否定的。因此，加强切实可靠的随访观察，继续进行尝试性探索还是有必要的。我们之所以可以继续开展渐进眼镜对近视眼预防、控制的探索，是基于眼科-视光学界以下 4 个共识：

（1）这种方法的应用被界定为安全；

（2）从已知近视眼的发生原理看，这种方法应当是有作用的；

（3）应用者的主观反映支持方法有效；

（4）仅仅从减低视近调节这一作用看，至少也应当有降低视疲劳的发生、提高近距离工作效率的作用。

目前，对渐进眼镜在近视眼预防与控制方面作用的信息及报道，在网络上大量存在着，大量的这种重复性方法的报告在网络中几乎随处可见，这也是开展这项验、配镜工作单位众口一词的说法。过度调节和视网膜成像不清晰（视网膜失焦）是近视发生的主要后天因素已得到确认，要控制近视的发展，必须减少调节的使用。20 世纪 60 年代，就有研究表明适配、戴用双光镜可有效预防近视眼的发展，但由于外在形态欠美观及视野跳跃不适，故影响在青少年中的应用，而渐进多焦点眼镜可满足近视患者各个距离清晰物像，并且可以减少看近时的调节，从而减少视网膜离焦和产生近视的潜在因素，从理论上可延缓近视发展。由于渐进多焦点镜片屈光度从上到下逐渐变化，远、中、近物体无需过多调节均可在网膜清晰成像，同时有序地减少看近时的调节，减少视疲劳，进而达到控制近视眼发展目的。而且渐进镜片又以外形美观及视物无跳跃的优点而被视光学界推崇。

但是，应用渐进眼镜进行近视眼预防、控制，还有必要对其理论、实践方面的一些问题进行继续探索。

一、区分内、外隐斜是否必要

渐进眼镜预防、控制近视的大潮，在面临"外隐斜视的近视眼没有作用"这一苛刻条件时，尽管可以采取不理睬的态度，但这毕竟是需要解决的一个问题。在此，仅就这一问题谈点个人看法。

远视眼存在内隐斜倾向，近视眼存在外隐斜倾向，应当是指在未接受完全屈光矫正的状态下。近视眼在未矫正时一般都会存在一定程度的外隐斜（特别是高度近视眼），这是众所周知的事实。那么，在接受完全屈光矫正之后，这种隐斜视倾向是否还存在？近视眼一旦被完全矫正，隐斜视也应当顺理成章得到矫正，至少在戴用全矫正眼镜的情况下，其外隐斜应当处于被矫正的状态。

一般来说，对于比较明显的隐斜（特别是相对难矫正的隐斜视）矫正处理是：先对当前的隐斜进行初步检测、初步矫正；经过戴用者一段时间（通常以 3 个月为限）的生理适应后，再进行屈光检测和眼位复查，倘若数据有变化，则需按新检测的数据重新调整屈光矫正镜度及棱镜度。但是，需要这样处理的被测者是极少数。

通常情况下，青少年近视眼是以低、中度近视为主，隐斜的问题应当是一种倾向。不妨采用以下两种方法来处理"外隐斜"的问题。

1. 在完全屈光矫正条件下，进行眼位即时测定

对于已经戴用眼镜矫正的近视眼者，只要屈光矫正度没用超乎寻常的变化（或者是低、中度初次接受验配镜），只要不属于渐进眼镜戴用禁忌证（参见本书第九章）范畴之列，均可以尝试戴用现实检测的完全屈光矫正镜度进行眼位检测。当然，倘若准备推荐使用渐进眼镜控制近视，在检测中则需要注意以下相关事项。

（1）屈光矫正镜度检测、眼位测定一定要分阶段进行　理想的检测程序如下：①远用屈光矫正镜度检测；②行走试戴；③近用附加正镜度检测；④阅读试戴；⑤眼位测定；⑥渐进镜片试戴。

（2）检测、试戴的程序　上面介绍的检测程序①、③、⑤为检测步骤，②、④、⑥为试戴步骤。根据在不同试戴步骤的戴用感受，确定应采用的方案，应是最为妥当的做法。

① 可以顺利通过"行走试戴"，说明被测者与远用屈光矫正镜度是很般配的。说明有可能接受近用附加正镜度的配镜方案，就可以进入"近用附加正镜度检测"。倘若被测者在"行走试戴"时就出现了问题，也就没有必要再进行"近用附加正镜度检测"，需要解决的只能是远用屈光矫正镜度如何调整的问题了。

② 可以顺利通过"阅读试戴"，说明可以接受近用附加正镜度的配镜方案，就可以进入"眼位测定"。眼位检测包括远用眼位检测和近用眼位检测，这里主要考虑的应是使用近用附加正镜度条件下近用眼位检测。倘若近用眼位不存在外隐斜问题，就可以进入"渐进镜片试戴"，可以进入这一步骤的被测者应当是明确的应用渐进眼镜的对象。假如，被测者存在外隐斜的话，对其采取的预防、控制近视的方案只能是近用单光眼镜、双光眼镜。

③ 是否可以戴用渐进眼镜，最终需要通过"渐进镜片试戴"的情况来确定。

（3）检测、试戴需要注意的事项

① 试戴需要时间较长，应耐心、细致观察试戴的感受及反应。

② 屈光矫正镜度不准确、近用附加正镜度是否适当，均可能影响眼位的状况，应精心

检测、认真核对检测的相关数据。

2. 接受完全屈光矫正一段时间后，重新复查屈光矫正镜度，并复查眼位

对于屈光矫正度变化比较大的被测者，特别是对戴用新眼镜有习惯性不适应，或者存在人为降低屈光矫正镜度导致疑似单眼矫正视力的情况，则必须采用初步矫正、经一段时间戴用适应后，再进行复检，进一步核定相关数据，倘若与原数据存在差异，一定要按新核定的数据配用新的眼镜。

具体检测程序与前述"即时测定"大致相同，只不过是对后一部分检测、试戴做了延迟处理，这种延迟一般要求在这一次验配眼镜戴用1～3个月后进行。

二、是否适宜全天候戴用

近些年，近视眼病因的研究中注意到：在夜间使用台灯从事近距工作时，尽管中心视区较亮，看书、写字应不成问题，但眼的视网膜周边区域因周围环境较暗就会得不到充分的光觉、形觉刺激，一些眼屈光学专家认为这有可能是最值得注意的特殊形式的视觉剥夺情景。

客观地说，渐进镜片周边区存在像的扭曲、像散现象。这一区域给予眼的视像是失真的，这种在一定程度上缺乏细节的视像对预防、控制的近视的作用有没有干扰，目前没有相关的报告。但是，这也就决定了：要想避免这种可能的干扰作用，最大程度发挥预防、控制近视的作用，渐进眼镜是否适宜"全天候"使用，的确是一个值得思考、讨论的问题。当然，仅在近距离工作时使用渐进眼镜是不存在这个问题的，这样的话不但可以在近距离工作时减少调节力的使用，还可以照顾到偶尔对中、远距离目标观察的需要。

三、有没有可能发挥比其他近视防控镜更为卓越的作用

影响渐进眼镜在预防、控制近视应用的一个不可忽视的作用就是价格。而价格并非是唯一因素，还要看戴用这种眼镜后所发挥的作用。倘若通过这种眼镜戴用，真正起到了其他近视防控镜不能起到的作用，防控效果的确卓越，即便价格偏高，也会被看好。怎样才能使渐进眼镜在预防、控制近视中达到卓越的效果呢？这必须要按以下两个原则来做。

1. 遵循渐进眼镜适配、戴用规律的原则

应用渐进眼镜预防、控制近视，要想达到最佳的效果就需要全面了解渐进镜片的性能，就需要遵循渐进眼镜验配的规律办事。在使用渐进眼镜预防、控制近视方面，不存在"事半功倍"这样的好事，仅凭个人感觉、愿望的急功近利做法是不能做好这项工作的。这要从镜片性能、渐进眼镜验配的规律两个方面说。

（1）镜片性能　全面了解渐进镜片的性能，是应用渐进眼镜预防、控制近视取得成效的知识方面的最基本条件，这里讲的全面了解渐进镜片的性能是指以下几个方面。

① 熟悉、掌握相关种类渐进镜片光学区域的数据特征、视像特征。这里说的数据特征是指各个区域的范围大小、能用的宽度。这种数据特征，相关资料上文字描述可能存在偏差，一定要通过自己的亲身观察获得，因为戴用者真实感觉到的不是文字信息，感觉到的一定与验、配镜人员观察到的结果是一致的。验、配镜人员观察不到的，戴用者也不会感觉到。这里讲的视像特征主要是指中、近距离的视像特征，是否存在像散、像扭曲现象，在涉及中、近距离的区域，要清楚给予人眼高清晰视像的区域是多大。了解这些内容，才有可能

做到使渐进镜片的性能与戴用者的工作学习环境、习惯趋于高度的一致性。

② 熟悉相关渐进镜片的适用对象。不同品牌的、不同类型的渐进镜片，都会有各自的特征，不同区域的大小、宽窄也有差异。镜片上的微小差异，在视野上就会发生很大的影响，例如镜片上 1mm 的差异在 1m 距离的偏差就是 38mm。因此，对不同品牌的、不同类型的渐进镜片一定要做到心中有数，了解其到底适用什么类型的对象。这里说的对象类型，应当包括人的身体特征（如年龄大小、个子高低、体形胖瘦）、工作习惯（如阅读习惯、持续时间）等。对于青少年预防、控制近视而言，需要考虑的就是选用的渐进镜片类型是不是可以适用于上课、写作业。

③ 用于青少年预防、控制近视的渐进镜片的"下加光"都是预先设定好的，不同的下加光度的渐进镜片应用的范围也应当是有差异的，"千篇一律"使用同一个下加光度应当是不妥的。具体使用多大的下加光度的镜片，要根据戴用者所具有的调节力而定，通过计算得出应当使用的下加光镜度。不测量调节状况，就给定某一个下加光度的做法应当不妥的。

（2）渐进眼镜验配规律　渐进眼镜是一种极具个性的眼用镜片，对眼的空间位置的要求是相当高的。因此，在验、配中的要求要比单光镜严苛很多。尽管要求严苛，但由于目前眼镜架的多样性、生活模式的个性化，又需要验光师在准确把握被测者的具体情况的基础上，通过灵活运用自己的知识、技能来达到这种严苛的要求，这就是应用渐进眼镜预防、控制青少年近视必须要做到的。关于这方面的专门报告还没有见到，在此仅就这种渐进眼镜应用的验配工作中应当达到的目标讲点个人意见。

① 了解被测者现实的具体状况。

② 准确掌握渐进眼镜戴用的适应证、禁忌证。适应证，请参阅本书第五章第三节的内容；禁忌证，请参阅本书第九章的内容。

③ 远用屈光度的要精确、平衡。远用屈光度一定要精确。一定要避免"人为降低镜度"的做法，特别是不得采用"等效球镜转换"的办法处理检测出来的镜度。平衡是指双眼平衡，不平衡的屈光矫正镜度，可能会影响预防、控制的效果。

④ 下加光要适宜。下加光的适宜有两个方面需要注意。第一，既然是近用下加光，就应当两眼是一致的，一只眼高另一只眼低一定是不正确的。这种情况，往往是检测的远用屈光矫正度出现了偏差。第二，要首先测定被测青少年的调节状况，再通过计算得出应当使用的下加光镜度。通用的做法是：给戴用者留下 1/3～1/2 的调节储备。

⑤ 要在模拟被测者现实环境下，考察行走试戴和阅读试戴的状况。应用渐进眼镜预防、控制近视，一定做好行走试戴和阅读试戴的工作，这种工作应当在模拟被测者现实环境下进行。当然，有一些验配镜单位没有相应的"渐进镜片试戴用片"，但是对被测者将要使用的远用屈光矫正镜度，一定要通过行走试戴来核实；对含有下加光的将要使用的近用屈光矫正镜度，一定要通过阅读试戴来考察。

⑥ "点瞳"不能含糊。只要是验光师，没有说自己不会"点瞳"的。点的位置，是否精准则是另一回事。这样说，好像有些奇怪，既然会又怎么会不准呢？目前，绝大多数"点瞳"的方式是按照"正对瞳孔"的模式操作的，这是某些短期培训及相关资料统一的模式。但是，检测者与被测者的身高、眼镜配装前与配装后的状况都有可能使这种统一的模式出现偏差。应当说，这个点只有在被测者的视线上才是最合理的。这就是"点瞳"不能含糊的关键。

⑦ 配装好的渐进眼镜，必须要进行戴用调整。渐进眼镜是否能舒适戴用，和眼镜验配

的每一个环节都密切相关。渐进眼镜装配好后，只能是装配工作的完成，并不说明这就是达到预期目的的戴用者舒适戴用的眼镜。要使渐进眼镜达到与眼的最佳戴用状态，就需要进行戴用调整，经过调整符合渐进眼镜戴用的相关角度、距离、长度的眼镜才是应当实际戴用的眼镜。

⑧ 要在模拟被测者现实环境下，指导戴用。任何人初次戴用渐进眼镜都有一个熟悉的过程，尽管这个过程通过适应，一般能在 1 周内适应，但通过指导基本上可以即刻掌握戴用的要点。因此，为了使戴用者尽快掌握戴用注意事项，在模拟日常生活条件下指导戴用则是十分必要的，这是避免因不适应影响戴用感受和效果的最有效方法。

2. 遵循公认的防、控近视眼的原则

是不是戴用了渐进眼镜，就可以取得预防、控制近视的效果了呢？近视眼的发生、发展毕竟是多种因素综合作用的结果，而戴用渐进眼镜只是在预防、控制近视工作中采用了被认为有可能是"理想方法"的措施。但是，要想做好预防、控制近视眼这件事，一定要采取综合措施，只有这样才能获得最好的效果。目前预防、控制近视眼主要是指以下几个方面。

（1）合理用眼，防止过度　合理用眼第一个方面，就是防止用眼过度。眼屈光学认为，眼睛持续高调节张力状态，是导致近视眼发生与发展的重要原因。因此，合理用眼首先就需要尽可能舒缓和减少眼的调节张力负荷。具体方法不外乎以下两点。

① 控制近距离工作的时间和间隔　在当今的生活、学习和工作中，要想回避近距离工作是比较困难的。一般认为，近距离工作的持续时间成年人以 1～1.5h 为宜，青少年则以 45min～1h 为宜。在持续一段时间后，应让紧张的情绪舒缓、让眼睛得到适当休息。眼的休息就是望远，而目标的选择则要根据自己工作、生活和学习的条件而定（但有一点必须确定：让眼睛休息的视距至少应当是 5m）。眼休息的时间可长、可短，一般认为 10～15min 较为合适。当然，假如某一项工作需要持续 3h，也就应当适当延长眼的休息时间。

② 增加近距离工作的距离　注视距离越近，我们的眼所付出的调节力就会越大。只要在相对较远的距离进行阅读，我们就会减少调节力的支付量，使眼的调节处于相对舒缓的状态。一般认为这一距离应在 1 尺左右，即 0.33m 左右。但是，对近距工作所使用的距离进行实测就会发现：更多被使用的距离一般在 25～28cm。因此，近距离工作时使用适当附加正镜度以满足视近调节的实际需求是非常值得推广的方法。

（2）用眼的客观环境条件　合理用眼的第 2 个方面就是要给眼睛提供一个适宜的注视、观察条件。在这个方面需要注意的有两点。

① 适宜的照明条件　从人眼的视觉辨识精细程度看，视近要比视远的精细度高。因此，近距离工作对照明条件的要求要高于视远的要求。这正是在照明条件不好的室内从事近距工作要设置近距附加照明的原因。怎样的照明叫做适宜，这是一个不太容易能说得非常具体的问题，因为精细程度不同的工作对照明的要求是不相同的，精细程度越高对照明的要求也会越高。掌握适宜的照明条件的两个原则如下。

第一，照明充分，这是获得舒适视觉最基本的条件。这就要求光线既不能暗淡，也不能刺眼。

第二，回避注视中模糊视像的目标，应当是做好用眼卫生不可忽视的一项需要长期严格自律的工作。以下三件事是值得特别注意的：光线暗、弱和直射阳光下不得看书、写字；卧床、行走时，在动荡的车厢内不得看书、报；不得长时间注视视屏，尤其是画面跳动剧烈和光闪频繁的节目。

② 适宜的材料状况　对于所阅读的材料，应尽可能选择字迹清晰、字号稍大、色泽柔和的纸张所印制的书籍和资料。拒绝印刷质量低劣的盗版书籍，对青少年眼睛健康发育与近视眼控制的积极意义则是更为深远的。

（3）增强体质，从小做起　在近视眼预防工作中，增强体质是一个必然要提到的题目。这个议题有可能是基于体质差更容易得病这一观念，目前认为，体质状况良好有助于近视眼的预防与控制。只有适当的体育锻炼，才可以给我们的生活、工作、学习提供高素质的本钱，也可以给我们趋于疲惫的眼睛提供片刻的缓解视觉疲劳的时间。

应用渐进眼镜对近视眼进行预防与控制仍旧处在研究与尝试中，并且已经取得了一定成效。能否使这种成效更大，还有待相关各方面的有识之士积极探索、共同努力。

第七章

渐进眼镜的验光

第一节　渐进眼镜验配中需要改进的方面

我国戴用渐进眼镜到底有多少人，目前没有公开的统计资料，但从眼镜行业日常验配工作和购置眼镜品种分类看，还是具有相当大的潜力的。那么，为什么我国戴用渐进眼镜的人数就始终徘徊不前呢？应当说，这是一个值得整个行业思考的问题。原因是多方面的，但从验配镜工作来说，目前还有一些亟待改进的地方。下面仅就这方面的情况谈点自己的认识。

一、验配分离

目前，眼镜行业普遍采取的是分工明确的方式，验光的只管验光，配镜的只管磨边加工，取镜的只管眼镜的发放。这种做法，专业化比较强，但也比较容易发生验光与配镜的脱节，而渐进眼镜的验配工作又是一种要求验光与配镜达到近乎完美衔接的工作。仅凭目前比较通用的验光单（图7-1），要想传递关于渐进眼镜的配镜方面的信息是办不到的。采用这样的方式，导致验光与配镜的脱节几乎是不可避免的事情。

眼别	球　镜	柱　镜	轴　向	棱　镜	基　底	矫正视力
R						
L						

□□□□眼镜商行　　No: 0000001

姓名: _____　性别: ___　年龄: ___　日期: 年 月 日

PD: ____ mm　　NPD: _____ mm　　ADD: ____

说明	○ 本处方仅供本店内配镜时使用，外配请重新验光。 ○ 如配镜后戴用不适，凭本处方及配镜凭证，免费调整、复核。 ○ 为保护您的视力，建议您养成每年复查的习惯。 本店咨询服务电话：□□□-□□□□□□□□

验光师：_____

图 7-1　验光单

鉴于验光、配镜分工明确的情况，有的店家采取了"验光—选架—点瞳—定镜"的程序，验光、点瞳由验光师完成，推荐选择眼镜架由营业员完成，定镜则由配镜部完成。应当说这也是在分工明确的情况下不能不采用的办法。即便如此，配镜的问题仍时有发生。

二、验配人员缺乏戴用经验

眼镜行业的蓬勃发展应当是近些年的事情。随着行业的扩张，大批年轻人加入到从业者的队伍并成为主力军。这些年轻人在年龄上远未达到考虑接受"老视眼"矫正的阶段，因此这些人根本没有戴用老花镜、渐进眼镜的体会和感受，在现实的验配工作中判断、处理、解决渐进眼镜验、配、戴用问题的能力就会明显欠缺。

三、配镜参数不全

对于渐进眼镜来说，怎样验光才能更有针对性，验光中应当注意什么，目前并无明确的认识与相关规范。对这种情况，眼镜店只能采用"验配镜程序""验配法"这类笼统方法予以表述。对于"应做的""应注意的"也就被有意无意地作为"秘密"了。

目前，用于渐进眼镜的验光处方大多采用最简单的模式（图7-2），这两个处方就是从两个验光本上抄录下来的建议配用渐进眼镜的处方。很显然，凭这两张单子的数据，要想配制高品质渐进眼镜是很困难的。

验光

    OD：+2.50DS/+1.00DC×90°

    OS：+4.00DS/+1.50DC×90°

    OD：+4.00DS/+1.00DC×90° → 0.5

    OS：+5.50DS/+1.50DC×90° → 0.5

    远用瞳距：67.0mm

□ □ □

验光：

    OD：−0.75DS   → 1.0

    OS：+0.75DS/+0.75DC×90° → 1.0

    远用瞳距：67.0mm；ADD：+2.DS；

□ □ □

图 7-2　验光处方实例

从目前能见到的验光配镜单来看，提供的只是验光中确认的屈光矫正数据，关于眼镜配装的数据与配装后的戴用数据则是缺乏的。应当说，拿着这种缺乏"镜-眼"戴用关系的数据，不重新测量补充相关的数据，是没有办法进行渐进镜片精确加工和装配的。

四、戴用调整、指导不够

目前，人们戴用的眼镜有相当一部分未经过调整或已存在明显变形。这种未经调整（或变形）的眼镜假如是单光眼镜，除戴用不太舒适、有些异样感觉外，看东西一般不会有什么问题。但是对于渐进眼镜来说则不然，往往会导致戴用者无法准确使用渐进镜片的光区。

对于渐进眼镜的指导还应当加强，尽管戴用者通过自己实践也能掌握戴用的要点，但偶尔也会给戴用者带来不必要的麻烦。特别是对年龄大、腿脚不太利索的人尤其要注意。

渐进眼镜科技含量高，对验配戴的要求也高，其价格是所有镜片中最高的，仅从"为戴用者服务"的角度讲，我们也没有道理不把这方面的工作做好（关于这一问题，我们将在本书第九章介绍）。

五、渐进眼镜验配的教育、培训的层次还比较低

眼镜行业对从业人员的素养要求很高，但这又是一个门槛并不很高的行业，在行业迅速的发展中必然会有大量的年轻人进入这一行业，而这一批新人正承担着"验配镜"的主要工作。这些人没有戴用渐进眼镜的经历，在遇到渐进眼镜戴用不适的"问题"时，就会因为没有戴用经验而无法判断出问题的性质，解决的办法也就无从谈起。应当说，这是渐进眼镜比普通眼镜退货率高的原因所在。

现在是信息科技的社会，但眼镜行业却仍旧没有摆脱小生产的痕迹，这可能和这个行业多年盛行的"师傅带徒弟"和其个体独立劳动性有关。个人体会与经验的积累往往处于比较密闭的状态，传播速度相对慢。因此，验配镜经验的积累往往就成为纯个人的事情，显然积累是需要时间的。这也是导致渐进眼镜验配质量不能尽快提高的不可忽视的因素。

渐进眼镜虽然已经有70年的历史，但是并没有被当作单一的学科体系，即便在视光学院的视光学专业的课程设置上也只能作为某一两门课程的章节内容出现。应当说这也在一定程度上限制了渐进眼镜知识的传播与普及。显然这也是渐进眼镜营销始终处于徘徊状态不可忽视的原因。

从事眼镜行业验配工作的人，对以上情况的认识是非常清楚的。当然，配制渐进眼镜是眼镜行业销售中利润相对丰厚的一项工作，大家都想做好这项工作。但是，要想做好这项工作，验配镜人员只有通过不断地学习、揣摩，才能不断提高自己的知识、技能水平，这是做好渐进眼镜配制工作的基础。

第二节 验光行为

根据《中华人民共和国职业分类大典》的分类，从事眼光工作的人员的工种名称为眼镜验光员（人们在习惯上将其称为验光师）。该书对"眼镜验光员"的定义是：使用验光仪器及辅助设备，对眼睛进行屈光检测的人员。

验光是眼视光矫正工作极其重要的环节，是屈光矫正的起点。什么是验光呢？可以用一句话来概括：对人眼屈光状态进行检测和核对的过程就是验光。验光是一个过程，这个过程又是由不同方法有序组合而成，这个过程既有理念的问题，也有技艺的问题，而且自始至终都贯穿着服务的问题。本节就验光行为、验光目的、验光本身对验光师个人素质的要求提出我们的看法。

一、验光的概念

就验光这一名词而言，通常人们有两种理解：① 从被测者角度而言，是让验光师给自己的眼睛进行屈光状态的定性、定量测定；② 从验光师的角度，是对被测者的眼进行定性和定量的屈光检测的测定和过程。这就是站在不同主体角度来表述验光行为。这种表述方法

有长处也有短处。长处是对不同的主体定位明确、针对性强，短处是忽略了检测者与被测者之间的互动关系。验光的过程既包括技艺互动也包括信息交流，缺乏这种互动与交流的验光就很难取得满意的结果。从这样的意义上讲，验光过程是在检测者和被测者的互动与交流中共同完成的。

二、验光行为

验光之所以能发生，并能完成，首先取决于双方有一个共同的目标，其次则需要相互的一些条件。验光就是在这些条件下不断交流信息与推进检测程序，进而达到目标的行为过程。

1. 目标指向

共同的客观目标，是验光师与被检测者走到一起来的起点，但他们的诉求不同。被检测者的诉求是，获得一组关于自己眼睛的屈光矫正数据，并以此作为自己配镜的依据。验光师则是要检测出与被测者的眼睛相适应的合理的屈光矫正镜度，确认可行的最佳配镜参数。

两者诉求不同，但却有相同的指向：① 屈光矫正镜度；② 相关配镜参数。验光行为正是凭借这两个共同的指向不断展开和推进着，缺少其中一个指向，验光行为就不太可能会发生。验光过程中，屈光矫正数据一旦获得，验光过程的技术操作行为就告终结。有了共同的目标指向，检测者和被检测者还必须具备一定的条件才能完成验光过程。最基本的条件包括以下方面。

（1）被测者　有戴用适合自己眼屈光状态矫正眼镜的打算，并决心去实现这一想法。

（2）检测者　具有屈光矫正学方面的知识，掌握对人眼屈光检测的操作技能。

（3）被测者与检测者　都必须具备最基本的有效信息交流通道或媒介。

以上三个条件是验光过程中必须具备的，缺少任何一条，验光就不能顺利进行，也不太可能圆满完成。关于双方交流的方式，不仅是指通过言语交流，也包括文字形式、哑语等交流途径。例如聋哑人就可以通过文字形式来解决信息通道问题，而智力低下者就需要由监护人来担当信息传递的角色。

2. 验光的主体

验光，始终是以验光师与被检测者的交流与操作为中心的行为过程。那么，谁是验光行为的主体呢？曾有人讲，验光师是验光行为的主体。这种说法并不准确，因为被测者也是有意识反应的活生生的人，他对镜度试戴感觉不舒适、对验光结果不满意、头晕等，验光师就得进行必要的调整、核实。也有人说，被测者是主体，这样说也不完全对，被测者不可能指挥验光师进行具体的验光操作，不通过验光师屈光学识、检测技能的检测判断、确认，被测者也不会获得验光的结果。因此，抛开其中任何一方，不可能实现对人眼的验光过程。从验光行为来考察，验光的主体是由验光师、被测者共同构成，而两者的有效互动则是行为的主题。

3. 验光过程

验光的主体是人，即验光师和被测者；而验光客体就是检测工具和检测环境。验光的过程，就是在验光师的引导下，主体借助于客体，选择、识别、判断被测者在一定视距时的眼的屈光矫正镜度和相关数据的视觉效果的过程。尽管验光师和被测者都是验光行为的主体，但两者接受的相关专业知识、操作技能训练和相关经验是有着很大的差异的，因此验光师在验光行为中的主动引导是非常突出的。因此，验光师在验光中能否通过适时恰当的引导，充分发挥自己、被测者协调的主体作用，就成为验光质量和满意程度的最基本的保证。

三、验光行为的目的

验光行为的目的，毫无疑问就是获得被测眼的准确屈光矫正镜度，并为被测者制定最合理的屈光矫正方案。对于验光目的，我们从以下三个方面来理解。

1. 视功能方面

从视功能而言，验光行为必须达到以下两个目标。

（1）满意的矫正视力　通过验光确认的屈光矫正镜度，应使戴用者能够看清楚应当看清的目标。例如使用远用屈光矫正镜度，就应当看清楚远处的目标、看清 5m 视距 1.0 的视标；而使用近用屈光矫正镜度，就应当看清楚正常视距书上的字迹、在 0.3～0.4m 视距（具体视距则以被测者的习惯视距为准）看清楚"近用视力表"的 1.0 的视标。

对于渐进眼镜来说，则牵涉远用、近用两种屈光矫正镜度，因此确认远、近镜度均可以获得满意的矫正视力的被测者，才会是成功的渐进眼镜戴用者。倘若远、近用镜度中有一种不能使被测者获得满意的矫正视力，都不适宜推荐使用渐进眼镜。

（2）舒适的戴用感受　被测者戴用屈光矫正镜度，在其适宜的使用范围内，不应有头晕等异常戴用感受，正常使用时不应出现视觉疲劳，这是屈光矫正眼镜最基本的要求。对于因某些情况可能会出现的戴用不适应状况，在单光眼镜配制中，遇到这种情况，一般可以采用通过适应或适当降度来处理，通过戴用者实际的戴用来观察最终的戴用效果。

但是对于渐进眼镜的配制，一旦验光检测、试戴时出现异常戴用感受，则不宜采用实际戴用、观察的办法来处理，这样的被测者即便定制渐进眼镜，退镜（或弃之不用）的情况也会比较多。遇到这种情况，最好的办法就是：延缓配用渐进眼镜，等待被测者适应新镜度以后，再考虑是否需要配置渐进眼镜的问题。

2. 光学方面

从光学意义上讲，验光行为只有一个目的：寻找能使视网膜中心凹与无限远（视光学一般是指大于等于 5m）的点实现共轭的元件，这里讲的元件是指具有一定光学聚散度的镜片。倘若用数值表述，可以将这个关系表述为

$$E + L = 0.00DS$$

式中　E——eye，代表眼的屈光度；

　　　L——lens，代表镜片的屈光度。

也就是说，眼与镜片之和等于零。通过寻找适宜的镜度，使之与眼睛共同构建成"人工正视眼"的状态，这就是验光在光学上的意义。

3. 临床方面

从临床视光学的意义看，验光应有三个内容：

（1）对视力下降、视力疲劳进行诊查、鉴别；

（2）对屈光不正者进行屈光矫正镜度及相关数据的检测；

（3）对非因屈光问题引起的视力下降做出初步判断。

对于以上内容的工作，验光师都需要根据自己的检测结果，对被测者的情况给出判断、建议及相应的矫治、矫正建议方案（或建议）。

以上三个方面从不同的方向解析了验光行为应该达到的目标：视功能方面，良好的视觉效果；视光学方面，重建物像体系达到人工正视状态；临床方面，提供相关的检测、服务与咨询建议。

四、验光行为对验光师的素质要求

如何做到使镜片与戴用者的眼在光学和视觉上趋于完美的结合状态，如何给予戴用者恰当的指导和引导，这都与验光师的素质有着密切的关系。

1. 职业能力特征

（1）有一定的分析、判断和计算能力。

（2）有较好的形体感、空间感和正常的色觉能力。

（3）手指、手臂灵活，能完成比较精细的操作。

（4）有较好的言语表述能力和正常的交往沟通能力。

2. 基本文化程度和心理素质

（1）应具有高中及以上的受教育程度。

（2）具有努力工作、追求卓越的心理诉求。

3. 专业知识

眼视光学是一门涉及多学科知识的科学，这也就决定了从事眼视光学工作（包括验光师、配镜师，尤其是验光师）应当了解、掌握多学科的相关知识，这些学科中理工医科类的主要包括以下方面。

（1）眼科学知识　包括眼的解剖生理、病理学，影响视力的常见眼病的知识与临床诊疗知识。

（2）光学知识　包括光的概念、透镜成像知识、偏振光以及视觉与光学的关系等。

（3）眼视光学知识　包括眼的屈光学概念、眼的调节与集合、各类屈光不正与矫正等内容。

（4）眼镜光学知识　包括各种透镜的概念、球柱镜度的联合、转换和镜效度、差异性棱镜等，及其在屈光矫正中的应用。

（5）商品知识和营销技巧　眼镜架、眼镜片的一般知识、结构、调整与戴用知识和应用。

（6）操作技能　与（1）～（5）条的内容相关的操作技能。

验光是关系人眼视觉健康的行为，与视觉生理、视觉心理、视觉生理光学都有着紧密的联系。因此，验光行为对从业者的素质要求是比较高的。成为一名成功的验光师绝非一蹴而就，一定是经过不断自我完善、通过时间的磨砺成长起来的。渐进眼镜的验配工作对验光师的素质要求是比较高的，这种要求既是现实的，也是潜在的。因此，验光师要想提高渐进眼镜验配的质量，就必须坚持不懈地在专业知识和操作技能上不断提高自己的素养，这应当是保证每一副渐进眼镜都能达到高质量的唯一途径。

第三节　远用屈光矫正镜度检测的规范程序

验光是眼视光学中极其重要的工作。可以说，没有验光，眼视光学作为学科只能是一句空话。那么，验光到底应当遵循一种什么样的程序呢？目前，被称为"法"的验光种类很多，例如 12 步验光法、18 步验光法、公式验光法、美式 21 步验光法、港式 21 步验光法等，还有使用英文字母表示的，凡此种种，不一而足。仅拿港式 21 步验光法（图 7-3）来说，其中"同上步骤 8—左眼"就又包含了 9 步，实际上是 29 步，倘若再加上对原戴眼镜的镜度检查、配装质量检查等，再加上下加光、远用瞳距、近用瞳距等的测定，至少可以达到 32 步。

不管在哪里进行屈光检测，不都是这样的过程吗？标注"港式"无非就是一种标签效应而已，这不过是一种营销手段而已，与验光是否到位、检测是否准确没有直接关系。

港式【21步】验光步骤

- 问诊
- 闭目休息一分钟
- 消毒
- 电脑验光
- 瞳距测试
- 主力眼测试
- 旧镜视力测试

- 雾试—右眼
- 去雾视
- 红绿测试
- 散光盘测试
- 散光测试
- 红绿测试
- 交叉圆柱镜—精确轴位

- 交叉圆柱镜—精确散光度数
- 红绿测试
- 同上步骤 8—左眼
- 双眼平衡
- 双眼红绿测试
- 试戴
- 确定配镜度数

图 7-3　港式 21 步验光法

那么，验光到底应当怎样做才是规范的，才可能最大程度上避免检测偏差，关于这方面的问题，读者可以参阅《基础验光规范与配镜》（化学工业出版社 2016 年 1 月出版）。在这里，我们仅围绕渐进眼镜的验配工作来介绍在渐进眼镜验配中的屈光检测要点。

一、初检

讲到验光，毫无疑问就是对被测眼进行屈光检测。但是，上来就进行屈光检测，显然是不可以的。开始我们要做的有以下几件事。

1. 放松被测眼，缓解紧张气氛

一般来说，对于近视眼被测者来说，应让被测者摘下眼镜处于裸眼状态。这样就可以让被测眼睛处于放松状态，这对避免检测偏差是有利的。在被测眼睛处于休息状态时，验光师就可以通过观察、聊天，了解被测者相关的年龄、职业信息。

这些信息对验配的把握、控制具有重要的参考意义，例如被测者 40 多岁又从事程序设计工作，这很可能就是戴用渐进眼镜的潜在对象。

2. 了解曾经的屈光矫正信息

关于被测者过去接受屈光矫正的信息，一般是由被测者提出来的。尤其是在其他地方配的眼镜出现戴用问题，希望得到帮助；或者是验光度数一直不稳定、戴新眼镜适应的时间相对较长等。

这里需要注意的是，通过信息交流，要对这些问题的性质进行初步判断：是眼睛本身问题，还是眼镜的问题？是验光的问题，还是配镜的问题？这对考虑验光中的侧重点将会起到一定的启示作用。

3. 检查、测定原戴眼镜

对原戴眼镜的检查与测定，是验光不应忽略的事项。检查、测定的内容包括：① 镜片的镜度、光学中心位置与距离；② 眼镜装配、调整的情况，如镜眼距、前倾角、镜面角、弯点长等参数；③ 矫正视力测定。

了解上述信息，对评定被测眼的屈光变化、预估对新镜度的戴用感受都具有重要的参考价值。对选择眼镜架以及眼镜的戴用调整也有一定的参考意义，这些信息也为如何指导戴用眼镜提供了可靠的依据。当检测的屈光矫正镜度和原戴眼镜有较大差异，或原戴眼镜的光学中心距与被测者实际的瞳距存在较大的偏差时，应通过适当延长"行走试戴"时间，认真观察戴用的反应，这是保证戴用新镜度眼镜获得舒适戴用效果的必须要注意的问题，特别是对配用渐进眼镜的人则更要注意这一点。

4. 了解屈光矫正的新需求

① 随着眼视光学知识的普及，定期接受屈光复查已经被越来越多人所接受，定期复查是来验光的第一类人；② 屈光度有变化，需要重新配镜，这类情况包括青少年近视度数增加了、中老年人近视度数下降了、老花眼发生了；③ 眼镜损坏了，需要重新配镜；④ 配制特殊用途的眼镜，如偏光眼镜、钓鱼眼镜、视疲劳控制镜、控制近视镜等。

接待这些顾客，首先是要满足其最基本的需求，其次就是了解是否还有新的需求。

5. 关于"雾视"的说明

"雾视"作为使眼睛放松、保持正常调节张力的手段，眼视光学历来都很重视，甚至可以说这是屈光检测不可或缺的步骤。但是，对于"雾视量"却存在不同的说法，有人主张以"＋10.00DS"作为"雾视量"，也有人主张使用"＋0.75DS"作为"雾视量"。

雾视的规范做法是：使用＋3.00DS（也有＋3.00～＋4.00DS的说法）的"雾视量"使视力降低到0.1。也就是说，用＋3.00DS雾视，使视力达到0.1就完全可以达到放松眼睛的调节作用。

那么，使用＋10.00DS"雾视量"是不是可以发挥更大的作用呢？应当说，即便使用更大的雾视量，眼的调节也不会降低到负数，这是眼的生理机能使然。过大的"雾视量"会造成视像过于模糊，反而容易引起心理、情绪的不必要的波动。

与规范的做法比较，＋0.75DS"雾视量"只能使视力达到0.6。这就无法满足将"视力降低到0.1"的要求。但是这个"雾视量"是不是根本不能用呢？并非若此，只要令被雾视者始终注视1.33m以外的视标，也是可以达到"雾视"目的的，不过需要的时间应当相对长。因此，屈光检测前使用＋0.75DS"雾视量"放松眼睛的调节不如规范做法恰当。

对于屈光检测前，以放松眼睛的调节张力为目的的雾视，可按下列办法实施：

（1）中、高度近视眼　保持裸眼状态，就处于理想的雾视，无须加用"雾视镜"。

（2）低度近视　也可以采用保持裸眼状态的办法来进行雾视。但要注意，令被测者保持合理的视距，其视距一定要保证注视视距>1÷｜DS｜（表7-1）。

表 7-1 被测眼屈光矫正镜度与保持"雾视"的视距

矫正镜度/DS	−2.75	−2.50	−2.25	−2.00	−1.75	−1.50	−1.25	−1.00	−0.75	−0.50
视距/m	0.37	0.40	0.44	0.5	0.57	0.67	0.8	1.0	1.33	2.0

（3）正视眼、远视眼　均采用在原有屈光矫正镜度基础上，再加入＋3.00～＋4.00DS"雾视量"进行雾视办法。

雾视的时间大多掌握在 15～30min 这一范围。

二、客观屈光检测

被测者雾视的过程完成以后，就可以开始实质意义上的验光（即屈光检测）了。屈光检测又可以分为两个阶段：客观屈光检测、主观屈光检测。客观检测可以分为两种形式：检影镜检测、验光仪检测。

1. 检影镜检测

检影镜分为两种：点状光检影镜、带状光检影镜。验光师一般偏好使用带状光检影镜（图 7-4）。使用检影镜检测眼的屈光矫正镜度，通过观察仪器的投射到眼底的光与手动的相对运动，判断试镜片对眼屈光的矫正状况，来确认眼的屈光矫正镜度。

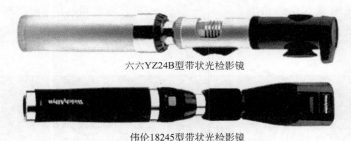

六六YZ24B型带状光检影镜

伟伦18245型带状光检影镜

图 7-4　充电式带状光检影镜

（1）影动方向与屈光意义　使用检影镜检测的基本方法如图 7-5 所示。通过检影上的观察孔观察在转动检影镜时眼底反光的运动方向。眼底反光运动方向与检影镜转动方向一致就是顺动，反之则是逆动。影动方向的屈光学意义及检测中需要再加入的镜度如图 7-6 所示。

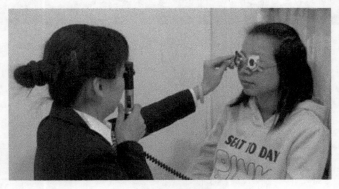

图 7-5　检影镜检测

（2）散光的检影检测　使用检影镜检测散光，关键的一点就是光、影重合（图 7-7）。

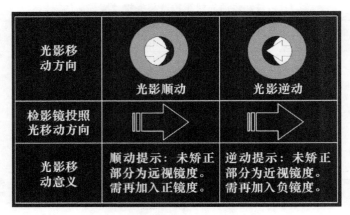

图 7-6　影动方向与屈光学意义

当观察到投照光带与眼底反射光不重合时（图 7-7 左侧），可采取两种方式：①转动检影镜的筒芯；②调整检影镜的位置方向。使用其中任意一种方法，均可使光、影重合。一般习惯上，光、影偏差角度比较小时使用第一种方法，光、影偏差角度较大则使用第二种方法。光、影重合的位置就是被检测圆柱镜的垂直轴（图 7-7 右侧）的方向。

　　在确定圆柱镜的垂直轴的角度以后，一般会对这个轴向和与之正交轴向的影动进行快速的比较。检测中通常会选择影动较快的方向作为初检的方向，与之正交的轴向作为再检的方向。

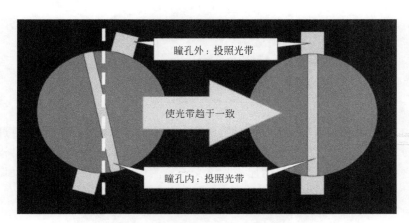

图 7-7　散光检影检测：对正光影

　　假定垂直轴向上的影动速度快，这时转动检影镜检测的就是水平方向的屈光状况，根据影动的情况加入适宜的试镜片，此时可以加入的镜片有两种：① 球镜试戴片；② 圆柱镜试戴片。两种镜片在检测方法和程序上略有差异（表 7-2）。

表 7-2　散光检影检测加入不同试镜片的效果对比

加入镜片种类	球镜试镜片	柱镜试镜片
放置方向	没有要求	方向必须准确
检测优势	检测速度相对快	检测精度相对高
后期处理	直读球、柱镜度	需要进行镜度转换

　　继而，将检影镜横置，转动检影镜检测垂直方向的屈光状况，根据影动的情况加入适宜

的圆柱镜试戴片（注意：此时只能加入圆柱镜试戴片）。

（3）检影的终点和补偿　检影检测的终点有两个指标：① 眼底的反光影静止不动；② 光带消失，整个瞳孔均显示眼底的橙色反光。这就说明镜片与被测眼的屈光、检测距离达到了中和状态。

检影是在被测眼前一定距离进行的，因此在最终核定被测眼的屈光矫正镜度时要对这一距离给予相应的补偿。常用检测距离有 3 个：0.5m、0.67m、1.0m。其补偿的镜度依次为 −2.00DS、−1.50DS、−1.00DS。

检测的镜度与补偿镜度的代数和就是被测眼的屈光矫正镜度。

2. 验光仪检测

电脑验光属于客观验光法，其原理与视网膜检影法基本相同，采用红外线光源及自动雾视装置达到放松眼球调节的目的，采用光电技术及自动控制技术检查屈光度，电脑验光技术较易学习和掌握。电脑验光仪验光对软性角膜接触镜验配可作诊断性验光，既不需"散瞳"又能迅速测出隐形眼镜的屈光度数（但要将镜-眼距设定为 0）。电脑验光仪验光结果全部是自动打印，不需换算，一般几秒到几分钟即可测定一个患者，并能迅速测定出屈光不正的度数，为镜片矫正提供较准确的屈光度数和瞳孔间距离。目前，有一些电脑验光仪还可以同时进行角膜曲率和屈光度的参数测量。

（1）电脑验光仪在实际应用中的价值

① 电脑验光仪的优势：电脑验光仪是当前眼镜行业应用最为普遍的一种验光设备。这种设备操作简单、检测速度快，掌握其操作要领也是一件比较容易的事情。因此，电脑验光仪是屈光检查最为理想的、当前仍无法取代的设备。另外，在正式验光前使用这种设备进行屈光矫正镜度的预检，也为被测者的眼能在较为松弛的条件下进入正式验光之中创造了条件。

② 电脑验光仪的不足：表现在对调节力的控制是不充分的。检测时出现的内视图像短暂的模糊状态，只是仪器在检测前的对焦预备状态。仪器所出现的短暂的图像的模糊状态，对过度调节现象的松弛作用不会造成屈光镜度表达值的改变。

这就是说，电脑验光仪的存在价值是以其他验光方法为基础的，没有其他验光方法的支持，它检测的数据只能以参考的形式存在，不宜直接用于配镜。

③ 电脑验光仪在应用中应当完善的方面：这种设备在相当大的程度上降低了从事验光这一职业工作的门槛。这也造成一些验光师在没有电脑验光仪的情况下就不能验光的怪现象。在电脑验光仪的使用上，也存在着一定的不足，主要表现在电脑验光仪的功能利用不够充分。例如，仪器在编号、计数、曲率计量、镜距、球柱镜度转换等方面的应用率还是有待提高的。

（2）电脑验光仪的基本操作　使用电脑验光仪进行检测，有两类操作，其一是预备动作，其二是检测动作。预备动作主要是指引导、安置被测者进入检测预备状态。这类操作包括：调整下颌托高度，令被测者前额顶住额止，两眼对齐眼高标线（图 7-8）。

当被测者进入被测试状态，就可以进行电脑验光仪的检测了。此时，操作员的基本操作有两组基本动作。

第一组动作：通过旋转操作杆可以对机头的高、低进行小幅调整。顺时针转动操作杆，机头升高[图 7-9(c)]；逆时针转动操作杆，机头降低[图 7-9(d)]。大幅改变机头的高、低，则需通过调整工作台的高度来完成。

第二组动作：调整机体水平位置的操作，这包括两种动作，一种较大幅度的位置调整，另一种为小幅精细调整。大幅度位置调整，要依靠推动机身改变其与机座的相对位置来实现（图 7-8），这种调整用于变换被检测眼和调整机身前后位置时使用。小幅精细调整是通过操作杆的前、后、左、右的倾侧来完成的［图 7-9（b）］，这种操作多用于检测中的精确对准和精确对焦。

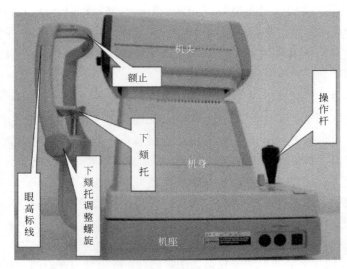

图 7-8　电脑验光仪侧面图

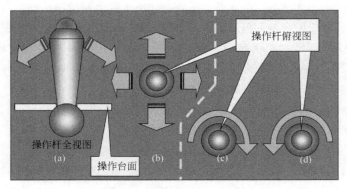

图 7-9　操作杆操作示意图

"精确对准"指的是电脑验光仪屏幕中央方框的中心（图 7-10，目前有的电脑验光仪是用十字来对准的）要对准瞳孔中心。"精确对焦"就是指通过调整仪器与被测眼的距离使瞳孔中心的反光点达到最锐利的状态。

3. 两种客观验光法比较

对两种客观验光法的认识，是眼视光学历来争论不休的一个话题。这种非是即非的争论，与眼视光学的发展及矫正工作意义是十分有限的。客观上讲，纯客观的验光法应当是电脑验光仪检测，而检影验光也只能算是半-客观验光法，毕竟信息还是由验光师的主观检测、判定获得的。充分发挥两种客观验光法的各自优势（表 7-3），进一步提高屈光检测、矫正水平才是最恰当的。

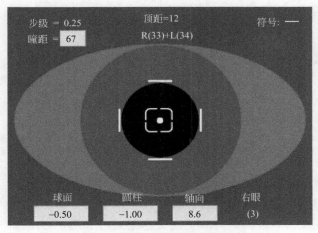

图 7-10　电脑验光仪显示屏示意图

表 7-3　检影检测技术与电脑验光技术两种检测方法的比较对照表

性能及要求比较		检影验光检测技术	电脑验光检测技术
异同	比较项目		
相同点	屈光矫正镜度	比较准确	准确(易受调节影响)
	信息对被测者	客观信息	客观信息
不同点	信息对检测者	主观信息	客观信息
	检测速度	较慢	快速
	对技能要求	较高	较低
	检测偏差控制	检测技巧	无法控制
	检测结果	不宜作为配制眼镜的依据	不能作为配制眼镜的依据
	检测误差的原因	检测操作失当	仪器自身误差、合作程度、重复检测;屈光间质透明程度、眼球震颤
检影检测与电脑验光的各自优势		易于主观控制	需要良好的配合
		可以直视屈光间质状况	适于开展广泛性屈光普查
		设备轻便、价格低廉	掌握操作要领比较容易
眼视光学界所认可的对比结论		检影检测是眼科与视光学的一项基本技术,是低年资验光师的基本技能训练的重要项目	是验光技术的一个突破,仍有一些问题需要解决;检测的数据可以作为主观验光的起点,存在代替检影检测的可能性

在这里必须明确说明一点,不管是哪一种客观验光法,都不能决定渐进眼镜的定制,因为这两种方法都无法进行双眼屈光平衡的检测,更谈不上视功能的检测。

4. 关于"散瞳验光"与渐进眼镜验配

在瞳孔散大的情况下,眼的调节力完全丧失。在这种情况下,远用屈光矫正度必然会向"正镜度"方向偏移,而近用屈光矫正镜度也必然会被夸大。显然这种偏移、夸大的镜度,不符合戴用者在现实中的矫正需求,是不可以用于渐进眼镜配制的。

三、单眼:主观屈光检测

在取得客观检测的数据后,就应当进入主观屈光检测的过程了。对配制渐进眼镜的被测者进行主观屈光检测最好是使用综合验光仪,这会使检测速度明显加快,在一定程度上可以预防被测者因检测项目多而出现情绪和心理上的变化。以近视性屈光不正为例来介绍主观屈光检测基本过程，检测的步骤如下。

1. 球镜度检测

（1）初始球镜度设置　初始的球镜度应当怎么给呢？有人主张以-0.25DS 作为初始镜度，以-0.25DS 为递增镜度，逐渐加至被测者的最佳矫正视力。这样的检测就使客观屈光检测完全失去了意义，而且这也必然会将验光的时间拖长，因此这种以-0.25DS 为起点、依次递增的检测方法是不可取的。

给多少镜度作为初始的球镜度，要根据客观检测结果来决定。最简单的办法就是：将客观检测球镜数据的$1/2$、$2/3$、$3/4$作为低、中、高度近视的初始镜度，这样就会使检测速度明显加快。

（2）递进球镜度控制　在初始镜度上，以-0.25DS 镜度匀速递加至 1.0（或 1.2）。当被测者有明显散光（或有某些眼病）时，矫正视力就不会达到 1.0，这种情况下的操作是：增加到某一屈光矫正度时，被测眼的矫正视力达到某一数值，再增加-0.25DS，矫正视力没有得到提高（不能维持前一矫正数值），应当减去最后加入的-0.25DS。

（3）球镜度调整（第一次红绿试验）　使用红绿测试图标，对球镜度进行精确核定，精确调整的量为：± 0.25DS。核定的指标是：红、绿背景的视标模糊程度基本一致（或红背景的视标略清晰）。调整量超过 0.50DS，说明前面检测的数据出现了明显偏差，则应停止检测令被测者略做休息后，再重新检测。

被测者报告红色背景的视标更清晰，矫正镜度应减去-0.25（或加上$+0.25$）DS。倘若被测者报告绿色背景的视标更清晰，矫正镜度应增加-0.25（或减去$+0.25$）DS。

（4）检测注意事项

① 检测中，尽可能避免镜度加、减的反复性的重复。这种反复性操作会降低被测眼分辨的敏感度。

② 矫正视力低于 0.8，无须使用红绿试验。

2. 柱镜轴、度检测

经过红绿试验确认球镜度后，就可以进入柱镜的检测了。圆柱镜有两个变量：轴位、镜度。检测中要先确认轴位，再确认镜度。检测方式为交叉柱镜法，使用的视标图（图 7-11）有两种：散光表（由放射线条组成的图形）、点阵视标（通常称为蜂窝状视标，但图形并不呈蜂窝状）。两种视标图在使用上是有所区别的（表 7-4）。

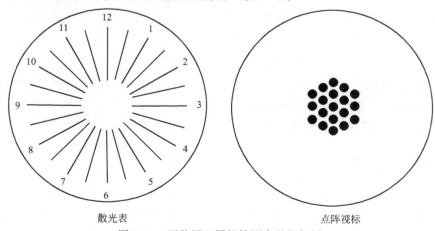

散光表　　　　　　　　　　　　点阵视标

图 7-11　两种用于圆柱镜测定的视标图

表 7-4 两种柱镜检测用图使用对比

检测用图	散光表	点阵视标
直视	可以大致了解轴所在位置	不能确认轴的大致位置
预设轴位	根据对放射线识别的情况 结合客观检测结果	只能根据客观检测结果
适宜人群	被测者可以识读数字	被测者能进行清晰度分辨

使用综合验光仪进行圆柱面矫正镜度（即散光度）的测定要注意一个问题：综合验光仪上只有负柱镜（近视散光）。因此，复性近视散光（如－3.00DS－1.00×90°）的镜度，在检测时可以将近视度、近视散光度直接在综合验光仪上使用。但是，倘若是复性远视散光，则需将镜度转换成负圆柱镜形式，才可以设置在综合验光仪上。例如，＋3.00DS＋1.00DC×180°，则需转换成＋4.00DS－1.00×90°，才可以在综合验光仪上进行镜度设置。

（1）圆柱镜轴位测定 在进行散光检测时，将交叉柱镜旋至窥孔前。先预设散光轴位，将交叉柱镜的正、负圆柱镜轴设置在"骑跨"预设轴位上（图7-12）。推动交叉柱镜的翻转轮，使正、负圆柱镜轴互相转换。倘若被测者 A 面、B 面看到的视标清晰度一致，说明预设的散光轴位就是被测眼的圆柱面矫正镜的轴位。

倘若被测者 A 面、B 面看到的视标清晰度不一致，说明预设的散光轴位与被测眼的圆柱面矫正镜的轴位存在偏差，需要调整。调整的方法：将较清晰的交叉柱镜面保留在视路上，将预设散光轴位向交叉柱镜圆负柱镜轴位调整。

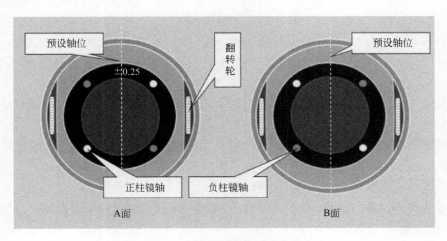

图 7-12 散光轴位检测示意图

轴位角度调整的幅度要根据圆柱面镜度的情况来确定：－0.25～－1.00DC，采用"进10退5"的办法比较适宜；高于－1.00DC 以采用"进5退2"的办法为宜。例如，图7-12的预设轴位为90°，假如 A 面为清晰面，预设轴则应调整到100°，同时将交叉柱镜向同一方向旋转10°，翻转交叉柱镜，可能会出现：① A 面、B 面清晰度一致，则确认被测眼的圆柱面矫正镜的轴位为100°；② B 面更清晰，再将预设轴调整回95°，翻转交叉柱镜，A 面、B面清晰度一致，则确认被测眼的圆柱面矫正镜的轴位为95°。

当然，"进10退5""进5退2"都是经验总结，但是使用交叉柱镜进行轴位确认的关键是：翻转交叉柱镜，两面像质相同，则是确定被测眼的圆柱面矫正镜的轴位的标志。

（2）圆柱镜度检测　轴位一旦确认，就要进入圆柱面矫正镜的检测。

检测时，先将客观检测的散光度设置在综合验光仪，将综合验光仪上外置的交叉柱镜旋转 45°（图 7-13），即将交叉柱镜正柱镜轴（或负柱镜轴）与被测眼的矫正轴位"重叠"。翻转交叉柱镜，比较 A 面、B 面的清晰度是否一致。

A 面、B 面的清晰度一致，说明圆柱面矫正镜度准确，终止检测。A 面、B 面的清晰度不一致，则有两种情况：① A 面更清楚，要减去－0.25DC；② B 面更清楚，则要增加－0.25DC。

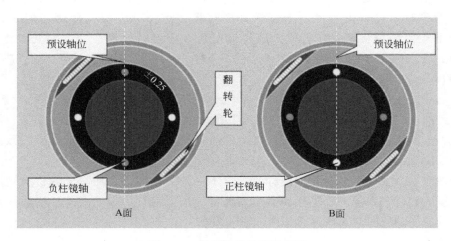

图 7-13　散光镜度检测示意图

（3）球、柱镜度调整（第二次红绿试验）　在使用前述检测的球镜度、圆柱镜度的基础上，再一次进行"红绿试验"检测。达到红色背景、绿色背景同样清晰，是检测的目标。

倘若红色背景下的视标更清楚，则需：① 减少－0.25DS；② 增加＋0.50DC。绿色背景下的视标更清楚，则需：① 增加－0.25DS；② 减少＋0.50DC。

在单眼屈光检测中，对于调整镜度 0.25DS 无法达到两种颜色背景清晰一致时，可采用下列方法：

（1）青年人　选择第一次绿背景清晰时所使用的屈光矫正镜度；

（2）老视眼被测者　选择最后一次红背景清晰时所使用的屈光矫正镜度。

3. 左眼检测

依照前面步骤，进行左眼屈光矫正镜度的检测。

4. 单眼屈光检测应注意的三个问题

（1）以矫正镜度准确为目标　在检测中，要始终以主观最佳矫正视力为检测的目标，达到这一目标的唯一途径：用客观指标去核准主观矫正视力的状况。检测中要注意两个问题：

① 对于个别被测者无法达到 1.0 矫正视力，不可以一味地增加镜度；

② 要考量被测者对镜度是否适应、能否接受的问题，这个问题是行走试戴要解决的问题。

（2）两次红绿试验　在单眼屈光矫正镜度检测中，有两次红绿试验的核定检测，其检测目的、镜度调整的方法是不同的，如表 7-5 所列。

表 7-5　两次红绿试验核定内容的区别

表 7-5　两次红绿试验核定内容的区别

红绿试验		第一次红绿试验	第二次红绿试验
检测时刻		球镜度初检结束	圆柱镜度检测结束
检测目的		核定球镜的精确度	调整球、柱镜度分配
是否为必检项		必检项	无散光不检
镜度调整	红、绿一致	无须调整	
	红背景清晰	减−0.25 （或加＋0.25）DS	减−0.25（或加＋0.25）DS 同时加＋0.50（或减−0.50）DC
	绿背景清晰	减＋0.25 （或加−0.25）DS	减＋0.25（或加−0.25）DS 同时加−0.50（或减＋0.50）DC
试验核定完成		是柱镜度检测的必要准备	单眼屈光矫正镜度检测的结果

（3）目前屈光矫正镜度的递进值为±0.25D（没有±0.125D），因此在红绿试验检测中，会出现：不加±0.25DS 时一种颜色背景视标稍清晰，加上±0.25DS 后则另一种颜色背景视标稍清晰。对于这种情况的处理则采用：绿颜色背景视标稍清晰的镜度为准。原因是：绿色像差量为 0.21D，红色像差量为 0.25D，因此绿背景视标稍清晰时的焦点更接近于视网膜，对于老年人则一律采用红色背景视标稍清晰为宜。

四、双眼：屈光平衡检测

当双眼的屈光矫正镜度得到确认，就要对双眼的屈光状态进行平衡。

1. 双眼低度雾视

进行屈光平衡前，要对双眼同时进行低度（＋0.75DS）雾视，此时精确的矫正视力为 0.6（不精确的矫正视力为 0.8）。

有人也会用＋1.00 作为雾视量，这要根据验光师自己的习惯来确定，通常情况下给镜度偏高的验光师应使用＋1.00 作为雾视量。

2. 双眼视像分离

（1）双眼视像分离种类　要考察双眼的屈光是否平衡，就得为被测者的双眼的比较创造必要的条件：两眼视像分离（表 7-6）。

视像分离的方法有：交替遮盖分离、棱镜分离、偏振分离、偏振红绿分离。这几种方法到底使用哪一种，要根据个人习惯与经验来决定。当前比较流行的是棱镜分离、偏振分离、偏振红绿分离，视光学界认为这 3 种方法是在双眼同视情况下进行的，因此更接近人的生理状态。交替遮盖分离和这几种到底有多大的差异，目前没有相关报告，强调"接近人的生理状态"不排除是一种追求完美的心理表现。

表 7-6　双眼视像分离种类比较

视像分离种类	交替遮盖分离	棱镜分离	偏振分离	偏振红绿分离
辅助工具	遮眼板	综合验光仪外置棱镜	综合验光仪偏振辅镜	综合验光仪偏振辅镜
检测用视标	0.8～1.0(三行)	单个视标或点阵视标	偏振单色视标	偏振红绿视标
优点	简单、直观、明了	双眼同视,被测者表述:简单、明了		
缺点	双眼不同视	操作相对麻烦		

（2）双眼视像分离的设置　实现双眼视像分离，通常采用的习惯设置如表 7-7 所示。应用交替遮盖分离之所以采用先右后左的顺序，只是眼-视光学检测顺序的一种约定成俗的规

律，与检测效果没有关系。

表 7-7　双眼视分离的设置

视像分离种类		交替遮盖分离	棱镜分离	偏振分离	偏振红绿分离
设置	右眼	先遮盖	6△BU(基底向上)	偏振镜的轴定位在 45°	
	左眼	后遮盖	12△BI(基底向内)	偏振镜的轴定位在 135°	

（3）视像分离时看到的视像　左、右眼各自看各自的视像，达到可以对视像清晰程度进行比较的状态。

双眼平衡使用的视标有三种（图 7-14），平衡检测中被测者两眼看到的视图部分是不同的，右眼见到的总是最上面部分及与之组合的同视部分，左眼看到的永远是最下面部分与同视部分。

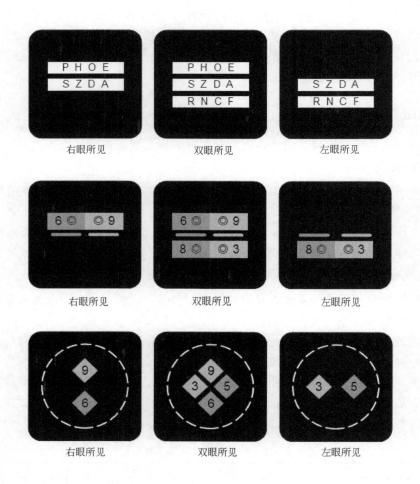

图 7-14　三种偏振图在视像分离中所见图形位置分布

视像分离后，被测者两眼看到图像的位置是有一定规律的：右眼的视像在上方，左眼的视像在下方。图 7-14 中的第三种图略有出入，竖向是右眼、横向是左眼，但仍符合最上方的部分是右眼所见的规律。

3. 屈光平衡调整

（1）让被测者分辨两眼的视像是否一致，并报告看到的结果 在双眼平衡检测中，被测者双眼的视觉始终处于模糊状态。因此检测时要注意：这项检测，不适于使用"哪只眼更清晰"的句子进行提示，应当使用两眼的"两眼清晰度有区别吗"这样的句子。

（2）屈光镜度调整 这项检测中被测者始终处于模糊状态，因此镜度调整的方法只能是降低比较清晰的眼的-0.25DS镜度（或增加+0.25的正镜度）。

（3）镜度调整注意

① 当被测者报告一只眼的视像相对比较清晰，这只眼的屈光矫正镜度要减少-0.25DS镜度（或增加+0.25的正镜度）。调整后两眼视像的模糊程度一致，说明两眼屈光矫正镜度已达到平衡。

② 当一只眼的屈光矫正镜度降低-0.25DS镜度（或增加+0.25的正镜度）后，报告对侧眼又呈稍清晰时，不再进行调整，保持镜度调整前的状态，倘若是远视也可以保留屈光矫正镜度减低-0.25DS镜度（或增加+0.25的正镜度）的状态。

4. 双眼去雾

在达到双眼屈光平衡后，就要以-0.25DS的递进率，即刻在双眼同时连续增加镜度，至双眼最佳矫正视力。一般情况下，这时双眼最佳矫正视力可达到1.0～1.5。此时双眼的屈光状态，就处于人们习惯称的"双眼MPMVA"状态。

但要注意，因眼病，视功能也会存在双眼矫正视力无法达到1.0～1.5的情况，这是完全正常的检测状态。

五、行走试戴

远用屈光矫正镜度一经确认，就要对确认的镜度实施行走试戴。

1. 试戴眼镜架选择

选择试戴眼镜架，一定要注意规格尺寸，应尽可能选择与被测者瞳孔距离相适应的试戴眼镜架。

2. 镜片插入顺序

（1）两眼的镜片均为球镜（图7-15）。

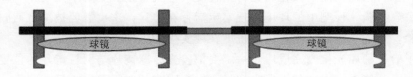

图7-15 双眼球镜插入顺序

（2）双眼的镜片均为球镜、圆柱面镜（图7-16）。

（3）一眼的镜片为球镜、圆柱面镜，另眼的镜片仅有球镜（图7-17）。

（4）单眼为球镜（或圆柱镜），如图7-18所示。

（5）双眼的镜片均含有球镜、圆柱面镜和三棱镜（图7-19）。

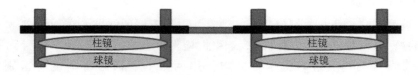

图 7-16　球镜、圆柱镜插入顺序

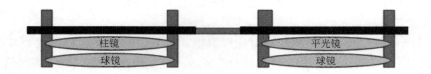

图 7-17　双眼球镜、单眼圆柱镜插入顺序

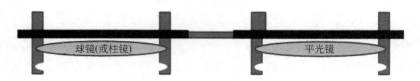

图 7-18　单眼球镜（或圆柱镜）插入顺序

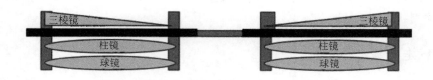

图 7-19　球镜、圆柱镜、三棱镜插入顺序

3. 知觉平衡

目前使用的镜片类型都是"内散"形式（即把镜片的散光成分加工在镜片内侧面），而在屈光检测中，试戴镜架放置镜片的顺序则与实际的这种"内散"形式恰好相反而呈"外散"序列状态。被测者对最佳屈光矫正镜度是否适应，仅凭"外散"序列排列应当是不太真实的。因此，尽管已经检测到最佳屈光矫正镜度，但就矫正视觉属于主观知觉而言，同样需要在验光中得到检验。检测中的环境与现实生活存在差异，这也需要被测者回归到模拟环境进行戴用体验，才能了解最佳屈光矫正镜度在现实生活工作中的价值。

这就要求验光师屈光检测完成后，一定要把验光时球镜片与圆柱镜片的位置顺序前后对调。只有这样，才能在行走试戴中考察到将要定配眼镜的实际戴用效果。

在难以适应完全屈光矫正镜度的情况下，可按下列顺序进行调整与处理，以达到戴矫正眼镜后的知觉平衡。

（1）对被测者进行相应的检查：调节与集合功能、隐斜视等。

（2）适当降低球面镜度。

（3）降低柱面镜度，并对其进行等效球镜处理。

六、远用屈光矫正镜度检测与渐进眼镜验配

通过前五个问题，我们比较详细地介绍了远用屈光矫正镜度检测中的每一个步骤。那么，渐进眼镜与远用屈光矫正镜度到底有什么关系呢？为什么定配渐进眼镜要强调远用屈光矫正镜度的验光环节呢？

1. 戴用渐进眼镜的目的

戴用渐进眼镜，在视觉上要达到的目的有三个：
① 宽阔的远用视野及满意的远用矫正视力；
② 足够使用的近用视野及近用阅读视力；
③ 中央视区连续视像的过渡变化。

要想达到这样的目标，远用屈光矫正镜度就必须准确。否则，就等于剥夺了被测者获得理想远用矫正视力的权利。从客观上讲，不能获得满意的远用矫正视力，戴用渐进眼镜就应当属于一种过度消费，验光师不应做这样的引导。

2. 远用屈光矫正镜度是确认近用附加正镜度的基础

远用屈光矫正镜度是验配渐进眼镜的基础数据，近用屈光度是在远用屈光矫正镜度基础上通过附加近用正镜度来获得的。远用屈光矫正镜度没测量准确，近用屈光矫正镜度也就无法准确检测。

在模糊的远用屈光矫正镜度的基础上，不可能有准确的近用屈光矫正镜度可言，这等于把渐进眼镜的配制当成了售卖"成品老花镜"。这不论是从屈光矫正的意义，还是从验配镜服务的角度讲，都是很不妥当的。

从以上两点就可以确认：远用屈光矫正镜度的准确，是渐进眼镜戴用舒适、满意的基本保证。

第四节 近用屈光矫正镜度的检测与试戴

一、近用附加正镜度

1. 近用附加正镜度的概念

通常将近用附加正镜度习惯地称为 Add（或 ADD），目前有人认为是 near addition 的缩写，也有人认为是 addition for near vision 的缩写，而实际上 Add 就是英文单词 Additive 的缩写，作为名词其意义是添加剂、添加物；作为形容词其意义为附加的。从使用情况看，Add 是作为名词使用的，指的是添加的镜度，就其单词本身的含义而言并不包括近用（nigh visual，缩写为 NV）、聚散度（spherical power，缩写为 SPH）和正数（positive number）这三层意思。因此，Add 作为"近用附加正镜度"的简洁表达形式应当是眼视光学约定成俗的方式，Add 表达的基本概念是：这种镜度是近用的、附加的、较远用镜度更"正数"的镜度。

2. 近用附加正镜度的屈光学意义

既然"近用附加正镜度"的镜度是附加的，那么什么时候应当附加，应当加多少就是必

须解决的问题。"近用附加正镜度"当然是要在近用时附加，可是这里又有一个现实的问题：人视近的距离是有差异的，显然这种差异与个人的学习、生活习惯有关，也与年龄有关。基本规律是：视距小、年龄大，Add 值就会较大；反之，则会较小。不管使用的 Add 值取向如何，在屈光学上只能有以下两个作用。

（1）屈光力补偿作用　随着年龄的增大，人眼的调节力会逐渐减退，当调节力减退到一定程度，就会出现阅读困难，这是一种生理性的机能退行性改变，对于这种因调节力减退造成的视近问题，就需要在屈光力上给予适当的补偿，能发挥这种补偿作用的镜度当然就是"凸透镜"所具有的正镜度。老视眼戴用老花镜、双光镜、渐进眼镜寻求的就是屈光力补偿作用。

（2）调节力替代作用　近用附加正镜度的另一个作用就是替代眼本身所具有的调节力。为什么自身具有调节力，还要去替代呢？替代调节力有以下两种作用。

① 预防视觉疲劳：对于长期持续长时间从事近距离工作的人来说，视觉疲劳应当是不可避免的症状，倘若在其持续近距离工作时使用适当的近用附加正镜度，就可以节省自身眼的调节力，增大近距离工作时眼睛调节力的储备，自然就可以避免视觉疲劳的发生。

② 控制近视发展：对于青少年来说，这个时期的眼睛本身就处于趋向近视眼发展的阶段，再加上学业负担沉重以及广泛小视屏产品使用，在生长发育期要想做到不发展是很困难的。倘若使用近用附加正镜度，就可以使眼睛在视近作业时的生理适应得到有效的控制，这种方法可能无法阻止近视的发展，但将其发展控制在生理范围之内应当是可以的。

应用正镜度近用附加预防视觉疲劳、控制近视发展，采用的都是替代被测者调节力的办法，但要注意：预防视觉疲劳主要考虑的应是工作中视觉的舒适性，而控制近视眼发展，不但要考虑控制发展的作用，还要考虑保护戴用者调节力的储备问题。

3. Add 与视近距离

对于具体的被测者，到底使用多大的近用附加正镜度（Add），这是一个很现实的问题。倘若我们只以视距作为参照，那么习惯视距比较大的人所要使用的近用附加正镜度就会较低［图 7-20(a)］，而视距相对较小的人所要使用的近用附加正镜度就会相对高［图 7-20(b)］。在为被测者验配近用眼镜时，验光师必须注意这一问题。

（1）近用眼镜与渐进眼镜　在验配近用眼镜时这个视距的度很容易把握，验光时，只要给被测者一份阅读的资料，这个视距就会一览无余，配制的眼镜就可以在现实中很舒适地戴用。但是，倘若配制的是渐进眼镜，戴用是否舒适就不确定了。

之所以配戴渐进眼镜是不确定的，这是镜片的光学结构特点所决定的：近用参照圆的中心要比远用参照圆的中心向内移动 2.5mm（图 7-21）。也就是说，当瞳距为 60mm 时，近用光学中心距为 55mm 时才可以获得最佳的戴用效果。那么，我们在看多远的距离时视线恰好通过两只渐进镜片的近用参照圆的中心呢？经计算可以得知这个距离是 0.30m。这就说明，当被测者使用的视距不是 0.30m 时，所获得的就不会是最佳效果，这是验光师、配镜师在验配渐进眼镜时应当考虑的一个问题。

（2）渐进眼镜的视近距离　解决戴用渐进眼镜的视近距离的问题不外乎以下 3 种方法。

① 教会被测者使用 0.30m 这一最合理的视距。这种方法最为简单、实用，但要考虑到被测者自身的情况（有些人不适宜使用这种方法）。

② 引导被测者使用较宽近用区的渐进镜片。这种方法是验配镜人员最愿意采用的方法，

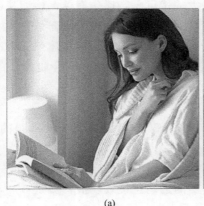
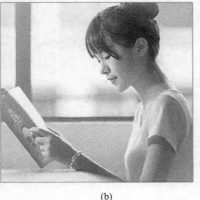

(a)　　　　　　　　　　　　　　　　(b)

图 7-20　不同的阅读视距

但是要考虑到被测者自身的情况。

　　③ 配制渐进眼镜时，对配镜十字的位置进行适当的调整。这种方式需要精确计算，处理起来对技术要求比较高。

二、近用附加正镜度的检测

　　我们已经了解近用附加正镜度的概念及与渐进眼镜的关系，那么渐进眼镜的 Add 怎么给呢？又怎样检测呢？目前经典的说法是要精确测量，但在临床实践中并不是都采用这种方法。在工作中实际被使用的检测近用附加正镜度的方法有以下几种。

1. 近用附加正镜度最简洁确认法

图 7-21　近用参照圆的中心内置 2.5mm

　　初步参数确定是指对近用屈光矫正附加正镜度基本数值的确定。这一数据是对近用屈光矫正附加正镜度进行修正与确认的基础。初步参数确定的方法有以下 2 种。

　　（1）经验法　这是一种根据老视眼屈光矫正惯例来确认近用附加正镜度初步参数的方法。但是，这种方法又是误差相对大的一种方法。这种方法是未经验光直接购买老花镜的基本依据。表 7-8 就是一种以年龄与屈光不正类型作为参照系的近用附加正镜度参照表。对于不同屈光性质、程度的被测者，其初步参数值可能会与表中的数据有些许差异，这是验光师在实际屈光检测中一定要注意的一个问题。

表 7-8　年龄与不同屈光不正所需的近用附加镜度　　　　　　（单位：DS）

年　龄	近视眼、正视眼	低度远视眼	高度远视眼
33～37			+0.75
38～43		+0.75	+1.25
44～49	+0.75	+1.25	+1.75
50～56	+1.25	+1.75	+2.25
57～62	+1.75	+2.25	+2.75
＞62	+2.25	+2.75	+3.25

　　验光时，按表 7-8 选取适宜的镜度，在阅读试戴中进行适当调整、核准，就可以检测到

应当使用的近用屈光附加正镜度。这种方法最大的优点是：操作简单，检测快捷。

（2）渐进加入法　这种方法也是一个比较常用的方法。这种方法需请被测者注视近用视力表，在应用综合验光仪的条件下实施才会获得比较满意的效果。具体操作方法如下。

① 将近用视力表悬挂在综合验光仪的近用杆距眼 30mm 处（综合验光仪的近用最佳检测距离为 0.4m）。

② 将综合验光仪的镜度设定为被测者远用屈光矫正镜度。

③ 以 +0.25DS 的速率逐渐增加（或以 −0.25DS 的速率逐渐减少）双眼的屈光矫正度，直至被测者报告已达到最佳近用矫正视力。

④ 继续以 +0.25DS 的速率逐渐增加双眼的屈光矫正度，直到从最佳近用矫正视力减退时为止。被测者能保持最佳近用矫正视力所使用的最高正镜效度值，就是被测者近用屈光附加正镜度的初步参数。

⑤ 通过移动近用视力表与眼的距离，对近用屈光度的径深觉状况进行考察。

2. 动态检影测定法

使用动态检影测定法须在以下三个条件下进行近用附加正镜度检测。

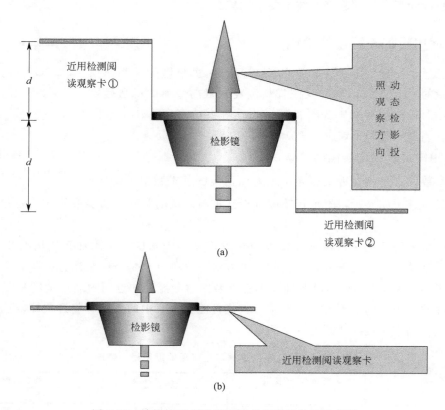

图 7-22　检影镜近用检测阅读观察卡的设置示意图

（1）检测一定要在远用屈光矫正状况已经达到中和的条件下进行。

（2）在检影镜上需如图 7-22（a）所示加用近用检测阅读观察阅读卡①和近用检测阅读观察卡②，以备被测者接受检查时观察所用。两幅阅读观察卡距检影镜的投照平面的距离一般设定为 5～10cm。亦可以将检测阅读观察卡设置在检影镜投照平面的两侧

［图 7-22（b）］

（3）进行动态检影检测的距离设定在 0.40m ［图 7-22（a）设置时］。倘若检测阅读观察卡如图 7-22（b）设置，则应使用 0.33～0.35m 的视距进行检测。

进行这一检测时，请被测者注视近用检测阅读观察卡。检测者通过对被测者双眼的分别检测来确定新的中和点。当眼底的光"影"呈现中和时，此时新加入的凸透镜的镜度，就是被测者的近用屈光附加正镜度的初步参数。

在确保远用屈光矫正镜度准确并完成了双眼平衡后，通过上述两种检测方法，取得近用屈光附加正镜度的初步参数，经过阅读试戴调整、核准，是可以作为近用屈光附加正镜度的。

3. 近用附加正镜度精确测量法

若用前述方法检测到的屈光矫正镜度难以确认（或者是检测中还有一些疑问），则应以前述方法所取得的屈光矫正镜度作为基础，实施进一步的精确调整性检测。进行近用屈光附加正镜度的精确检测的条件是一样的，即被测者必须使用两个屈光矫正数据：① 精确的远用屈光矫正镜度；② 近用屈光附加正镜度的初步参数。近用屈光附加正镜度的精确调整与测定的方法有以下三种。

（1）红绿试验测定法　向被测者出示近用红绿视标图，请被测者用右眼对两种颜色背景条件下的视标清晰度进行比较。被测者报告红色背景下的视标明显清晰，说明正镜效度过大，应减少正镜度 0.25D；倘若报告绿色背景下的视标明显清晰，说明正镜效度不足，应增加正镜度 0.25D。若红、绿背景下的视标清晰度基本相同，则应确定为最佳近用视力的最高正镜度。

依上述方法继续对被测者的左眼进行测定。最终得到的双眼能获得最佳矫正视力的最高正镜度与精确远用屈光矫正镜度的差，这个差的值就是被测者可以使用的最合理的近用屈光附加正镜度值。

（2）近用十字栅格测定法　进行这种检测需要向被测者显示近用十字栅格视标（图 7-23）。在双眼前放置 ±0.50D 的交叉圆柱面镜透镜，交叉圆柱面镜负轴方向设定在垂直方向（90°）。依右、左、双眼的顺序对被测者进行检测。

检测时首先要加入一定量的正镜度，至十字栅格视标中的垂直线较水平线更黑、更清晰。其次，以 0.25D 的速率减少正镜度，直至十字栅格视标中的垂直线与水平线一样黑、一样清晰。此时所使用屈光矫正镜度与精确的远用屈光矫正镜度的差，就是被测者的近用屈光附加正镜度值。

（3）负、正相对调节的精确测定　这是一种通过检测被测者的负相对调节力和正相对调节力来确定近用附加正镜度的方法，是一种信度相对

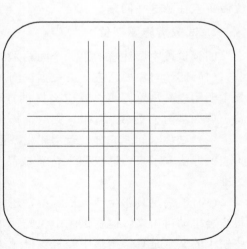

图 7-23　十字栅格视标

高的检测方法。这种检测需在使用远用屈光矫正镜度和近用附加正镜度初步参数的条件下进行。检测中被测者应始终注视 0.8 的视标（被测者最佳视力为 1.0 时）。

① 相对调节力的测定。负相对调节力（NRA）的测定：以＋0.25D/次速率增加镜度，直到视标模糊。此时，新加入的正镜度数值就是被测者的负相对调节力。正相对调节力（PRA）的测定：以－0.25D/次速率增加镜度，直到视标模糊。此时，新加入的负镜度数值就是被测者的正相对调节力。

② 精确修订近用附加正镜度。精确调整镜度公式：

$$\text{Add}_{\text{精确}} = \text{Add}_{\text{初步参数}} + \frac{\text{NRA} + \text{PRA}}{2}$$

通过这种方法所确定的近用附加正镜度（Add）应当是最为合理的。

以上介绍的就是老视眼近用附加正镜度的检测步骤与方法。在这里必须说明，不管使用什么方法进行检测，不管从理论上讲数据的可信度有多高，检测与计算出来的数据，都将是在特定条件下检测出来的数据，这样的数据有可能与被测者的真实生活及工作存在一定的偏差。因此，只有得到被测者在模拟实际应用情境下的视觉检验中证实与调整的数据，才是应当书写在验光处方上的近用附加正镜度。

三、阅读试戴

对于检测确认的近用屈光矫正镜度，也须经过阅读试戴来验证其实际的戴用效果。近用屈光矫正镜度试戴应注意以下几个问题。

1. 适用范围的试戴

既然是近用镜度，当然应以被测者习惯（或可以接受）的近用视距作为考察距离。在考察试戴效果时，应对被测者常常会出现的视远现象进行控制。

一般来说，使用近用镜度分辨在室内较远处的物体是没有问题的，但要想精细分辨则应在适宜的距离。在被测者试戴近用镜度时应注意给予适时的提醒，特别是对初次戴用近用镜度者更应注意这一问题。

2. 试戴措施要到位

阅读试戴中要注意的第二个问题是试戴的措施要到位，这可以从 3 个方面来实现。

（1）阅读对象要适宜　要根据被测者实际生活、工作的主要用途来确定阅读的对象。如果主要用途是浏览网页，就应当提供打开的电脑屏幕做浏览对象，并令其在实际操作中浏览。假如是为了看书、看报，则应选择日常的报纸、书籍作为阅读的对象。

（2）试戴时间要充分　近用屈光矫正度的试戴时间一定要充分，不能仅用看一下近用视力表的办法就了事，这仅限于购置成品老花镜。一般情况下，试戴阅读时间以 15～20min 为准。

（3）能满足日常生活　试戴中，还应当考虑到现实生活中的特定需求，这些需求被测者很少会主动讲出来，但在试戴中验光师则应当想到。如药盒、药瓶、日常商品上的说明，这些较小的文字是日常生活中经常要接触的。在试戴时要对被测者识别的情况予以考察并给予相应的指导。但是，这种考察时间不宜长，识别即可。

3. 确认近用镜度

根据对试戴情况的观察，根据被测者的主观戴用反映与感受决定是否对镜度进行调整。这里要切记：即便近用屈光矫正度是经过精确检测法测定的，也可能与被测者戴用的实际情景存在着差异。

四、渐进检测镜片试戴

倘若被测者希望戴用渐进眼镜，我们就有必要使用渐进检测镜片来让被测者体验戴用渐进镜片实际感受。在使用渐进检测镜片时有几个问题需要注意。

1. 渐进测试片的规格

渐进测试镜片一般为套装（11 对），镜片上印有不同光学区域的标记（图 7-24）。其镜度范围为＋1.00～＋3.50DS；其镜度递增率为±0.25DS。

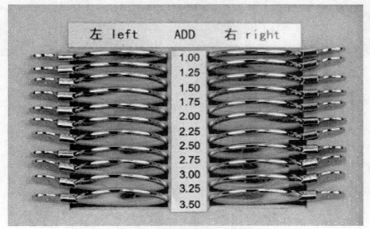

图 7-24 套装渐进试戴片

2. 试戴的目的

就目前试戴眼镜架和渐进试戴镜片的现实情况，试戴的目的不应作为是否戴用渐进眼镜的判定标准，但确是让被测者体验戴用渐进眼镜效果的重要手段，这对坚定被测者戴用渐进眼镜的决心会起到积极的作用。

3. 使用须知

使用渐进测试镜片需注意以下两个问题。

（1）远用屈光矫正镜度的试戴 渐进眼镜在实际戴用中，渐进镜片"配镜十字"一般是正对瞳孔中心的，而渐进测试镜片"配镜十字水平线"往往会高于"测试镜片水平中线"（图 7-25）。这就要求验光师对试戴中渐进镜片位置的高低进行观察，随时调整试戴眼镜架位置的高低，以保证试戴位置的准确。

（2）近用屈光矫正镜度的试戴 渐进试戴镜片在试戴眼镜架上的位置，要比实际戴用时的渐进镜片的位置靠前，因此在近用屈光矫正镜度的试戴中，就需要注意：渐进试戴镜片的视近光区是否被准确使用。在被测者试戴中，要随时注意观察，及时予以调整。

（3）试戴眼镜架的前倾角 目前所使用的试戴眼镜架在总体上看，普遍存在前倾角偏小的问题（严重的甚至成负向前倾角），这个问题在试戴渐进试戴镜片时一定得注意，否则无法保证近用屈光矫正镜度的戴用效果。

（4）试戴时间控制 试戴渐进试戴镜片的时间不宜过长，体验到渐进眼镜的戴用效果即可。

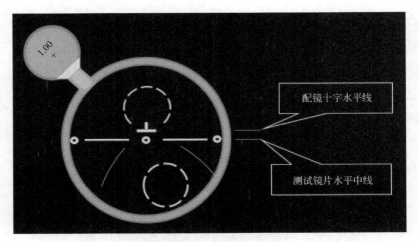

图 7-25　渐进试戴镜片

4. 试戴渐进试戴镜片应注意的事项

（1）单光检测镜片的选择　为保证渐进试戴镜片的试戴效果，应选择金属框架的单光试戴镜片［图 7-26（a）］。图 7-26（b）、（c）两种塑料框单光试戴镜片不适于与渐进试戴镜片配合使用。使用图 7-26（c），渐进试戴镜片的近用区大致只能看到一半；使用图 7-26（b）时，倘若图中指示的虚线方向与渐进试戴镜片的渐进区走行一致时，渐进试戴镜片的近用区就用不到。

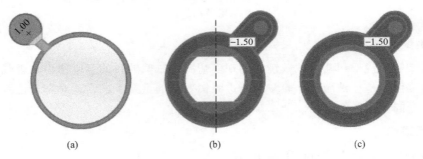

图 7-26　两种塑料框的单光试戴圆柱镜片

（2）渐进试戴镜片插入位置　在试戴时，渐进试戴镜片是前置还是后置，目前并无统一规定。但从使用角度看，选用外渐进镜片应以图 7-27（a）中的办法外置，而选用内渐进镜片按图 7-27（b）的办法内置为宜。

在渐进眼镜的实际验配中，可以参照以下两个方面来决定渐进试戴镜片插入试戴眼镜架的位置。

①渐进区的长度：短渐进带，渐进试戴镜片宜内置；长渐进带，渐进试戴镜片宜外置。

②渐进的类型：定制外渐进形式的渐进眼镜，渐进试戴镜片宜外置；定制内渐进形式的渐进眼镜，渐进试戴镜片宜内置。

上述两种方法在渐进眼镜验配中都有人使用，不管应用哪一种方法，都必须清楚一点：渐进试戴镜片内置时其近用区相对于正视方向的角度要大于渐进试戴镜片外置时的角度。只

(a)外置—渐进试戴镜片 试戴镜片排列顺序

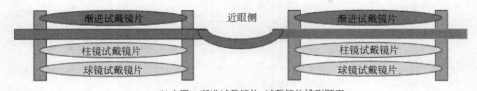

(b)内置—渐进试戴镜片 试戴镜片排列顺序

图 7-27 渐进试戴镜片在试戴眼镜架的两种插入位置

有考虑到了近用区相对于眼的空间位置才是渐进试戴镜片最合理的试戴方式。

（3）渐进试戴镜片核实戴用效果的局限性 渐进试戴镜片使用的一般是外渐进类型，镜片一般为相对老型号的镜片，只能是近似地反映渐进眼镜的戴用效果，实际定制的渐进眼镜的戴用效果都会明显优于试戴镜片效果。

表 7-9 为渐进多焦点眼镜标准验光程序一览表。

表 7-9 渐进多焦点眼镜标准验光程序一览表

步骤			目的	检 测 方 法	
序号	名称	基本内容		工 具	应 用 方 法
1	接待问诊		汇集验配镜史资料		
	（1）	接待	建立良好的沟通与信任关系		交谈、应讯、提问
	（2）	问诊	了解戴镜史、职业、新需求		观察、交谈、聆听、提问
2	初步检查				
	（1）	原镜检查	了解现戴镜屈光、装配信息	角度仪、量角器	电子(或物理)检测
	（2）	外眼检查	了解外眼健康状况		直视观察
3	客观检查				
	（1）	电脑验光	确定屈光检测起始参照数据	电脑验光仪	检测、打印检测结果
	（2）	检影验光		检影镜、综合验光仪	检测
4	主观检测				
	（1）	初步球镜	测定球镜矫正度	综合验光仪、投影视力表	比较识别中调整
	（2）		确定初步球镜矫正度	综合验光仪、投影视力表	运用红绿试验,确定初步球镜矫正度
	（3）	精确柱镜	精确测定柱镜轴位	综合验光仪、散光表、交叉柱镜	"骑跨"预设轴、翻转、比较、调整
	（4）		精确测定柱镜镜度	综合验光仪、散光表、交叉柱镜	"重叠"预设轴、翻转、比较、调整
	（5）	最终镜度	确定最终矫正镜度	综合验光仪、投影视力表	再次运用红绿试验,确定最终球柱联合矫正度
5	确认矫正视力				
	（1）	视远矫正视力	确认远用矫正视力	综合验光仪、投影视力表	通过被测辨识视标,确定远用矫正视力
	（2）	确认双眼视力	确认双眼远用矫正视力	综合验光仪、投影视力表	通过被测辨识视标,确定双眼远用矫正视力
	（3）	视近视力	了解远用镜度的近兼用状况	综合验光仪、近用视力表	通过被测辨识视标,确定远用镜度的近兼用状况

步骤			目的	检 测 方 法	
序号	名称	基本内容		工 具	应 用 方 法
6	双眼屈光平衡				
		(1) 视线分离	建立双眼视野的比较基础	旋转棱镜或偏振镜、投影视力表	分离双眼的视线方向至复视
		(2) 低度雾视	建立双眼感觉的比较基础	综合验光仪、投影视力表	双眼均加入 +0.75（或1.00）D 的轻度雾视
		(3) 屈光平衡	确立双眼的屈光平衡		以速率 0.25D/次降低镜度,至双眼清晰一致
7	确认双眼最佳矫正视力				
		(1) 逐渐去雾	去除雾视,逐渐恢复常态	综合验光仪、投影视力表	以速率 0.25D/次增加镜度,趋向双眼最佳视力
		(2) 最佳双眼视力	确定最佳双眼视力	综合验光仪、投影视力表	通过被测视觉识别,确认双眼远用最佳矫正视力
8	视近检测				
		(1) 屈光检测	确认近用屈光矫正镜度	综合验光仪、投影视力表	通过被测视觉识别,确认双眼近用最佳矫正视力
		(2) 确定 Add	确认近用附加正镜度		
9	视线距（瞳距）测量				
		(1) 远用测量	确认眼镜的远用光学中心距	瞳距仪（或瞳距测量尺）	使用测量工具,确认定制眼镜的远用光学中心距
		(2) 近用测量	确认眼镜的近用光学中心距	瞳距仪（或瞳距测量尺）	使用测量工具,确认定制眼镜的近用光学中心距
10	临床试戴				
		(1) 行走试戴	验证、调整、确认远用镜度	试戴眼镜架（简称试戴架）、测试镜片	通过视戴感觉,评定、调整、确认远用矫正镜度
		(2) 阅读试戴	验证、调整、确认近用镜度	试戴眼镜架、测试镜片	通过视戴感觉,评定、调整、确认近用矫正镜度
		(3) 渐进试镜	尝试渐进镜片戴用状况	试戴架、测试镜片、渐进试戴镜片	通过视戴感觉,评定、确认渐进眼镜适用性
11	片架选择				
		(1) 镜片选择	确定使用的眼镜片	渐进镜片的相关资料	说明、建议渐进镜片的选择
		(2) 镜架选择	确定使用的眼镜架	商品眼镜架	说明、建议使用适宜的眼镜架
12	配适标记				
		(1) 调整镜架	眼镜架达到实际戴用状态	眼镜架调整工具	通过使用调整工具(徒手)方法进行眼镜架调整
		(2) 投照定位	确定瞳孔中心位置	笔式手电	水平投照,通过反射光确认瞳孔中心的对应位置
		(3) 点记瞳点	标记瞳孔中心位置	标记用笔	在撑片上标记瞳孔中心的对应位置
		(4) 精确坐标	确定瞳心标记点的两维方位	直尺(最好较薄的塑料尺)、标记用笔	过标记点,分别画出水平线与垂直线
		(5) 实戴核对	核实确定标记与方位的准确		通过实际戴用,确认标记点与坐标准确无误

第八章

渐进眼镜验光的相关问题

第一节　渐进眼镜验光应注意的问题

上一章我们探讨了验光行为和渐进眼镜的验光程序问题，按照程序进行检测是渐进眼镜验光准确的基础，但要保证渐进眼镜的高质量验配，还应当注意以下几个问题。

一、双眼平衡的问题

双眼平衡的问题，在普通眼镜验配中也是不可忽视的问题，但经常会被验光师用"主视眼"这个概念轻描淡写地忽略过去。但是，渐进眼镜的验配是不宜将其忽略的，否则就成了单纯为配渐进眼镜而配镜，完全忽视了戴用渐进眼镜的双眼视功能问题，这显然是一种不太健康的配镜理念。因此，在渐进眼镜的验配中，只有高质量、高标准处理好双眼的视觉平衡，才能给渐进眼镜的戴用者带来完美、舒适的双眼矫正效果。

1. 矫正视力的平衡

所谓矫正视力平衡，是指两只眼的矫正分辨力应该一致。两只眼的矫正视力，要么都获得 1.0 的矫正视力，要么都获得 0.8 的矫正视力。两眼的矫正视力一致，戴用渐进眼镜不但比较容易适应，而且视觉效果是最佳的。但在这里必须说明，倘若一只眼睛可以矫正到 1.0，另一只眼则仅能矫正到 0.8，把前者矫正视力降低到 0.8 以达到与另一只眼矫正视力平衡的做法是不可取的。除非被测者强烈要求，一般不应推荐戴用渐进眼镜，即便是强烈要求者，也应当将情况讲明。

2. 视像大小的平衡

视像大小的平衡，是指人两眼的视网膜在同一时空下所结成像的大小要相同。引起两眼视像大小不平衡的最主要原因是屈光参差。绝大多数人都会因生理性屈光参差存在一定的视像差异，这样的情况一般不会影响普通眼镜的戴用。在验配工作中应当如何处理这样的问题，并没有硬性规定，目前普遍的认识与采用办法如下。

（1）心理物理学研究和眼视光学的共识　专家、学者们一致认为，人的双眼有良好的融合功能，可以在一定程度上将两眼大小有差异的视像融合为一个双眼视像，形成双眼单视。目前公认的实现视觉融合的视像大小允差为 5%。屈光参差 ±0.50D 会产生 1% 的大小相差，

5％则相当于双眼屈光参差±2.50D。这也就是说，两眼屈光参差≤±2.50D时，双眼融像功能正常，目前认为这是双眼物像达到平衡的最高生理指标。当双眼屈光参差＞±2.50D时，从理论上讲就会出现复视，这种复视属于同心性复视，即在保持双眼同视的条件下，一只眼看到视像较大，另一只眼看到视像较小，因双眼不能将两个像融合无法形成双眼单视，形成的是较大的视像套着较小的视像的视觉效果（图8-1）。

实践中，屈光矫正实践并不完全支持双眼屈光参差＞±2.50D不能融合这一认识。在屈光矫正实践中，双眼屈光参差±3.50D通过屈光矫正达到双眼单视结果的并不是个别案例（特别是长期接受戴用眼镜矫正屈光不正的人）。

实践中观察，当双眼屈光参差量达到±4.00D，不管是否长期戴用眼镜，在完全屈光矫正时均无法实现双眼单视。

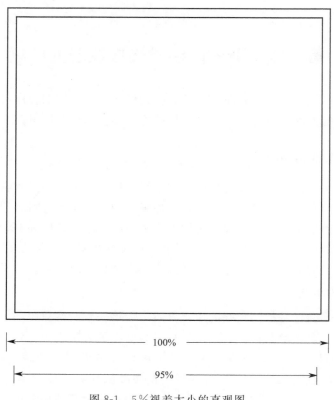

图 8-1　5％视差大小的直观图

（2）**渐进眼镜验配推荐值**　在屈光参差是否适宜戴用渐进眼镜、屈光参差值控制尺度这两个问题上，目前均不采用±2.50D这个数值，而是有以下两种说法。

① 将视像差控制在4％，即将屈光参差量±2.00D限定为最高值。目前各个渐进镜片厂商在相关验、配镜培训中，都不同程度地在强调这一屈光参差值控制尺度。验光师通过实践证实这一控制尺度是合理的。

② 也有人认为，渐进眼镜验、配，可以不限定在5％，可以适当扩大。关于到底将视像差扩大到多少，目前还不明确；什么情况下可以将视像差扩大，也没有明确的说法。

有人曾举出眼镜行业一位高管两眼屈光参差±4.50D戴用渐进眼镜，来说明渐进眼镜不应限定在视像差5％这个值。但这位高管一只眼的矫正视力为1.0，另一只眼则为弱视，因此这里既不存在双眼单视，也没有视觉平衡的问题。这位高管通过戴用渐进眼镜最终得到的只是单只眼的远、近矫正视力。这种情况与屈光参差通过屈光矫正实现双眼单视是两回事。因此，±4.50D（即9%的视像差）不能作为屈光参差应用渐进眼镜矫正的控制量来应用。

综上所述，在应用渐进眼镜屈光矫正时有3个方面值得注意：①保证双眼单视是验光中应特别注意的一个问题；②屈光参差参考值宜掌握在不超过±2.00D，最高不应超过±2.50D（对是否有可能再扩大，可以积极探索）；③无双眼单视及双眼矫正单视者无视像大小概念，只能解决单眼矫正问题。

3. 正交方向上的屈光平衡

在渐进眼镜配制上，除应考虑球面屈光平衡，还应考虑散光轴向的影响。倘若双光眼的散光轴向有明显差异，也会对渐进眼镜戴用舒适度产生重大的影响。必须考虑以下两个方面的问题。

（1）散光轴向与通道　渐进镜片在远用区与近用区之间有一个正透镜度逐渐增大的呈走廊样的渐进区，这个走廊在走行中不断向鼻侧收拢，这是为了适应看近距离目标时眼睛会聚这一生理现象而特殊设计的。这一特殊设计使渐进区中线与镜片的垂直线就形成了一个角度，渐进通道长度不同时，这个角度也会不同（图8-2）。当眼的散光轴位方向与渐进区中线一致（或完全正交）时，戴用的舒适度就会相对比较高，适应起来也会比较快；而当眼的散光轴位方向与渐进区中线呈45°夹角时，戴用的舒适度则会相对比较差，适应起来也会相对困难些；尤其是散光程度相对较高时则会更明显。

不同的渐进通道长度，最佳适宜散光轴位是有差异的（表8-1）。例如，使用10mm长度渐进通道的渐进镜片，其最适宜的轴位（以右眼为例）：① 方向一致，104°；② 方向正交，14°。双眼轴位对称，保持与渐进通道的一致或正交状态，是戴用渐进眼镜最好的适应者。验配工作实践证实：戴用者的散光轴位与最佳适宜轴位在±5°这一范围时，经戴用指导，有相当大的一部分人几乎感觉不到适应期。当散光轴位与最佳适宜轴位偏差＞5°时，都会感到适应期的存在；偏差＞15°时，适应期就会相对长一些。

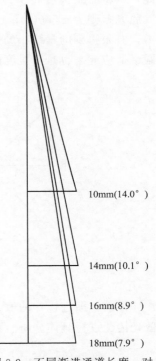

图 8-2　不同渐进通道长度，对渐进区中线与垂直线的夹角影响

表 8-1　渐进镜片通道长度与最佳适宜轴位

通道长度 /mm	通道中线与垂直线的夹角/(°)	轴位与通道方向一致/(°)		轴位与通道方向正交/(°)	
		右	左	右	左
10	14	104	76	14	166
13	11	101	79	11	169
14	10	100	80	10	170
15	9.5	99.5	80.5	9.5	170.5
16	9	99	81	9	171
18	8	98	82	8	172

（2）圆柱镜屈光均衡　在渐进眼镜验配中，双眼圆柱镜屈光力是否均衡也是应当考虑的

问题，特别是双眼散光轴偏离最佳配镜适宜轴位±5°以上时。两眼散光的屈光差，人们往往会用双眼圆柱镜的镜度差来计算，实际上这种算法很不科学。在此，我们试举一例来说明：

R：－2.00DC×135°；L：－3.00DC×45°

从双眼圆柱镜的镜度差来看，两眼的屈光差仅为±1.00D。但这只是名义上的屈光差，并未反映两眼屈光的真实情况。其实际的情况如图8-3所示，两眼在135°方向上的散光差为±3.00D，在45°方向上的散光差为±2.00D。显然这样的轴向差异没办法比较，要想对两眼的屈光进行比较，就必须将其中一只眼进行镜度翻方转换，使两眼散光处于同轴状态。在此，试将右眼镜度转换为－2.00DS＋2.00DC×45°。这时再将两眼圆柱面的镜度进行比较，其屈光差则为±5.00D，这才是两眼在135°方向上的散光度的屈光差。此案例在135°方向上，右眼得到的是缩小的视像，而左眼得到的却是放大的视像。这种情况，即便是戴用普通眼镜适应起来也是有难度的，显然这种情况不适宜戴用渐进眼镜。

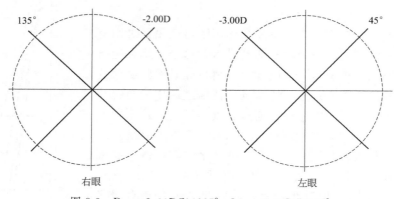

图8-3　R：－2.00DC×135°；L：－3.00DC×45°

目前，渐进镜片的散光度的规格可以达到6.00DC，但在实际定配中一定要对戴用者的散光情况进行具体分析、具体处理，不要为"标称6.00DC"这样的数据所迷惑。

二、渐进眼镜验光中应当注意的问题

1. 老视眼配用渐进眼镜验光应注意的问题

（1）传统矫正观念需要更新　从成品老花镜的＋1.00～＋4.00DS这一镜度范围，不难看出老花镜最近的使用距离应是0.25m，也可以从一定意义上说，老花镜就是为了阅读书籍和报纸，这就是传统的配制、使用老花镜的概念。显然，这种观念已经与人们现实的工作、生活不相符了。因此，再刻板地认为高龄老人必须戴用＋4.00DS的老花镜就不妥当了。

目前，使用电脑、手机的老年人越来越多，面对这种用眼的情境变化所带来的对老花镜度的需求变化，我们的验光师、配镜师验配老花镜的观念也需要去适应这种变化。毫无疑问，在定配渐进眼镜检测近用附加正镜度时也必须考虑这一问题。

（2）从实际出发确定老视镜度　从当前人们生活现实来考察渐进眼镜的近用附加正镜度，就必须考虑到是否使用电脑的问题。在这方面有以下几种情况。

① 倘若被测者有使用电脑的习惯，在配用渐进眼镜时，近用附加正镜度就应适当少给，操作电脑的视距一般为0.3～0.4m，也就是说近用附加正镜度以＋3.00～＋2.50DS为宜。

② 倘若被测者没有使用电脑的习惯，可是有玩手机的习惯，在配用渐进眼镜时，近用

附加正镜度就应当按常规给予。

③ 倘若被测者既想解决看电脑的问题又想解决玩手机的问题，则最好的解决方案是按看电脑习惯来确认近用附加正镜度（取精度范围中相对较高的镜度值），建议玩手机的视距要保持得远一些。不能以玩手机的视距来确认近用附加正镜度，否则看电脑就成了问题。

（3）老视眼验配中的调节储备问题　验光师在为老视眼被测者制定矫正方案时，必须考虑为被测者保留必要的调节储备，这是老视眼近用屈光矫正中应当遵循的矫正原则。要想在老视眼的屈光矫正中把握好这一原则，就必须要明白什么是调节幅度，了解取得这一数值的方法，以及为被测者所要保留的调节比例。验光师只有了解了这些相关内容之后，才有条件在近用屈光矫正中为被测者提供这种服务，才能够保证为被测者提供更为舒适的近用屈光矫正方案。

① 调节幅度：调节幅度是被测者注视近点所使用的最大调节力与注视调节远点所使用的最小调节力之差。表述这种关系的公式如下：

$$A=P-R, 即 A=\frac{1}{p}-\frac{1}{r}$$

式中，A 代表调节幅度；P 代表注视近点时所使用屈光力；R 代表注视调节远点时已经使用了的调节力；p 代表近点距离；r 代表远点距离。

② 调节幅度的确认：在屈光检测中对调节幅度确认有查表法、公式法和测量法 3 种。查表法与公式法使用起来比较简单，但是这两种方法所获得的数据的精确度要比测量法低。

第一种方法，查表法。

对调节幅度及性质考察的最简单方法就是查表法。验光师经常使用的是 Donder's 年龄与调节幅度对照表（表 8-2）。

表 8-2　Donder's 年龄与调节幅度对照表

年龄/岁	调节幅度/D	年龄/岁	调节幅度/D
10	14.00	45	3.50
15	12.00	50	2.50
20	10.00	55	1.75
25	8.50	60	1.00
30	7.00	65	0.50
35	5.50	70	0.25
40	4.50	75	0.00

第二种方法，公式法。

确认调节幅度的第二种方法就是应用 Hofstetter 提出的经验公式进行计算。Hofstetter 公式有 3 个，参见本书第二章中的相关内容。

平均调节幅度公式可以应用于青少年和成人进行调节幅度的估算。在对老视眼进行调节幅度估算时，一般使用最小调节幅度计算公式。

第三种方法，测量法。

在对调节幅度进行估算时，最精确的方法应当是对被测者进行调节幅度测量。使用测量法测定调节幅度，必须在被测者应用完全性远用屈光矫正镜度的情况下才能进行，并要对右眼、左眼分别进行检测。测量法有以下两种。

a. 移近测量法。这种方法又叫做间接测量法。检测中，将“视标”置于被测眼前，令“视标”从远眼处逐渐向近眼侧移动，直至被测者报告：视像模糊。测量被测眼与视标的距离。并将这一距离依公式 $D=\dfrac{1}{d}$ 换算成屈光度，这一屈光度就是被测眼的调节幅度。

b. 负透镜度测量法。这种方法又叫做直接测量法。检测时，请被测者注视最佳视力视标的上一行视标。在被测眼前逐渐加入负透镜验光片，直至被测者报告：视像模糊。核定被测眼前新加入的负透镜验光片的镜度。这一新加入镜度的绝对值与视距的倒数之和，就是被测眼的调节幅度。

③ 调节储备的计算。在屈光矫正中，一般将调节力的有效使用范围界定在全部调节力的 1/2～4/5。更多的屈光学专家从人眼调节的现实中得出结论：当被测眼将 1/3 的调节力作为储备时，视觉作业就会是舒适的。当调节储备低于调节力的 1/2 时，视觉作业就会发生问题，至少也会出现视觉疲劳的问题。这就是说，在老视眼的近用屈光矫正中，我们至少应为被测者留有 1/3 的调节力，而留下 1/2 的调节力则更为理想。调节力储备量的计算公式为

$$A_{储备}=A\times\dfrac{1}{2\sim3}$$

例如，某被测者的调节幅度为 3.0D，在正常阅读时被测者是否舒适？是否需要使用近用附加正镜度？

分析：正常阅读距离为 0.33m，需要使用 3.0D 的调节力。被测者要想获得舒适的视觉，就必须具有 4.5D～6D 的调节幅度。但被测者只有 3.0D 的调节幅度，因此，被测者在不使用近用附加正镜度时，不能进行正常近距离的舒适阅读。被测者要想获得正常近距离舒适阅读感受，就必须接受下述方案：

保留 1/3 调节储备：使用 +1.50DS 的近用附加镜度。

保留 1/2 调节储备：使用 +3.00DS 的近用附加镜度。

当使用上述方案中的一种，用于近用阅读时，被测者就可以获得舒适的阅读效果。在实际屈光矫正中，验光师更乐于使用第 1 种方案。这是因为保留 1/3 调节储备的方案对被测者中距离的视觉效果的影响较小。

(4) 近用屈光矫正镜度的计算　下面这一公式是江波知隆 于 1937 年提出的。这个公式为确定近用屈光矫正镜度提供了一个比较简捷的方法。

$$D_N=\dfrac{1}{d}-\dfrac{2}{3}\times A+D_D$$

式中，D_N 为近用屈光矫正镜度；d 为近用工作距离，m；A 为调节幅度；D_D 为远用屈光矫正镜度。

例 1：某被测者的完全屈光矫正镜度为 +1.00D，其调节幅度为 1.0D，工作距离为 0.4m。求被测者近用屈光矫正镜度。

将相关数值代入 $D_N=\dfrac{1}{d}-\dfrac{2}{3}\times A+D_D$ 后进行计算，$D_N=+2.83D$。

例 2：假如被测者的完全屈光矫正镜度为 -3.00DS，其 $D_N=-1.17DS$。

对于上述两个计算结果，应当分别调整为 +2.75DS、-1.25DS，作为被测者配制近用眼镜的屈光矫正数据。倘若，我们为被测者保留 1/2 调节储备，被测者的近用屈光矫正镜度则分别为 +3.00DS、-1.00DS。

2. 白内障术后配用渐进眼镜验光应注意的问题

(1) 白内障术后的调节幅度与渐进眼镜戴用　目前，对于白内障的治疗，一般会采用晶

状体摘除与人工晶体植入的联合手术方案。不管是采用什么类型的人工晶体，手术后被测者都可以获得自认为比较理想的视觉效果，但对于近距离阅读则普遍满足不了日常生活的需求。这种情况与两个因素有关：①晶状体摘除，眼本身失去了调节能力；②单焦人工晶体没有替代调节的功能，双焦、多焦人工晶体替代调节功能的作用差强人意。因此，使用渐进眼镜应当是白内障术后解决远、中、近全程视野视觉功能比较理想的方法。

（2）白内障术后要求近用附加正镜度的测定更精确　白内障术后的验光应当注意"看远视力满意、阅读困难"和"阅读尚可，看远模糊"这样两个问题。只要有其中一个问题，就说明调节功能已经（或基本）归零了。因此，在验光中也就无需再考虑调节储备的问题，只需考虑如何用近用附加正镜度替代调节功能的问题。但验光中要注意以下两个问题。

① 近用附加正镜度检测一定要精确。这里讲的精确，不是传统观念中 0.3m 的固定视距，而是要根据被测者习惯的阅读、浏览模式来确认。

② 对于以前没有戴眼镜经历的被测者，一定要根据对远用镜度试戴情况来评价戴用渐进眼镜的效果。倘若被测者对远用镜度试戴感觉明显不适应，应建议先解决远用镜度的问题，待对远用镜度戴用适应后再考虑戴用渐进眼镜。一般在戴用远用镜度 1～3 个月后，可以接受渐进眼镜的戴用。

3. 青少年预防、控制近视配用渐进眼镜验光应注意的问题

目前应用渐进眼镜控制近视是一件很流行、很时髦的做法，这与这种眼镜可以产生较高的经济效益有着很大的关系。对应用渐进眼镜控制近视应当注意的问题目前没有明确的说法，在此，仅根据自己的体会提出纯属个人的看法，以供同仁们参考。

（1）渐进眼镜控制近视应注意的问题　就预防、控制近视而言，应当说"预防"只是停留在形式上，因为在不近视的情况下，没人会为"预防近视"做什么，一旦近视了才会被人们当作一个事情来做。因此，目前预防、控制近视更多、更实在的还是控制近视的发展。而渐进眼镜就是经常被推荐使用的一种控制近视过快发展的眼镜。那么，针对青少年戴用渐进眼镜在验光中应当注意的问题大致上有以下几个。

① 注意保护青少年的调节力。从自然生理的角度讲，青少年的调节力比较大，验光中应主动保护被测者的生理调节力，在确定近用附加正镜度时，应根据实际情况尽可能给予较低的镜度值，以免长期戴用渐进眼镜造成调节力储备的降低。尽管调节储备降低不会导致什么严重的问题，但必定不是其自然的生理状态。

② 渐进眼镜是否适宜青少年长期戴用。就长期终生戴用而言，这似乎不是一个问题，因为相当一部分青少年戴用一段时间后会选择重新戴用单光眼镜。关键是，在渐进眼镜戴用期间是否应当从早到晚就戴这一副眼镜？在这一问题上目前没有明确的说法，但从渐进镜片存在"像散"的周边区而言，还是不太适宜从早到晚一用到底的，一些戴用者反映控制效果不明显可能与这种"全天候"的戴用方法有关，极可能是周边区的"像散"干扰了控制近视的效果。

（2）青少年戴用渐进眼镜应注意的问题

① 近用屈光矫正镜度的选择。目前，应用渐进眼镜控制近视使用的近用屈光矫正镜度（Add）有三种：+1.50DS、+1.75DS、+2.00DS。在不使用调节力的情况下，戴用这 3 个近用屈光矫正镜度的远点分别是 0.67m、0.57m、0.50m。这也就是说，不管使用哪一数值要想完成阅读作业，都必须使用一定的调节力，因此都可以起到一定的保护调节力的作用。

渐进眼镜的验配与屈光矫正

对于具体的戴用者，可以根据近视的程度、年龄来确定近用屈光矫正镜度，一般而言年龄越大、近视程度越高，越应当选择较低的近用屈光矫正镜度。

② 合理的矫正方案。从工作、学习现实来看，近距离工作时对远用镜度的需求并不大，因此为了保持近距离工作眼的舒适，只使用适合中距离用、近用的屈光矫正镜度就可以了。在外出活动时则必须戴用远用屈光矫正镜度的眼镜，否则会影响获得视觉信息的质量。这也就是说，针对不同的环境分别制订相应的矫正方案才是最合理的。

③ 选择适宜的渐进镜片。对于如何选择渐进镜片，一般要注意两点：第一，选择短通道渐进镜片为宜，这种类型的镜片更接近人们的视觉习惯；第二，既然长时间阅读、写字时，暂时不需使用远用屈光矫正镜度，我们可以选择适宜学习、近距离的办公用渐进眼镜，或者采用适当降低远用屈光矫正镜度的办法来适应中、近距离的视觉矫正需要。一般来说，将远用屈光矫正镜度降低−0.50DS 是比较合理的，这样就可以满足室内视觉的需要，又可以使远用镜度和近用镜度差减少 0.50DS，这对减少周边区的像散程度应当会有一定作用。

三、原戴眼镜状况

1. 被测者的屈光性质

在渐进眼镜验配、戴用实践中，初戴渐进眼镜是否舒适、适应时间的长短，与被测者眼的屈光性质、是否接受过屈光矫正有关。

（1）远视眼比近视眼，适应起来更难、更长一些。

一般而言，只要不做比较剧烈的运动，近视眼戴用渐进眼镜从事日常工作、生活基本上没有明显的不适应。而远视眼则不同，特别是没有戴用过矫正眼镜的远视眼，几乎都有在特定环境下不舒适甚至眩晕的感觉。这种临床现象，可能与远视眼接受矫正后获得的视像是放大的，从而使物像的移位在一定程度上被夸大有关。而近视眼接受矫正后获得的视像是缩小的，物像的移位幅度在一定程度上被减弱，这应当是近视眼比较容易适应渐进眼镜的原因。

（2）是否戴用屈光矫正眼镜与初次渐进眼镜的感受有关。

渐进眼镜验配镜实践中还呈现：戴用过屈光矫正眼镜的人对渐进眼镜的戴用比较容易接受。对于远视眼未戴用过屈光矫正眼镜又并发老视眼者，接受渐进眼镜难度较大。而对于已经戴用过远视屈光矫正眼镜又戴用过老视近用眼镜的人，接受戴用渐进眼镜一般不存在问题。

2. 原戴眼镜状况

一般而言，开始戴用渐进眼镜的人，绝大部分曾戴用单光矫正眼镜（至少在我国是这种情况）。对于有眼镜戴用经验的人来说，戴用渐进眼镜的适应难度取决于原戴眼镜的镜度偏差和装配质量。

（1）原戴眼镜的镜度　原戴眼镜的镜度与被测眼的屈光矫正镜度之间存在明显偏差，戴用渐进眼镜的适应时间会长一些。从镜度性质考察，矫正不足超过 1.00D 者，初次戴用渐进眼镜都有一定难度，适应时间都会比较长。就散光而言，散光度较大而且轴向偏差大于 10°，都应进行充分的行走试戴考察，倘若试戴不能适应，则暂时不宜戴用渐进眼镜。

（2）原戴眼镜的装配数据　原戴眼镜的装配质量也是戴用渐进眼镜不应当忽视的问题。

这里讲的装配质量，主要指的是原戴眼镜的前倾角、光学中心距和镜距。

首先，就镜距（俗称镜眼距）而言，亚洲人戴用眼镜均以 12mm 作为标准。镜距的变化，会对镜片的镜效度产生影响（表 8-3），镜距增大，正镜效度增大（即负镜效度减小）；镜距减小，正镜效度减小（即负镜效度增大）。

表 8-3　不同镜距的镜效度（以 12mm 为基准）

镜距/mm	8	12	16
镜效度/D	−5.10	−5.00	−4.9

目前，镜距偏小的现象在眼镜戴用者中是比较普遍的，这不但对戴用新眼镜会发生影响，还会因镜距过小造成的轻度矫正过度导致近视发展超出生理限度，这应当是青少年控制近视眼发展普遍较快很值得考虑的因素。

渐进眼镜的戴用要求镜距在 12mm。这一标称数值，在渐进眼镜验配中可以适当加大，但不允许缩小。因为缩小镜距后，渐进眼镜的近用区的有效使用就会打折扣。

其次，则是前倾角的问题。目前，前倾角过小甚至呈负向的现象也是戴眼镜比较普遍的问题。有的人习惯了负向前倾角的眼镜，戴用正确前倾角的眼镜反而会很不适应。对于戴用渐进眼镜而言，使用负向前倾角就无法使用渐进镜片的近用光区。因此，遇到习惯于使用负向前倾角的被测者，也要通过充分的行走试戴来验证使用正确前倾角眼镜的戴用效果。经过试戴验证，可以使用正确前倾角的眼镜，渐进眼镜戴用就没有太大的问题；倘若试戴验证不能接受，则应延缓配用渐进眼镜。

最后，就是光学中心距的问题。目前，光学中心距与瞳距不符的现象也是比较普遍的，凡是验光时习惯于用直尺测量瞳距的验光师，绝大部分会发生这种问题。尽管这个问题要比镜距、前倾角的发生率低，但是对眼镜戴用的影响却很大。

例如，某先生瞳距 65mm。原选用眼镜架规格为 62-18，配镜时因镜片直径所限，将原本"应该各内移 7.5mm"的光心移动，只做了各内移 3mm 的处理，装成眼镜的光学中心距为 74mm，比戴镜人实际瞳距大了 9mm。在验配新眼镜时，使用正确的 65mm 光学中心距，不能适应；而使用原戴眼镜 74mm 的数据，也不能适应。对于这种情况，验光师只能采取折中的办法来处理（即 69.5mm）。即便如此，69.5mm 的光学中心距的眼镜对于戴用者来说也还是需要适应的。遇到这种情况，是不宜推荐使用渐进眼镜的，被测者有戴用意愿，戴用的时间也有必要推迟。因为在这种情况下，无法找到既满足渐进镜片准确戴用定位又达到戴用舒适的途径。此种情况下建议戴用渐进眼镜，极可能丧失一个渐进眼镜的长期戴用者。

对于原戴眼镜存在这样那样的问题的情况，不应盲目推荐戴用渐进眼镜，而是应当：① 不主动推荐戴用渐进眼镜；② 建议被测者停止戴用原戴眼镜，暂时配用单光眼镜；③ 对于渐进眼镜的选项，则应采取推迟配用的方案，一般在戴用单光眼镜 2～4 周后经过验光来确定；④ 向被测者说明问题，对强烈要求配用渐进眼镜者，应告知戴用需要适应，并告知适应时期的注意事项。

四、推荐戴用渐进眼镜应当注意的几个问题

推荐渐进眼镜，还应当考虑以下几个方面的情况。

1. 了解使用目的

从渐进镜片的镜度分布特征看，远用视野与单光镜片基本相近，而近用视野则明显要窄很多。实际戴用时，对于 0.3m 近距离常规阅读（指对书籍、报纸的注视性阅读）是没有问题的，但在这一距离的横向画幅浏览则会受到很大的限制，除非是增大头部的横向运动。渐进镜片的渐进区比近用区要更窄一些，但戴用者并不会觉得中距离视野比近用视野狭窄，这是因为渐进镜片对应的中距离视距比近距离的视距明显要大，因此并不会感觉中距离视野的狭窄。这是镜度分布特征由于视距不同造成的视觉感受，决定了渐进镜片更适合人们日常生活、工作、学习，对于特殊行业、工作具体情况则要进行具体分析。

例如，对画家而言，是否适用渐进眼镜就要根据从事画作的种类来确定，倘若画作属于中国工笔画、小幅册页画，戴用渐进眼镜就会获得比较满意的视觉效果。倘若是大幅写意画、大幅油画这样的画作，就不太容易获得满意的视觉效果（至少在最初戴用时会有明显的不适应感觉），当然画这样画作的画家不是不能戴渐进眼镜，而是画这样的画作时不宜戴用。

又如，从事长期书案工作的人员对视距的要求相对小一些，约为 25～30cm；而对于年龄较大的书稿编辑、校对人员习惯的视距则会略大，大致在 40cm。同样是从事文字工作，视距不同所使用的近用附加正镜度是有差异的，在渐进镜片的渐进通道长度的选择上显然后者要更短一些。

再如，一名乐队指挥家，在指挥乐队时是不适宜戴用常规渐进眼镜的，因其指挥中看乐谱的视距大约是在 60～75cm，因此满足其工作视距的只能是特殊类型的用于看远中距离类型的渐进眼镜，而在日常书籍、资料阅读时还是需要普通的渐进眼镜。当然，这只是设想的一种理想的配制设计方案。验配镜中到底采取什么样的方案，则要同被测者共同探讨才能确定。

2. 人的视觉心理

从人的视觉心理而言，人更注重于看远的视觉，对看近的重视程度相对弱一些，这可能是生物遗传与进化的必然趋势。老视发生后的症状表现和矫正感受很明显地说明了这一点：老视发生后，人对随年龄增大而发生视距逐渐加大有很强的耐受力；但是对戴上老花镜看远不清楚（特别是连电视都看不清楚）就会产生这样那样的质疑。这种对远、近距离目标强弱的不同的心理需求是我们在渐进眼镜验配工作中必须注意的问题。

3. 年龄宜低

年龄低的人调节力较大，需要使用的近用附加正镜度就会比较低，渐进镜片周边区的像散程度就会较小，戴用渐进眼镜的适应就会更容易。老视眼的发生大致在 45 岁，无论从精神面貌还是社交需求上，从经济条件还是事业追求上，都处于人生的全盛时期，应当说这是推荐戴用渐进眼镜的最佳时期。

4. 加光度宜低

从事渐进眼镜验配工作的验光师在实践中普遍的体会是：近用附加正镜度低的更容易适应，而近用附加镜度给的偏高其适应期就会比较长。而近用附加正镜度的适当低给，恰好与日常工作中电脑作业比重逐渐增大这一现实情况相吻合。因此，近用附加正镜度适当低给，是既能提高渐进眼镜戴用舒适度，又可以适应现代工作、生活情景、节奏的一种有益的屈光矫正方案。

第二节　影响渐进眼镜验光的主客观因素

从根本上说，验光的价值就是要给被测者提供一组合理的、科学准确的屈光矫正数据。这组数据是在验光中经过精细检测、反复核对，并经过被测者主观视觉确认的。假如这个过程没有得到很好的控制，获得的检测数据就会存在偏差。那么，在渐进眼镜验配中，哪些方面会影响验光过程呢？

一、准备工作不充分

验光是一项需要使用相关设备和工具的智能性操作活动，保证这些设备、工具的正常性能，是获得正确的屈光矫正参数的客观保证。

1. 验光设备的准备

这里说的验光设备是指比较复杂的机械、电子验光仪器。如：综合验光仪、电脑验光仪、视力表投影仪、焦度计（电子焦度仪、手动焦度计）、瞳距测量仪等。这些设备在使用前都应当进行核对、校准，以保证其正常的测试功能。对性能不正常和不稳定的仪器设备应及时调试、维修或更换。

投入实际验光的仪器设备，应当保证操作自如、显示正常、测量数据正确。如电脑验光仪，投入使用前一定要用专用的标准模拟眼进行核对、校准。

目前存在一种将仪器显示数据调低或调高的现象，应当说这是一种不文明的做法。这种不良的做法有可能会干扰其他验光师验光的思维和操作过程。

2. 检测用具的准备

检测用具是指那些看起来很简单的工具。如：瞳距测量尺、远用视力表、近用视力表等。这些用具应保证有准确的精度，字迹、笔画要清晰。达不到要求的用具一定要及时更换。下面就最常见的四种检测工具进行介绍。

（1）瞳距测量尺　就测量而言，只要具备公制长度刻度标线和相应数据的直尺都可以当瞳距尺。但从实用角度出发，普通直尺并不适宜做瞳距尺，原因有两个：① 一般直尺过长，用起来不方便；② 单侧瞳距测量难度较大，不易量准。一般眼镜厂家与供应商会向客户提供如图 8-4 所示的瞳距尺，这种瞳距尺下缘有 3 个缺口：中间呈弧形（或三角形），这是鼻梁位置的缺口；两侧各有一个矩形缺口，为两眼瞳距的照准缺口。瞳距尺上缘的标尺可计量瞳距（PD、NPD）的尺寸，并可当一般直尺使用。瞳距尺下缘缺口中的数字可用于单侧瞳距的测量。

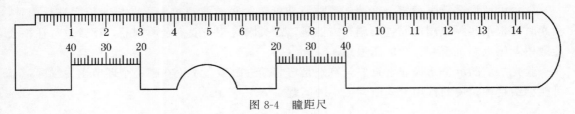

图 8-4　瞳距尺

在测量瞳距时，应保持瞳距尺和被测者位置的稳定性，并将瞳距尺置于眼前 12mm 的位置 ［图 8-5(a)］。测量时不能采用图 8-5（b）的测量方法，这样的方法很容易使检测配合不协调而导致测量偏差。

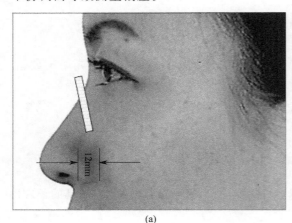
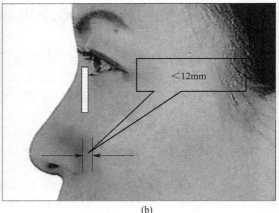

(a) (b)

图 8-5   使用瞳距尺测量瞳距侧面观察示意图

（2）检测镜片   镜片箱中的检测镜片应保持清洁。有些人常因不良习惯，在检测中不由自主地用手摸镜片，这就会使镜片粘上污渍而影响镜片的透光性能。综合验光仪主要的构成部件是检测镜片，不使用时应随时注意罩上防尘罩。

（3）远用视力表   验光室使用的远用视力表有三种：灯箱式、投影式、液晶屏式，其中以投影式视力表检测功能最为全面。前两种均符合我国卫生部 1989 年颁布的《GB 11533—89》标准对数视力表的要求：①1 分视角为标准视角；②视标的横径和纵径均为 5 分视角，"E" 字视标的三个笔画等长；③检测距离为 5m；④行间增进率为 $^{10}\sqrt{10}=1.258925\cdots\cdots$；⑤视力记录采用小数制。其中投影式、液晶屏式两种视力表的检测距离可调范围为 1.5～5m。当检测距离设定为小于 5m 时，被测眼将会过多动用眼的调节力使检测出现误差。因此，检测前要确认检测距离，以便在检测中能做到心中有数。

（4）近用视力表   常用的近用视力表有纸质、照片两种，其标准检测距离为 0.30m，在使用中应结合被测者的习惯阅读距离来进行检测。当其老化变色、磨损时，应及时予以更换。

3. 试戴眼镜架的准备

试戴眼镜架从结构上进行分类有两种。

（1）简易型试戴眼镜架   这一类型的试戴眼镜架的结构简单、相对轻便，但不能进行镜距、前倾角、弯点长度的调整，遇到鼻梁过低或过高、耳朵位置过于靠前或靠后的情况，检测与试戴时就会感到很不方便，有可能导致检测偏差。

（2）可调型试戴眼镜架   这种试戴眼镜架可对镜距、前倾角、弯点长的长度进行调整，验光时可根据实际戴用情况进行调整。但是，这类眼镜架一般为金属制品，比较重，往往会让戴者感觉到沉重和鼻梁的压迫感。

验光之前的准备工作非常重要，特别是定制渐进眼镜。不论在哪一个环节出现纰漏，都可能会给这种眼镜的戴用带来或大或小的问题。

二、验光师的知识与技能水平

就现实而言，有相当一部分从事验光工作的人员，不论是知识方面还是技能方面，都存在一定差距。像瞳距测量这样简单的操作也存在不少的问题。很显然，验光师的知识与技能达不到应有的水平，验光的质量是无法保证的。近年来，有不少医务工作者（医生、护士及退休人员）加入了验配镜工作人员的队伍，这本是一件好事。

但也应当看到不少人对视光学知识还是极为缺乏的，瞳距测量有明显偏差、使用瞳孔散大时检测的数据配镜、戴上眼镜不舒适等也是经常出现的问题。倘若这样的问题都不能解决，要想在从事渐进眼镜的验配工作中不发生问题还是比较难的。

验光师的知识水平和专业技能水平在很大程度上影响着验光过程和结果，这是由验光职业活动的特征所决定的。眼视光学是一种边缘学科，其知识领域涉及光学、生理学、医学、材料学、装配工艺学，特别是屈光学、视觉生理学、心理物理学、薄透镜光学等方面的知识，并涉及医学、眼科学方面的知识与技能。作为一名验光师，不断增加自己知识的积累、不断提高操作技能的熟练程度，提高对知识、技能的运用能力则是一项不可松懈的自我完善、提高的长期任务。

三、消费者的因素

影响渐进眼镜验配工作质量和是否验配成功的重要因素还有消费者自身的客观条件和主观条件，其中客观条件属于被测者自身不可控的因素，而主观条件则是被测者主观控制的因素。对于验光师而言，对前者只能用自己的学识、经验和技能通过检测来寻求问题的答案和处理的办法；而后者则是被测者个人精神与心理的问题，这类问题需通过主动沟通的方式进行调整。

1. 被测眼的生理状况

被测者的客观情况，可分为两种：① 眼的结构、生理状况；② 机体的健康状况。在眼的结构、生理状况对验光的影响上，验光师们至少应当考虑以下几个方面。

（1）瞳孔大小　人眼的成像与瞳孔大小有关，瞳孔比较大的人，在视网膜中央视野所成视像的清晰区要小，径深觉也会比较小。对于屈光检测来说，瞳孔较大的人在验光中对镜度的调整会相对敏感，这就要求验光时增减的镜度应当始终保持 $\pm 0.25D$ 速率。而瞳孔比较小的人，视网膜所成视像的清晰区会相对大些，径深觉也会比较大，验光时镜度的递增率可以采取先大后小的办法进行。

倘若被测者两眼瞳孔的大小上存在明显差异，而又准备配用渐进眼镜。验光师要想让被测者通过戴用渐进眼镜获得良好的双眼单视，就要对被测者双眼的屈光平衡、知觉平衡进行检测和评定。而这种状态下的屈光平衡、知觉平衡就应当以瞳孔较大眼的矫正视力状况来决定：① 较大瞳孔的眼睛具有正常的矫正视力，则应以这只眼为检测基准；② 较大瞳孔的眼睛无法达到正常的矫正视力，则应以另一只眼为检测基准。

（2）瞳距大小　瞳距大小是人眼的解剖位置所决定的。瞳距随人的年龄增大会缓慢增大，人的一生约增大 10mm，婴幼儿至少年时期的增幅相对明显，青年以后瞳距增长非常缓慢，50 岁以后瞳距不再有变化。一般来说，戴用眼镜的人相邻两次验光所测量的瞳距不会有明显的差异（成年人：5 年以内；少年儿童：2 年内）。倘若相邻两次验光所测量的瞳距有明显差异，只能说明两次检测的数值至少有一次是不正确的。对于这种情况，验光师一定要在正确的瞳距下对检测的镜度通过行走试戴进行考察，只有在顺利通过试戴适应后才可以实施渐进测试镜片的试戴。

（3）睑裂开合程度　验光应在睑裂可以充分显露瞳孔的状态下进行。否则，裸眼视力、矫正视力都将会存在偏差，检测出的屈光矫正镜度就可能会出现偏差。对于睑裂开合状态不良的情况（如有些人做了白内障手术后，睑裂打开得会比较小），戴用长通道型渐进镜片会存在一定的困难，应考虑使用短通道型渐进镜片。

（4）泪液状况　泪液过多、过少都会影响屈光度检测的准确性。一般说来，泪液过多检测的镜度会向负透镜度方向偏移，而泪液过少则会使检测的镜度向正透镜度方向偏移。倘若瞬目过频，往往会导致矫正镜度的不稳定。

（5）眼位状况　被测者存在眼位异常的问题，不管涉及显性斜视还是隐性斜视，从双眼视觉的角度看都不适宜戴用渐进眼镜。因为显性斜视不存在正常的视网膜对应，不存在正常的双眼视觉，戴用渐进眼镜的意义不大。而隐性斜视会存在视觉疲劳问题，戴用渐性眼镜的难度比较大，也不适宜戴用渐进眼镜。

但是，远视眼伴有潜在性内斜视，则要根据戴用远用屈光矫正眼镜后的眼位状况来确认是否适宜戴用。假如戴用远用屈光矫正眼镜后眼位达到正常状态，就可以通过渐进测试镜片的试戴来确定是否可以戴用渐进眼镜。

2. 被测者的机体状况

一般而言，验光应在身体健康、视觉放松的状态下进行。对远用屈光矫正度和近用附加正镜度都有较高要求的渐进眼镜来说更是如此。因为身体原因应当暂缓验光、配镜的情况很多，最需要注意的是：身体健康状态不佳、视觉疲劳，这时验光比较容易出现检测偏差，因此应当暂缓验光，暂缓定配渐进眼镜。

（1）身体的健康状况　就身体状况而言，身体虚弱、大病初愈，是不适宜戴用渐进眼镜的，可想而知在这种情况下甚至走路都不稳，怎可能接受渐进眼镜呢？因此在这种情况下，只能建议被测者延迟配用渐进眼镜。

（2）人眼的调节状况　人的年龄越小，调节潜力越大；反之，调节潜力越小。在验光实践中，对调节力较大的人比较容易发生负镜度的过度矫正，这正是青少年近视过度矫正比例较高的原因。人眼的屈光状态也和调节有关。远视眼的调节力较大，在验光实践中比较容易发生正镜度矫正不足的问题。验光师一定要做到心中有数，在验光中对被测眼的调节必须进行有效的控制。这里讲的对调节力的有效控制，是指在验光操作中对镜度的精确把握。

（3）验光时间的掌握　从最一般的常识角度看，验光时间的掌握应当注意的情况有3种：①长时间阅读后不宜立即验光，特别是习惯于过近距离阅读（尤其是看手机这类用品的人）更应当注意这一问题；②处于复习、考试、升学期间的学生不适宜验光；③16：00以后，工作一天了，身体和身体都处于相对疲劳状态，在这种情况下验光也容易出现检测偏差。

3. 与验光师的配合状况

验光准确与否，不但需要验光师的精心检测，同时也有赖于被测者的积极配合与有效的信息沟通。假如被测者因种种原因不能与验光师良好配合，检测的数据偏差就会在所难免，使用这样的数据定配单光眼镜，在视觉上只能造成清楚不清楚的问题，而对渐进眼镜戴用的影响就会比较大，很有可能无法戴用。

4. 被测者主观需求

另外，还有一个至关重要因素：被测者对戴用渐进眼镜是否有需求？需求是否强烈？被测者没有这样的需求，就不能勉强，否则即便配了镜，也可能会"犹犹豫豫"导致最后的退镜。倘若推荐后，被测者有兴趣了解更多的细节内容，对这样的被测者就可以通过"思想工作"使之转化为渐进眼镜的戴用者。但是要注意，渐进眼镜毕竟是一种价格比较昂贵的眼镜，不是所有人都能接受的。

综上所述，影响渐进眼镜验光的因素是多方面的，了解这些因素是为了更好地把控验光程序，排除各种因素对验光过程的影响，以便通过精心操作获得准确的屈光矫正镜度。因此，对于验光师来说，不仅仅需要掌握丰富的屈光矫正知识、规范的验光程序和操作技能，还必须了解影响验光过程的因素及排除办法、调控方法和技巧，否则不可能成为一名优秀的验光师。

第三节　验光师最常被问及的问题

那么，配制渐进眼镜方面有没有共性的规律呢？笔者认为，这种规律是存在的，关键是：我们必须去发现它。笔者仅以自己在"渐进眼镜学"教学中所讲授的内容，以及日常被咨询的关于渐进眼镜验配方面经常遇到的问题，通过一问一答的方式，谈一些个人看法，仅供读者参考。

一、关于戴用渐进眼镜的适应问题

1. 渐进眼镜是否需要有一个较长的适应过程？

答：一定要有一个适应过程。但是这个过程并不长，一般在 7±3 天。倘若适应期大于15 天，则与被测者的适应能力无关，我们需要做的是下面两项工作：

（1）对我们的技术操作行为进行反思；

（2）解决被测者的戴用不舒适的问题。

2. 戴用渐进眼镜，有不需要适应期的人吗？

答：有。但是，在直面戴用者的条件下，笔者只见到 1 个人，这个人就是我国当代屈光学的先行者徐广第先生。徐先生在戴上眼镜的瞬间，就通过头位的前后轻轻摇动来寻找与注视目标相对应的镜片上的位置。

3. 适应的过程是怎样的？

答：从渐进镜片的特征和人眼的运动规律看，戴用渐进眼镜一般的适应过程是：人眼的运动顺应渐进镜片的光学特征的视觉探究过程。当人眼的运动规律在最大程度上顺应了渐进镜片的光学特征之时，就是舒适戴用渐进眼镜的开始。但是，达到这一目标与验光师的正确指导和被测者在适应期中有序正视目标的自我训练密切相关。

二、关于应用渐进眼镜的验光问题

1. 定配渐进眼镜是否有必要"散瞳"？

答：定配渐进眼镜，没有必要"散瞳"。不管定配什么类型的眼镜，都是为了人眼在正常生理状态下戴用，瞳孔散大不是人眼的正常生理状态。因此，只要配眼镜，就不会使用非正常状态下检测的屈光矫正数据定配、制作眼镜。渐进眼镜作为具有特殊光学结构的眼镜，更不可能使用这种非正常状态下检测的屈光矫正数据。

2. 戴用渐进眼镜对远用屈光矫正镜度的要求是什么？

答：配用渐进眼镜，应给予获得双眼单视的最佳视觉效果的最高正镜度形式的屈光矫正镜度。

3. 确定近用附加正镜度，验光师应注意什么？

答：关于近用附加正镜度，有的厂家主张给足，有的厂家主张低给。那么到底应当怎样给呢？客观上说，这并不是一个绝对化的问题，而是要依为被测者选用的渐进镜片特征而定。笔者认为，有两个关键点需要把握住。

（1）渐进通道促短者，可以给予相对足的近用附加正镜度；

（2）渐进通道冗长者，在确认近用附加正镜度时就应适当低给。

这样处理的原因是，过低的眼位在注视过近的目标时容易引起视觉疲劳，适当降低近用附加正镜度，可以使被测者在35cm左右处进行阅读，也就可以避免过度集合引发的视近不舒适。

4. 渐进眼镜对瞳距测量的要求是什么？

答：给定配渐进眼镜提供的瞳距，必须保证被测者在视远→视近的注视转换中，被测者的视线轨迹在渐进通道之中。通常情况下，处方上记录的瞳距与实测瞳距一致，当瞳距≥70mm或瞳距≤50mm时，则应适当减小或适当增大标称瞳距，只有这样才能保证被测者在视远→视近的注视转换中视线轨迹处于最为合理的状态之下。

5. 通过减少、去除散光度可以提高渐进眼镜的戴用舒适度吗？

答：可以。但是，这需要戴镜者牺牲一定程度的清晰分辨力和原态视像效果的代价换取。这样的代价值不值？从经营业绩看，这种做法是可取的；但从视知觉的质量而言，这种方法则显得有些得不偿失。对于青少年被测者，这种方法应列为禁忌。

三、关于远、近用屈光矫正镜度的应用问题

1. 初戴者为什么看脚下时会不适应？

答：通常情况下，被测者看脚下目标时，是以眼的调节和适宜的头位变化作为基础的。但是，戴用渐进眼镜后，被测者仍以习惯的头位予以支持，眼的自然调节的条件没有了，这就形成了戴用者用习惯的头位和阅读镜度观察脚下的目标，看到的是被放大了的视像，这样就很容易导致踩空甚至摔跟头情况的发生。避免这一视线变化的方法就是：教会被测者低头用渐进镜片的远用区观察脚下的目标。

2. 渐进镜片的盲区在哪里？

答：渐进镜片没有实在的盲区存在。有些人所说的盲区，是指周边区。周边区并没有"盲"的问题，通过这一区域进行注视的结果是：视像有些模糊，有的人还能感觉到视像的分离。应当说这一区域不适于进行双眼的高分辨性注视，应作为中央视区的引导过渡予以使用。

3. 双眼的近用附加正镜度能达到多少？

答：当前，渐进镜片的近用附加正镜度最高值为＋3.50D。双眼所给予的附加正镜度值应当相等。否则，就容易在视远←→视近的视觉转换中，因双眼调节力的不均衡诱发视觉疲劳的发生。

四、渐进眼镜使用的视觉效应

1. 用远用区看东西的感觉是一致的吗?

答:不一致。远用区域中接近眼镜架的镜片边缘区存在肉眼可分辨的色散现象。

2. 镜片视野的总的景观是怎样的?

答:通过渐进镜片不同的区域看到的景观是不一样的。以图 8-6 中对不同区域的编号为序,其各部的景观视像如下:

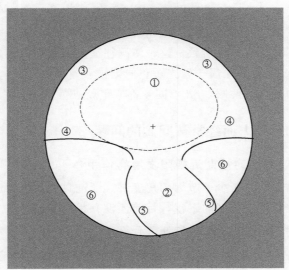

图 8-6　渐进镜片视野景观分区示意图

① 区是视远用的中央区域,范围最宽广,该区视像景观正常。

② 区是视近用的中央区域,范围较小,该区视像呈现放大景观。

③ 区为视远用的边缘区的上部,范围狭窄,所看到透视线略呈弓状向下自远方以弯曲形态指向近端上方。

④ 区为远区与周边的相邻区域,该区域所见到的透视线呈一条直线。

⑤ 区是近用区与周边的交界带,一般交界带的景观境界并不清晰。对于使用短通道和近用区较宽的渐进镜片者,这一模糊境界不经提示很难被发觉。

⑥ 区为周边区,视像略模糊,在视野景观上所产生的效应恰好与③区相反。

3. 为什么使用渐进眼镜躺着看书会不太舒服?

答:这种现象大多出现在已经使用较高的近用附加正镜度的情况下。这是因为,躺着看书时头位的活动度受到限制,阅读视线通过镜片的位置较高,这就会使戴用渐进眼镜躺着的阅读者无法正确使用近用区。这就是戴用渐进眼镜躺着看书不太舒服的道理。

五、常见的验光处方不当处理方式

1. 人为减小远用屈光矫正镜度,是否适宜?

答:人为降低远用屈光矫正镜度,是选用"中近"类型的渐进眼镜(即办公室用)的必然做法，并无不当。但是如选用"远中近"类型的渐进眼镜则不适宜，这样的处理不能满足视远屈光矫正的需要。

2. 人为减小两眼的屈光参差量是否适宜？

答：不适宜。这种做法不能达到良好的双眼单视，不是高质量渐进眼镜配制应采用的办法。倘若其中还包含将负透镜度拔高的现象，则是绝对不正确的。

3. 两眼 Add 不同是怎么回事？

答：导致这种现象的原因有两个。

（1）远用屈光矫正镜度检测出现偏差：这种情况，大多是检测时间过长导致视觉灵敏度下降，对视标分辨出现偏差所造成。这种偏差属于验光控制的问题。

（2）人为调整远用屈光矫正度所致：这种情况往往是因双眼屈光参差，验光师人为进行"双眼镜度平衡"所致。这种做法属于屈光矫正原则错误。

不管是哪一种原因造成的两眼 Add 不同，都应重新进行验光。

六、预防、控制近视方面经常被问到的问题

1. 戴用渐进眼镜，是否对控制近视眼发展有作用？

答：从减少近距离工作时减少调节力的角度讲，渐进眼镜对控制近视的发展应当是有效的。但是，它是否是控制近视最好的眼镜，目前还没有相关的报告。

2. 戴用渐进眼镜控制近视发展，长处是什么？

答：戴用渐进眼镜对控制近视的长处就在于保证近距视野清晰的情况下，也可以保证远、近距离视野的清晰。这种长处对视觉有什么积极的影响，目前还没有可以查到的文字资料。

3. 戴用渐进眼镜控制近视发展，还要注意什么？

答：戴用渐进眼镜控制近视，也要注意近距离阅读视距的问题。戴用渐进眼镜，也要求保持正常阅读视距，倘若视近距离过近，渐进眼镜也不能发挥最大的控制近视的效能。

4. 日常生活、学习，只使用一副渐进眼镜是否合适？

答：配镜部门比较倾向于只使用一副眼镜。这样做是否妥当，当前还没有明确的说法。但从青少年处于生长发育时期这个角度出发，应当考虑两个问题：① 是否会因长期使用 Add 使眼的调节储备受到影响？② 是否会因周边区像散影响到控制近视的效果？目前还不得而知。从既要控制近视的发展又要防止未知问题发生这两个方面看，全天候戴用一副渐进眼镜还不能算是一种最完善的办法。在戴用渐进眼镜的同时，配备一副专门用于看远的远用眼镜作为备用的做法更为妥当。

5. 渐进眼镜在预防、控制近视的方面能否起到决定的作用？

答：目前，对眼视光学的全部理论与实践而言，还找不到一种能在近视眼预防控制上可以起到决定作用的方法、措施或工具。因此期望渐进眼镜在这方面起到决定作用只能是一种美好的愿望。对于预防近视眼发生、控制近视眼过快发展，还是要采取综合措施，这是做好近视眼的预防控制工作的唯一途径。

以上这些问题并非渐进眼镜戴用中的全部问题。但是，这些问题显然是验光师在实际工作中经常遇到的和经常被询问的问题。笔者对这些问题所给出的答案，仅是一己之见，仅供读者参考。

第九章

渐进眼镜定配中的禁忌证

第一节　渐进眼镜与禁忌证

一、渐进镜片的优点与不足

任何事物都有其长处，也必有其不足，这是自然规律。渐进镜片也不例外，也有其自身的优点与不足，其优点是我们在验配、戴用时应当最大程度上发扬的部分；而其不足，则是在验配中需要最大限度上控制与规避的部分，其中可能会导致发生戴用问题的部分，也就属于戴用渐进眼镜的禁忌证的范畴。因此，开展渐进眼镜验配工作就必须清楚渐进镜片的优点与不足。

1.渐进镜片的优点

（1）可以提供全程视野的连续的清晰视像。

（2）可以提供更符合远～近视觉生理要求的屈光条件。

（3）镜片的境界外观更符合"人老心不老"的心理需求。

（4）戴用便利。

2.渐进镜片的不足

（1）渐进镜片的中、近距离视野狭窄。

（2）渐进镜片的周边区存在明显的色散和像散。

（3）初戴时，会有"涌动"的视觉感受。

（4）戴用渐进眼镜，头部运动相对增多。

渐进镜片存在这些优点与不足，和镜片特有的光区分布密切相关，这方面的相关理论知识，请参见本书第一至第三章的相关内容。

二、导致戴用失败的镜片原因

在渐进眼镜验配中，戴用失败并不鲜见，导致失败的原因，既有验光、配镜不当，也有对适应证、禁忌证掌控、把握过宽，这些因素归根结底还是对渐进镜片光学性能的认识比较模糊，这就是我们在这里说的"镜片原因"。

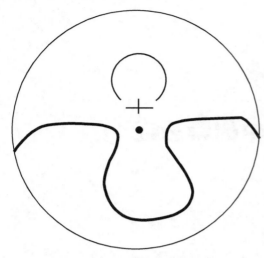

图 9-1　渐进镜片周边区域示意图

渐进镜片周边区域的分布状况如图 9-1 所示，图中粗线条下方的区域，就是镜片在镜度区域分布上的周边区域，这一区域存在明显的色散、像散。在渐进眼镜配适中掌握"配镜十字"的适配的高度是十分重要的，只有做到恰到好处，才能让戴用者在最大限度上有效使用粗线条上方的各个不同的光区。

渐进镜片在不同区域的光学性质与特征是不相同的，对光线的偏折能力是不同的。客观地讲，渐进片上的点在不同方向的镜度趋向函数值是不同的。尽管在设计中，已经在很大程度上考虑到了人的视觉生理的适应能力，但现实中每个人千差万别的个性特征，又决定了设计者只能着眼于人眼的共性特征。因此，对一些有特殊习惯、特殊屈光类型、特殊工作条件的人，就会发生不能适应的问题。

可以说，导致渐进眼镜戴用的根本原因就是：个人生物特性、生活工作环境与镜片的点位的镜度趋向函数值的差异、矛盾。认识这些生理因素，识别其中的个性特征，显然就是验光师必须要做的工作。只有做好这项工作，我们才能把那些不适应戴用渐进眼镜的人筛选出来，这应当是最大程度减少渐进眼镜验配工作"配适"失败，提高"配适"成功率的关键所在。

第二节　渐进眼镜定配的绝对禁忌证

对于渐进眼镜验配来说，不但需要了解渐进眼镜戴用的适应证，还要清楚其中的禁忌证，只有这样才能从众多的配镜者中将最适合戴用渐进眼镜的人挑选出来。渐进眼镜戴用的禁忌证可以分为绝对禁忌证和相对禁忌证。什么是绝对禁忌证呢？绝对禁忌证特指不应当戴用渐进眼镜的特殊病理体征、不可克服的习惯性特殊性步态等。

一、运动系统疾患

戴用渐进眼镜的第一禁忌证，就是可以导致行走步态异常的运动系统的疾患。这类疾患主要是由神经系统疾患、运动系统疾患所致，图 9-2 所示的就是这类疾患最常见的跛行、鸭步和拖拽步态 3 种步态，这 3 种步态的行走特征和常见疾病见表 9-1。

表 9-1　不适宜戴用渐进眼镜的步态特征与常见病

步态	跛行	鸭步	拖拽
行走特征	身体横向活动幅度明显增大	头部呈现一窜一顿的状态	麻痹侧腿呈画圈状态，头在水平面也呈画圈状态
常见疾患	运动系统严重损伤　小儿麻痹病的后遗症	先天性髋关节脱位	偏瘫

这 3 种步态最大的共同点就是在行走中头部活动的幅度过大，这种情况会使戴用渐进眼

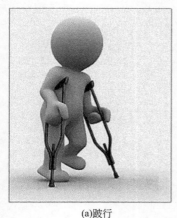
(a)跛行

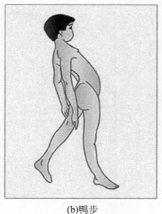
(b)鸭步

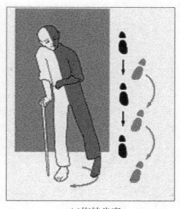
(c)拖拽步态

图 9-2 渐进眼镜绝对禁忌证的步态

镜者的"涌动感"被过分夸张，很难被适应。

小儿麻痹症是脊髓灰质炎的俗称，目前这种疾患由于国家预防措施到位，其发病已明显减少，但在边远及不发达地区仍可偶尔发现，而且曾经罹患这种疾病的尚有可观数量人留下了后遗症，因小儿麻痹症留下腿部残疾的人是不宜戴用渐进眼镜的。

二、体态姿势异常

戴用渐进眼镜的第二禁忌证，就是习惯性运动姿态异常。体态姿势异常我们可以从两个方面来理解。

1. 体态姿势异常与渐进眼镜的戴用

正常体态也是双眼视觉平衡的最基本的要求。只有达到这种要求，才会使双眼感受更为舒适。单只镜片的非对称设计，保证了左、右眼的镜片视觉对应点在光学上的对称性，这就确保了戴用者在全程视野上的双眼单视的视觉对应。

体态姿势正常者左、右两只镜片的远用光区下缘与水平线一致（图 9-3），身体、头位的长轴的方向与地平线的垂直线方向一致，当头沿身体长轴转动时，戴用者眼的水平方向运动就会始终处于远用光区，戴用者就可以获得舒适的视觉感受。

体态姿势异常说到底还是头位的问题，这里说的头位问题是指各种原因导致的强直状态，是指不管机体运动与否都存在一种固定的异常体态姿势的状态。那么，体态姿势异常者戴用渐进眼镜是什么样的情景呢？如图 9-4 所示当头部位置处于静止状态，处于视远的正视方向，双眼的视线均处于镜片的远用光区，但是要想在水平扫视中使用远用光的边缘区则会很困难，这是因为两只镜片对应点与水平扫视的视线方向不一致。在这种状态下，看近距离目标时镜片对应点与水平扫视视线方向显然也不一致。对这样的情况，戴用者只能用大幅度调整体位的办法来实现头位调整，以获得相对舒适一些的视觉感受。

但是，人不可能永远保持这种状态，当人在转动头部时，镜片随之而动，这时镜片的光区只能做斜向的转动，镜片光学区域的差异与眼位高低差异就会相互干扰，这种干扰对于一般人来说不太容易能忍受得了。

这也就是说当戴用者不能保持配镜十字处于水平方向时，双眼感受到的均衡、视觉方向

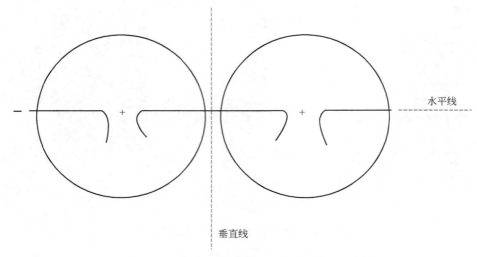

图 9-3　体态姿势正常者戴用渐进镜片情况示意图

的对应和双眼的视觉平衡就会遭到破坏，这就必然会使戴用者产生不舒适的感觉。

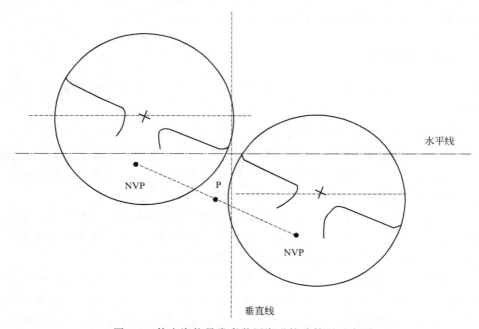

图 9-4　体态姿势异常者戴用渐进镜片情况示意图

2. 行走中的体态姿势异常与渐进眼镜的戴用

渐进眼镜的戴用适应要求双侧镜片的配镜十字中心应保持相对的水平状态，这是镜片设计的一个基本要点，而人的视觉是在眼的运动、头的运动和身体的运动中实现的，因此，只要双眼在这些运动中不能保持水平状态就会发生渐进眼镜戴用的不适应。这种情况也会反映到人在行走中的体态姿势方面，例如：①因腿部残疾所致的跛行；②过于肥胖导致行走时在左、右重心的交替转换；③习惯大幅左、右晃动行走的人。这些情况都会导致行走中头的摆动、摇动幅度过大，这就使渐进镜片的水平基准线随头的摆动、摇动不断向两侧倾斜、晃

186

动，这势必造成视像的不稳定，使戴用者产生拒绝戴用渐进眼镜的问题。

三、频发眩晕症

这里说的眩晕症，既包括晕动病，也包括因其他疾病伴随的临床症状。

晕动病，是指乘坐交通工具时或由摇摆、颠簸、旋转、加速运动等各种因素所致人体内耳前庭平衡感受器受到过度运动刺激，而出现的出冷汗、恶心、呕吐、头晕等症状群。伴有头晕症状的疾病很多，最常见的是高血压、动脉硬化、内耳的炎症等。例如高血压、动脉硬化的患者，当病情得不到有效控制时，常会因颅内高压、脑供血不足而产生晕眩症状，甚至会伴有恶心、呕吐症状。再如当内耳的前庭器官发生炎症和非特异炎症时则会有天旋地转的主观症状。

不管被测者是由什么原因引起的眩晕，只要是频发的症状，就不应当戴用渐进眼镜。那么，为什么频发眩晕的人就不能戴用渐进眼镜呢？这要从戴用渐进眼镜后在转头时的主观视觉感受说起，戴上渐进眼镜注视地平线的方向如图 9-5 所示。

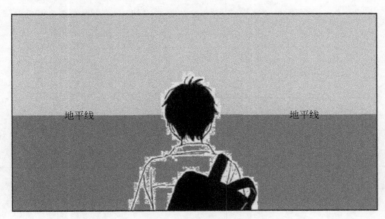

图 9-5　注视地平线

戴用渐进眼镜，在快速转头时，会感觉到空间视觉线索明显的前后摆动现象，戴用者会有一定的"晕"的感觉。转动方向不同，摆动的方向也会不同；转头的速度与摆动感受成正比。当戴用者远用镜度为远视镜时，空间视觉线索摆动方向如图 9-6 所示；远用镜度为近视镜时，空间视觉线索摆动方向如图 9-7 所示。

空间线索向前摆动给人一种漂浮的感觉，向后摆动给人一种下沉的感觉。这种视像的摆动恰如浪潮的"涌"，因此习惯上将这种视觉感受叫做"涌动"。

在考察"涌动"对戴用渐进眼镜的影响时应当注意以下两个问题。

1. 眩晕频发

当被测者为频发眩晕者，显然对这种"涌动"是不能接受的。因此，对这样的被测者，请勿进行渐进眼镜的戴用适应。特别是对于其中的高龄、行动不方便的患者，最好不要让其尝试戴用渐进眼镜。

2. 屈光参差

这种"涌动"感的强度还与两眼的屈光度是否均衡有关。如果两眼屈光矫正镜度是基本

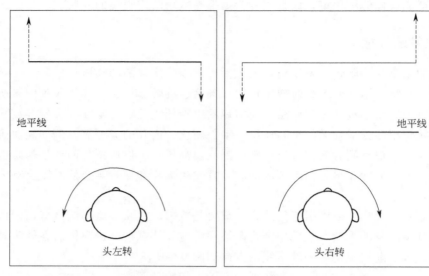

图 9-6　远用镜度为远视镜，转头方向与空间视觉线索的视觉感受

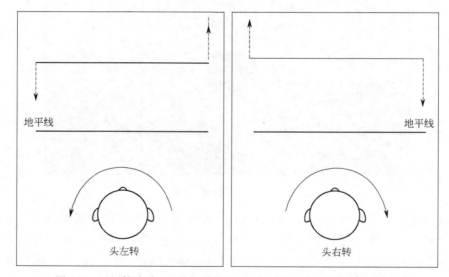

图 9-7　远用镜度为正近视，转头方向与空间视觉线索的视觉感受

一致的，这种"涌动"对两眼影响是均衡的；两眼屈光度存在明显参差，这种"涌动"的影响就会呈现很大的差异。从视觉生理和视觉心理的意义上讲，均衡的视觉感受比较容易适应，而对失衡的视觉感受适应起来难度就会比较大。

第三节　渐进眼镜定配的相对禁忌证

一、相对禁忌的概念

什么样的情况属于渐进眼镜戴用的相对禁忌证呢？这里包含两个含义。

1. 暂时出现的症状

对于偶发的症状，只要疾病得到有效的治疗与控制，症状自然也就消失，这样的症状就属于相对禁忌证的范畴。例如，因暂时性的内耳炎症出现的眩晕症状，在发作时是不宜配适、戴用渐进眼镜的，但只要去除病因，眩晕症状消失，验配、戴用渐进眼镜是没有问题的。这样的眩晕就属于相对禁忌证。

2. 症候表现的程度

同一种症状、体征表现，也有轻重之分，根据轻重往往会将其分为病理性、生理性两种。病理性的列入禁忌证的范畴，生理性的则列入非禁忌证的范畴。具有这样特征的症状、体征也属于相对禁忌证。

二、屈光参差

在眼视光学中特将两眼屈光矫正镜度不同、不一致的现象叫做屈光参差。

1. 屈光参差的临床概念

在眼视光学中，无论是两眼的屈光性质不同，还是屈光矫正镜度的程度不同，只要两眼屈光数据不同都叫做屈光参差。

在现实中，双眼屈光矫正完全一致的很少，许多人尽管存在差异，但因差异很小，因此也不会出现什么症状，通过双眼融合机能也可以实现良好的双眼单视。这样的差异比较小的屈光参差就被称为生理性屈光参差。

当两眼屈光矫正镜度的差异比较大，双眼融合机能已不能完成双眼单视，就会出现复视，还可能诱发单眼视、弱视等问题。这样的屈光参差就被称为病理性屈光参差。

视觉心理学认为，两眼相差 0.50DS 会产生 1% 的视差，人所能接受的最大视差为 5%。眼科学、视光学领域正是根据这一视觉心理学的认识，确定了病理性屈光参差量的标准为 ±2.50D。当两眼屈光参差量 ≥2.50D，就诊断为病理性屈光参差；两眼屈光参差量 <2.50D，就属于生理性屈光参差。

尽管上述诊断标准是大家公认并执行的标准。但是，在现实屈光矫正中，能实现双眼视像融合形成双眼单视的并不局限于 2.50D 这一屈光参差值。因此，在屈光矫正中也不宜拘泥于这一数值，还应当通过实际检测和试戴来确认普通单光眼镜。

2. 渐进眼镜定配中的约定俗成

在渐进眼镜定配中，考虑到渐进镜片不同光区的视觉效果的差异性，以及双眼屈光参差会引起戴眼镜时的垂直棱镜度的差异性屈光问题，大家都主张采取适当控制的办法，开展屈光参差的渐进眼镜的验配工作，形成了如下约定俗称的做法：

（1）屈光参差量 >2.00DS，不推荐戴用渐进眼镜；

（2）圆柱镜度参差量 >2.00DC 而且轴位不对称者，不推荐戴用渐进眼镜；

（3）眼位存在明显高低差异，近距离注视时易出现视觉疲劳，影响清晰双眼单视者，不推荐戴用渐进眼镜。

3. 青少年屈光参差的应对方案

青少年中的屈光参差也是很常见的，但诊断的标准与成人不同。全国儿童弱视斜视防治组，根据婴幼儿、少年和儿童眼球与视功能发育尚处于不完善阶段，建议少年儿童屈光参差诊断标准（试行）：两眼屈光度球镜差值≥1.50DS，或圆柱镜度差值≥1.00DC。

但是，青少年的调节力、耐受力和适应能力比成年人要强，即使参差量比较大，常常通过完全屈光矫正镜度的矫正也可以实现正常的双眼单视。因此，在矫正青少年屈光参差时，不可局限于建议的诊断标准，应注意以下3个方面的问题。

（1）力争取得最理想的矫正效果　实践证实，青少年矫正屈光参差可以实现双眼单视的参差量要比成人大，可以考虑将矫正范围掌握在：两眼屈光度球镜差值<3.00DS，或柱镜度差值<1.50DC。如果确需使用更大的球（柱）镜度进行矫正，不可以刻板地抄用诊断标准的数值，而是应该通过检测、试戴予以考察，以保证获得最佳的屈光矫正效果。

（2）按正确的矫治顺序实施矫正　对于伴有斜视、弱视并发症的青少年屈光参差，一定要遵循先矫治弱视、斜视，再矫正屈光参差的顺序予以矫治和矫正。

（3）不急于配用渐进眼镜　对于存在屈光参差的青少年不要急于配用渐进眼镜。双眼单视功能不良的青少年应慎用渐进眼镜，特别是屈光参差值较大的青少年更应当注意这一点。

三、有眼镜戴用适应困难史

对于有戴用眼镜困难史的人，推荐渐进眼镜应采取谨慎的态度。但是，了解这种情况却不太容易，一方面是被测者一般不会主动说，另一方面是验光、配镜人员也不好问。因此，验光师、配镜师应学会利用现实中的一些间接信息来进行推断。下面通过两个例子来说明。

1. 前倾角过小

眼镜架前倾角过小，甚至呈负值的前倾角，是目前很常见的问题，这种问题在渐进眼镜配适中也是比较容易看到的，尤其是在选用非金属眼镜架时这种问题尤为多见。假如前倾角过小（甚至是负值）的话，在戴用正确的前倾角的新眼镜时，即便是单光眼镜都会很难适应。这是因为在不正常前倾角的状态下，人眼的视线通过镜片的位置不同，而且这种不正常的角度会形成一定的斜射像散（图9-8）。这种问题一旦发生，在佩戴新眼镜时，无一例外会存在一个相对长的适应期。

前倾角的异常，对渐进眼镜的戴用影响更大，不但很难适应，而且镜片下部的近用区前移（图9-9），在正常阅读姿势情况下无法正常使用近用区。

对于前倾角过小（尤其是负向）的问题，新配眼镜大多采用减小前倾角的措施处理，此时被测者既接受不了原来的角度，也不能接受正常的角度，只能调整到两者之间的某一角度，这个角度在单光镜只能当作过渡角度来使用，需在对新角度适应后，再将前倾角调整到正确的角度。但是，在配用渐进眼镜时，是不可能有这个过渡时期的。因此，倘若对于这样的被测者配用渐进眼镜，就应当缓配，先对原戴眼镜进行调整，使前倾角尽可能达到（或接近）正常的角度。大约1~2周就可以适应正常的前倾角，适应后再配渐进眼镜就比较容易适应了。

按常规，戴用渐进眼镜要求10°~15°的前倾角。原戴眼镜的前倾角与这一数据越接近，渐进眼镜的戴用效果也就会越理想。

2. 光学中心距与瞳距不符

原配眼镜的光学中心距与戴用者的瞳距不符，戴用渐进眼镜的适应也有一定的难度。目前仍偏爱使用宽大眼镜架，这是很多人在选择眼镜架方面的心理定势。从最佳矫正光学效果

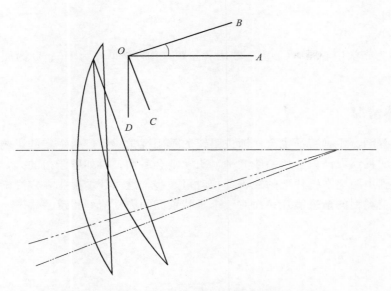

图 9-8　前倾角变小时，视近点的视线方向示意图

∠COD 为前倾角；OC 为标准镜平面位置方向；OD 为原戴眼镜镜平面位置，其前倾角度为零

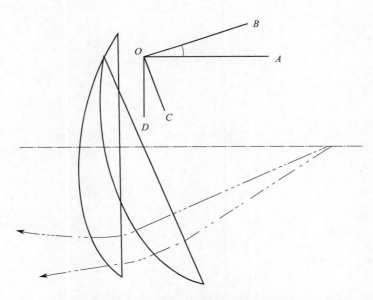

图 9-9　戴用渐进眼镜，前倾角改变前后视线方向示意图

双点虚线：正常前倾角的视近方向；三点虚线：0°前倾角时的视近方向

讲，这并不是一种好的选择。但是从个人审美的角度看，选用宽大眼镜架又是无可厚非的，只要在加工制作时做适当的光学中心内移处理，并对装配后的眼镜进行必要的调整，还是没有太大问题的。目前，在加工制作时进行光学中心内移没有什么问题，但对装配后的眼镜进行相关调整还有很大的差距。因此，已经做了光学中心内移的眼镜，戴用不一定会舒适，这就取决于是否进行了有效的相关调整。根据当前定配渐进眼镜的实践，原戴眼镜光学中心距与瞳距不符达到以下两种尺度，则应当缓配。

(1) M·D≥4；

(2) M≥10。

其中，M 为光学中心距（CD）－戴用者瞳距（PD），单位为 cm；D 为屈光矫正镜度的绝对值。

四、个体情况

人的一些解剖、生理特征也会对渐进眼镜的戴用视觉感受产生一定的影响。如个子矮的人，看东西时的视线方向就会比一般人平，头常常会后仰；再如脖子短的人，低头难，常规要求从远距离到中距离在镜片上的视程要相对短一些。这两种情况，在定配渐进眼镜时，一定要选择短通道类型的渐进镜片；而对于个子特别高的人则恰好相反。

第十章

配用渐进眼镜的眼镜架选择

第一节　眼镜架概述

一、眼镜架的种类

眼镜架的分类方法有很多种，最常用的分类方法有两种：①按材料性质进行分类；②按式样款式进行分类。

1. 按眼镜架的材料性质分类

（1）金属眼镜架　当前，眼镜架使用的金属有 5 种：

① 白铜镜架（即铜锌合金，主要成分为铜 64％、锌 18％、镍 18％）。

② 高镍合金镜架（镍含量高达 80％以上，主要有镍铬合金、锰镍合金等）。

③ 蒙耐尔材镜架（即镍铜合金，镍含量达到 63％，铜 28％左右，另外还有铁、锰等其他少量金属）。

④ 钛材眼镜架。钛材眼镜架又分为 3 种。a. 纯钛镜架（钛的材的优点是轻、耐腐蚀、没有过敏）；b. 记忆钛合金镜架（指镍、钛按原子比 1∶1 所组成的合金，比较轻、耐蚀性，有形状记忆的特性）；c. β-钛合金（指由 70％钛和 30％的钴、铬等金属混合形成的一种特殊合金）。

⑤ 真金眼镜架。含有金的眼镜架统称为真金眼镜架，有 2 种。a. 镀金架（即普通金属眼镜架表面镀上一层金，镀层也有厚薄之分，好的镀金眼镜架金的厚度在 $10 \sim 25 \mu m$，一般的镀金眼镜架厚度在 $2 \sim 3 \mu m$，镀层 $0.18 \mu m$ 以下在工艺上只能叫做"涂金"，但在眼镜行业习惯上仍称为镀金）；b. 包金架（根据国际贵金属会议规定，金与合金重量比例为 1/20 以上制品用 GF 表示，1/20 以下制品用 GP 表示）；c. K 金架（由金、银、铜等金属合成，足金为 24K，最常用的是 18K、14K）。

（2）非金属眼镜架

① 天然材料眼镜架。用于制作眼镜架的天然材料有玳瑁、特殊木材和动物头角等。一般木质眼镜架和牛角眼镜架比较少见，常见的是玳瑁眼镜架。

② 人工材料眼镜架。这类材料包括：赛璐珞（目前已经很少用）、醋酸纤维、丙烯树脂、环氧树脂等。这类眼镜架一般不会以材料去称呼，通常会叫做碳晶架、板材架、TR-90 架等。

(3) 混合材料眼镜架 由金属材料与非金属材料混合构成，如包塑眼镜架、秀郎眼镜架等。

2. 按眼镜架的式样款式分类

(1) 全框眼镜架 这是生产与销售中所占比例最大的一种眼镜架。这种眼镜架的特点是强度高、不易变形，在使用中可以起到遮掩镜片厚度的作用。

(2) 半框眼镜架 又叫做尼龙丝眼镜架，俗称拉丝架。这种眼镜架镜身的上半部为金属材料制作，用一条直径约 0.6mm 的尼龙丝作为下部的固定部件。镜片采用边缘开槽，通过尼龙丝固定在眼镜框里。这种眼镜架的特点是轻、时尚、强度较好。

(3) 无框眼镜架 这类眼镜架没有透镜框（镜圈），只有梁托组件和眼镜腿组件。这种眼镜架要求在镜片适宜的位置上打孔，用螺钉、螺母及垫片与组件（或紧固部件）装配而成。这种眼镜架的特点是特别轻，给人清秀、典雅之感，其不足之处是强度相对差。

(4) 组合式眼镜架 这种眼镜架有可以重叠在一起的两个镜身，靠前的镜身是可以活动的，在形式上有两种，一种是上翻的，还有一种是吸附型的。这种眼镜由两组镜片构成，内侧一组为屈光矫正镜片，外侧的镜片多为遮光、遮阳类镜片（如偏光镜、防紫外线镜片等，外侧的眼镜片也可以做成近用加光镜片）。这种眼镜架最大的优势就在于一副眼镜两组镜片，为屈光不正者出行时眼的防护提供了极大的便利。

(5) 折叠眼镜架 这种眼镜架一般是借助眼镜梁的合页可以对折，眼镜腿的前部可以回缩至后部的空管中，弯头处通过合页折叠。这种镜架一般用于老视成品镜，其优点是携带方便。

3. 渐进眼镜适宜使用的眼镜架

在渐进眼镜验配中，戴用者在款式上会选用全框眼镜架、半框架，在材料上会选用中、高档金属眼镜架，个别人会选用玳瑁眼镜架，选择人工材料眼镜架的则很少。

(1) 这些眼镜架比较时尚，符合人们的审美观念，可以适应人们对美的需求，这是渐进眼镜戴用者决定选择这两种眼镜架最重要的因素。

(2) 渐进镜片价格还是比较高的，从人的心理而言，既然选择了渐进镜片，就会很难接受使用低档眼镜架的现实，这就是"好马配好鞍"的心理，这应当是戴用渐进眼镜者要选择中、高档眼镜架的心理原因。

(3) 这些眼镜架性能稳定、强度高，对保持镜片稳定的性能具有重要的作用。

二、眼镜架的功能

任何物品都有其功能，眼镜架也有自身的功能。眼镜架的功能不外乎客观物质和社会心理两方面。

1. 客观物质效应

眼镜架作为一种物质客体，其客观性功能是将透镜固定在相对稳定的空间位置上。这种固定有三个方面的意义。

(1) 左、右镜片相互位置的稳定 镜片装配在眼镜中，两只镜片的光学中心的高度应当一致；其左、右镜片的位置要对称，位置必须处于稳定的状态。

(2) 镜片与眼镜架的空间位置的稳定 一个装配好的眼镜，左、右镜片镜平面要一致，镜平面与眼镜腿在空间上必须处于稳定的状态。

（3）眼镜与戴用者眼在空间位置的稳定　在没有特殊要求时，镜片后顶点与角膜的距离应恒定，远用眼镜的光学中心应在戴用者看远的视线上。戴用渐进眼镜，看远、看近的视线应分别通过远用参照圆、近用参照圆的中心。眼镜戴用位置亦应稳定，以保证"镜-眼系统"处于最佳生理的矫正状态。

眼镜架正是通过以上三种位置关系的稳定状态，使戴用者的眼、镜片和视觉目标处于最理想的"人工正视"状态。

2. 社会心理功能

眼镜架除客观的功能外，还具有社会心理方面的功能。这可以从两个角度去理解。

（1）对礼仪仪表的修饰作用　眼镜架对人的面部是具有修饰作用的。如，一个人是国字脸，就应当选用趋于方形的镜框，这看起来会比较协调，倘若选择趋于圆形的境况则会显得不伦不类。再如，选择"立线"较长的眼镜架，会有缩短脸部长度的视觉效果；而选择"立线"较短的眼镜架，会有加长脸部长度的视觉效果。倘若脸较短的人选用了"立线"较长的眼镜架，就会让人觉得像没有鼻梁的感觉，会让人觉得眼镜对面部的形象有一种压迫感。倘若被测者是八字眉，戴用秀郎眼镜架和比较纤细的金属眼镜框的戴用比较如图 10-1 所示，戴用的修饰效果是很明显的。

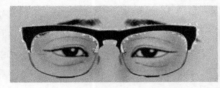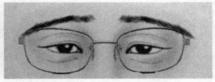

图 10-1　秀郎眼镜架、金属眼镜框戴用比较示意图

类似这样的现象很多，也就是说，眼镜架与人的面部组合在一起所产生的视觉效果，可以对戴用者面部外在表现产生一定的修饰作用。选择适宜的眼镜架，就可以起到掩饰瑕疵、彰显优点的视觉效果。这就是眼镜架在视觉美学上的作用。

（2）有满足心理需求的作用　人们在选择眼镜架时，总要考虑到人们共同的审美观念，还要寻求具有个性特征，这是一种对社会、群体认同感，彰显个人魅力的心理需求。这是配镜人都具有的一种心理需求。

在眼镜架选择上，总要遵循两种要求：①舒适的程度，这是一项选择眼镜架的最基本要求；②美观的程度，这是一种重要的心理需求。在实际工作中，戴用者在选择眼镜架时，经常会向工作人员、陪同人员很含蓄地表达对美的需求。例如，顾客在试戴选择时常常会征询地问："您看，我戴这个眼镜架合适吗？"什么叫合适？这里的核心就是"我"，合适就是"美不美"，美就是合适的，不美或不太美就是不合适的。

从以上对眼镜架功能的叙述，可以说，眼镜架是眼用透镜的一种支撑、固定的工具。作为渐进镜片而言，它也是一种镜片，同样离不开眼镜架。在考虑其光学性能实现的同时，更要考虑到可能起到的社会心理效应和个人对美的追求的心理需求，这是因为渐进镜片本身就是一种价格不菲的镜片，在选择眼镜架档次时，要求一般会比较高。就眼镜戴用者的心理尺度来考虑，高价格的商品必然会给戴用者造成期望值的上升，从这一点来说，对戴用渐进眼镜者的服务应当是高标准的，服务者不但应当具有丰富的专业知识与技能，还要具备良好的社会美学知识。

第二节　眼镜架的结构与规格

作为眼镜戴用者，对于眼镜架的结构与规格可以不闻不问，对于自己的面部特征也不会去测量。但是，眼镜行业验光师、配镜师为每一位具体的服务对象检测配镜的各种数据、定制并调整眼镜，就必须了解眼镜架的结构与规格，必须掌握相关的面部测量方法。渐进镜片是一种经过严密复杂的方法设计、制造的，具有多种光学效能的镜片。因此，开展渐进眼镜验配工作的验光师、配镜师更应当熟悉眼镜架的结构规格，应能熟练地掌握面部和眼镜架的测量，掌握眼镜架调整的基本要求和方法。

一、眼镜架的结构

眼镜架在结构上一般分为两个部分：镜身、镜腿。

1. 镜身

（1）透镜框　也叫镜框，比较讲究的人将其叫做镜圈。透镜框是由带凹槽的金属（或非金属）材料围成。图 10-2(c) 为凹槽横断面，这是透镜的镶嵌槽。金属眼镜架的透镜框结构如图 10-2(a) 所示，其中 10-2(b) 为锁接桩，由线材两端各半爿构成，中间有一贯通的孔，其上半爿的孔为螺纹孔，其下半爿的孔没有螺纹。螺钉由下半爿进入，然后旋进上半爿的孔，旋紧。锁接桩锁紧后一般会有微小的间隙（≤0.5mm），这个间隙就叫做锁接间隙（也叫锁接管）。加工质量好的眼镜锁接间隙可以接近于 0。

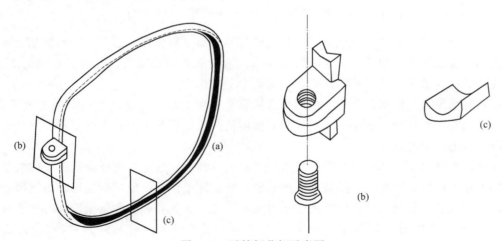

图 10-2　透镜框分解示意图

透镜框的作用，就是借助于镶嵌槽、锁接桩、螺钉将镜片固定，并使镜片保持在空间的稳定状态。就渐进眼镜定配而言，这种有锁接桩的眼镜架是最适宜的选择，加工出来的眼镜会相对轻，光学性能稳定性好。

（2）镜梁　俗称鼻梁，也有人将其称为镜桥。

镜梁的作用：连接左、右透镜框，以保持镜平面的位置稳定。镜梁的形式是多样的，大致上有单梁、双梁和宽梁、窄梁之分。图 10-3(a) 为单梁、宽梁式镜梁，其他两款为双梁式镜梁，其中图 10-3(b) 为由主梁和加强梁构成的加强型双梁式镜梁，图 10-3(c) 为并列型

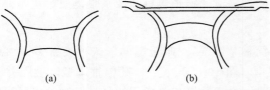

(a)　　　　　　　(b)　　　　　　　(c)

图 10-3　镜梁形式示意图

双梁式镜梁，由主梁和副梁构成。

（3）鼻托　金属眼镜架的鼻托一般为金属和塑料两种构件组成。鼻托（图 10-4）由两部分构成：托臂、托叶。

① 托臂：是用金属材料制作，由固着部和游离部构成。固着部一般会焊接（或用螺钉固定）在透镜框的内侧框的内缘（或镜梁的内侧）。游离部由曲柄和桩仓构成，其中桩仓用于容纳托叶桩，保持托叶稳定并有一定活动的状态。

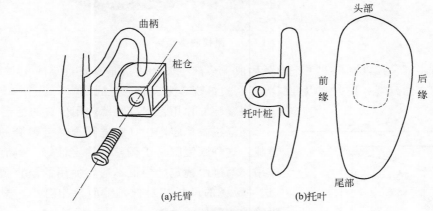

(a)托臂　　　　　　(b)托叶

图 10-4　鼻托分解示意图

② 托叶：由金属和塑料两种材料（或用塑料单一材料）制作而成。托叶由叶片和托叶桩两个部分构成。托叶桩基部镶嵌在托叶中。托叶的后缘较前缘的弯曲度要大一些，其头部较尾部稍宽并短一些（有的眼镜架也有上下倒装的托叶）。托叶桩插入桩仓中，通过螺钉串联在一起，使托叶既能稳定在一个稳定的位置，又具有一定的活动性。

以上介绍的是金属眼镜架、无框眼镜架和部分非金属眼镜架最常见的鼻托构造。这类鼻托最大的优点是：贴附性好，易于调整，是渐进眼镜最适宜的鼻托类型。非金属眼镜架绝大部分采用的是固定式鼻托，这类鼻托一般比较低矮，再加上镜梁较宽，不适宜渐进眼镜。

鼻托的作用是支撑镜身，使透镜维持在眼前的科学合理的位置。

（4）屈板　屈板只在金属眼镜架上才会有，是将一小段屈折的板材焊接在外侧透镜框的前缘的一个部件（图 10-5）。在非金属眼镜架这个结构是以框架外凸的形式出现，因此叫做框突，也叫桩头，眼镜生产厂家又将其俗称为"耙头"。

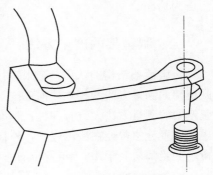

图 10-5　屈板示意图

屈板的作用：连接透镜框和眼镜腿，兼有遮挡锁接桩和维系眼镜架颞宽等辅助作用。

2. 眼镜腿

眼镜腿也叫挂耳、引耳、镜臂，简称"镜腿"。眼镜腿的形式种类繁多，大致上有两大类：直尾型（图 10-6②、④）和屈尾型（图 10-6①、③），其中直尾型眼镜腿并非一点弯度都没有，只不过是没有曲折的弯角而已。金属眼镜架最常用的是带镜靴的屈尾眼镜腿。

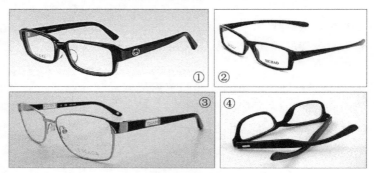

图 10-6　眼镜腿类型

镜腿由头部、体部和尾部 3 个部分构成。头部主要的构造是合页桩（图 10-7）；体部是头部板材的自然延续；尾部则以金属为芯，塑料靴套为表面被覆的结构。

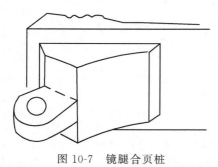

图 10-7　镜腿合页桩

眼镜腿的作用：保持眼镜戴用位置的稳定。

在渐进眼镜定配中，宜选用金属带靴套的屈尾型眼镜腿，这种眼镜腿易于调整、稳定性好，具有一定防滑作用。渐进眼镜定配中最不适宜使用的是直腿型眼镜架（这种眼镜的鼻托相对低，镜面角相对小，很难使渐进眼镜发挥最佳的效能）。

眼镜架的种类是很多的，在这里只能列举最具代表性的金属眼镜来说明眼镜架的结构，期望能起到举一反三的作用。关于眼镜架结构的分类，还有其他的一些方法。如有人将眼镜架分为 5 个部分，即镜框、镜腿、鼻梁、鼻托和合页。还有人将眼镜架分为 11 个部分：①镜身；②镜圈；③鼻梁；④桩头；⑤托叶；⑥铰链；⑦镜腿；⑧镜脚桩；⑨镜腿芯；⑩铆钉；⑪锁紧管。但从实用角度看，还是将镜身看作一个整体的传统的分类方法更为恰当。

二、眼镜架的度量方法

对眼镜架结构的认识，是眼镜行业人员认识眼镜架的第一步。配镜人员还需要进一步了解眼镜架的测量方法和相关数据，这是定配镜中高质量调整、把握眼镜戴用状态的重要的一步。眼镜架的测量方法大致有 5 种：基准线法、方框法、垂直平分法、外接圆中心法和欧洲法。其中垂直平分法曾经在法国应用，外接圆中心法是西班牙曾经使用的方法，欧洲法是由欧洲共同市场配镜师协会于 1964 年发布的一种测量方法。在这里我们介绍最常见的 3 种分类方法。

1. 基准线法

眼镜透镜框的形态经历了一个由圆形向椭圆、由均衡形态向非均衡形态的发展过程。现在的眼镜框是千变万化的，各具特色，如何对不同形态的眼镜架进行规格尺寸的比较，这就需要找到一种测量方法。最早被提出并应用至今的测量方法就是基准线法。

图 10-8 中，CC' 为镜片上缘中心点的水平切线；EE' 为镜片下缘最低点的水平切线；DD' 为镜片基准线；AA' 为镜片基准宽度；M 为基准中心点；BB' 为基准线中点高。

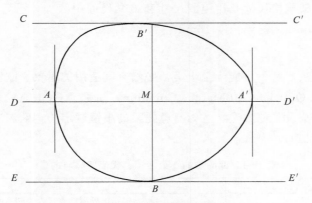

图 10-8　基准线法示意图

基准线法的眼镜规格统一用镜圈尺寸和镜梁尺寸中间加"-"来表示。例如，50-18，其意义为：镜圈为 50mm，镜梁为 18mm。

2. 方框法

随着镜片向不对称、异形化发展，人们感到用基线法测量已经不能满足需要，需要找到一种新的测量方法，就是方框法，这种方法解决了异形镜片的测量问题。图 10-9 就是异形镜片方框法的示意图。

使用方框法对眼镜度量的过程是：①先将左右两个镜片放在同一水平方向；②以镜片上、下、左、右方向最大径线的点为准作一个矩形（图 10-9 中的四边形 $WXYZ$），这个矩形就是方框法度量的基准方框；③画出矩形的两条对角线（图 10-9 中的 XY、WZ），两条线交

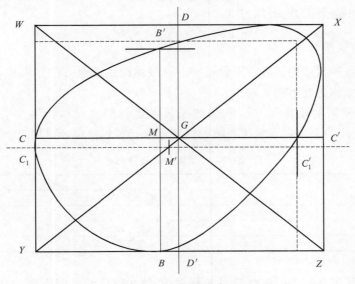

图 10-9　方框法示意图

点 G 就是镜片的几何中心，该点也是镜片加工测量的基准中心；④过 G 点作 $CC'//WX$，CC' 为镜片的水平基准线；⑤从镜片最低一点（B）引一条 BB' 直线垂直于 CC' 于 M，交镜片上缘于 B'，BB' 即为镜片的垂直基准中线，M 即为镜片基准中点，MB 就叫做基准中线高（即验光配镜中经常用到的"瞳高"）。

方框法表示眼镜架规格尺寸是用镜圈尺寸和镜梁尺寸中间加"□"。例如，48□16，其意义为：镜圈宽度 48mm，镜梁长度 16mm。

3. 欧洲法

不管什么样的方法，都不可能十全十美，必然有其适用的对象。欧洲共同市场配镜师协会（Groupement des Opticiens du Marché Commun，简称为 GOMA）发布了一种标准，是根据基准线法、方框法及其他方法特意为有鼻托梁的眼镜制定的。欧洲法使用了 5 个名词通过向量来表示（表 10-1）。

表 10-1 欧洲法的 5 个名词、代表字母与向量

名词	代表字母	表达向量
框距	l	透镜框外侧槽底至内侧槽底的距离
镜片间距	p	镜片间最短的距离
基准中心距	g	基准线上两镜片基准中心的距离
基准梁距	n	基准线上梁底的距离
正面长	t	仅用于无框架眼镜的正面水平长度

欧洲法规格标记有 4 种形式：① $\dfrac{g:l}{n:p}$，适用于非金属全框眼镜架；② $g\dfrac{1}{p}$，适用于金属眼镜架和混合材料眼镜架；③ $\dfrac{t}{n:p}$，适用于非金属无框眼镜架；④ $\dfrac{t}{p}$，适用于金属无框眼镜架。这种标记方法是由眼镜架的结构特点来决定的，如无框眼镜架其本身无框，因此自然没有框距。

三、我国眼镜架的规格尺寸

1. 眼镜架的规格尺寸

（1）眼镜架各种尺寸的名称 不管是哪一种眼镜架的度量方法，可以说都是以图 10-10 中标注的各种尺寸作为蓝本制定的。

（2）我国眼镜架的规格尺寸 我国国家技术监督局修订执行的《眼镜架》国家标准（GB/T 14214—2003），规定了我国眼镜的规格尺寸。其规格尺寸可用表 10-2 来表述。

表 10-2 眼镜架的规格尺寸

名称	单位	规格尺寸	
		单数	双数
镜圈	mm	33~59	34~60
镜梁	mm	13~21	14~22
镜腿	mm	125~155	126~156

注：根据 GB/T14214—2003《眼镜架》改编而成。

我国生产和销售的眼镜的规格尺寸必须在表 10-2 数据的范围之内，对眼镜架的度量采用了方框测量法，采用这种方法测量的还有德国、日本等。作为眼镜经销者，了解眼镜架的

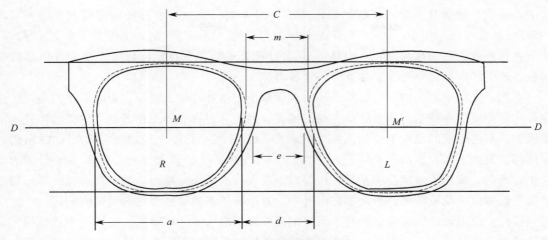

图 10-10　眼镜架的各种尺寸

点、线：DD 为水平基准线；M、M' 分别为右、左镜片的基准线中点（即镜片的几何中心）。

点、线见的距离：c 为基准中心距；m 为镜片最短间距；e 为框间距；a 为镜片基准线长度；d 为镜片基准间距

规格尺寸、度量方法十分必要，只有这样才能当好顾客的"参谋"，才能为顾客选择既美观又符合其瞳距要求的眼镜架。

2. 规格铭记选择法

眼镜架的镜腿上会有铭刻（印制）的规格尺寸数据，例如，CT4269M 48□20-135 C040，其中"CT4269M"为商品编号；"C040"为颜色编号；"48□20-135"为眼镜架的规格尺寸，"48"为镜圈尺寸（48mm），"20"为镜梁尺寸（20mm），"135"为镜梁尺寸（135mm），"□"说明采用的是方框度量法。镜圈、镜梁尺寸规格度量如图 10-11 所示。

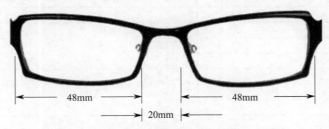

图 10-11　镜圈、镜梁尺寸规格度量示意图

习惯上，单侧镜圈的尺寸用 a 表示，镜梁的尺寸用 d 表示。而 $a+d$，等于几何中心距。但眼镜戴用者所选的眼镜框的"$a+d$"恰好与被测者瞳距一致时，这副眼镜是最适宜戴用者使用的眼镜架，使用这样的眼镜架，装配好的眼镜的镜片的颞侧与鼻侧的厚度一致。这就是挑选与戴用者瞳距相符的眼镜架最基本的方法。

倘若眼镜架的尺寸（$a+d$）大于戴用者的瞳距，就必须在加工时对眼镜片做光学中心内移处理，否则戴用既不舒适，也不会获得最佳的矫正效果。

例如，某被测瞳距 68mm，选用的是 60□18 的眼镜架，则必须做光学水平移动，计算公式如下：

$$m(\text{mm}) = \frac{(a+d) - \text{PD}}{2}$$

式中：m 为单侧镜片光学水平移动量，mm。$m>0$ 时，光学中心移动方向朝向鼻侧（即向内移动）。在实际工作中，$m<0$ 的情况是极为罕见的，而 $m>0$ 则又是司空见惯的，因此习惯上将这种光心移动称为"光心内移"，凡做这样处理的都需在定配镜单上注明各内移的毫米数。该例的定配镜单所注明的就应当是各内移 5mm。

当然，光学中心的内移，必然会导致近视眼镜的镜片外侧比较厚，影响眼镜的美观，也会在一定程度上导致斜射像散的适应期的延长。因此，眼视光学工作者不太主张选用过大的眼镜架。渐进眼镜的验配工作的实践经验表明：①基准中心距＞PD 或＜PD 时，戴用渐进眼镜都会发生不同程度的视近问题；②当光学中心距＝PD，而光学中心距不等于眼镜的几何中心距时，戴用适应期会明显延长；③对于超大（或超小）瞳距，就应当通过计算，加工装配中做相应的位置调整，否则都将出现中、近距离达不到最佳视觉效果的问题。

因此，配用渐进眼镜应选择与个人瞳距相符合规格尺寸的眼镜架。对倾向于选择较大规格尺寸眼镜架的人，一般来说，可通过两种办法处置：①配用渐进眼镜者，应将单侧光学中心移动量控制在 5mm 以内；②对于光学中心移动量大于 5mm 者，不建议配用渐进眼镜，配用单光眼镜也必须进行必要的戴用调整（为什么这样的情况，戴用渐进眼镜就不适宜，因为这种调整无法改变渐进镜片近用区位置）。

3. 推荐参考选择法

选择眼镜架，也有人通过经验法来解决，经验法可以概括为表 10-3、表 10-4。表 10-3 为儿童、青少年戴用眼镜规格的参考尺寸，此表中有 4 个数（标有"＊"者）与我国眼镜架国标规格不符，此为儿童特用尺寸。

表 10-3　儿童、青少年戴用眼镜规格的参考尺寸　　　　　　单位：mm

年龄/岁	镜圈水平径	镜梁长度	镜腿长度
5～6	38	12～14＊	110＊
7～8	40		115＊
9～10	42	14～16	120＊
11～12	44		125
13～14	46		130
15～16	48	16～18	135
17～18	50		140

表 10-4　成人戴用眼镜架规格的参考尺寸　　　　　　单位：mm

脸型	镜圈水平径	镜梁长度	镜身宽度	镜腿长度
窄	44	16～18	122～126	140
偏窄	46		126～130	
中等	48	18～20	130～134	145
	50		134～136	
偏宽	52	18～22	136～138	150
宽	54		138～140	
超宽	56		140～142	155

这两个表均为经验数据，在实际应用时仍要遵循"基准中心距≤5mm"的规律，才能取得最佳的屈光矫正效果。使用这两个表格应注意以下问题。

两个表格中，较国标均缺少的：①镜圈为 56～60mm；②镜腿为 135～165mm。但又增加了：①镜梁为 12mm；②镜腿为 110～124mm。

这种差异应当与实际屈光矫正定配的需要相关，例如，缺少了 56～60mm 的镜圈，这与中国人实际的瞳距有关，一般来说屈光矫正基本上用不到这样规格尺寸的镜圈，这样的尺寸只在平光太阳镜中出现。对于新增加的尺寸，在现成眼镜商品中是找不到的，但这又是儿童要使用的，要想寻找这样尺寸的眼镜架，一是定做，二是对现成眼镜架进行改造，而后一种方法更为经济。

第三节　眼镜架的工程测量

上一节介绍了眼镜架镜身的度量方法。应当说，了解这些度量的方法对渐进眼镜的定配中眼镜架选择有着重要的意义。但是，仅仅了解这些还是不够的，特别是对于渐进眼镜的验配工作来说显得更为突出。渐进镜片是眼用透镜中科技含量最高的一种镜片，渐进眼镜的配饰成功与诸多因素有关，仅就眼镜架而言，它对眼镜架的各个部分都存在结构上比较精确的要求，就其测量整体多样性而言，我们不妨将其看成是一个工程，那么这种测量就应当是一种工程测量。眼镜架工程测量与渐进眼镜的配适密切相关，这种测量是对相关部件间的结构关系、人与眼镜的戴用空间关系的测量。眼镜架工程测量包括：镜圈与镜圈，镜腿（单侧、双侧），镜腿与镜身，鼻托，镜平面与镜面角，以及这些部件与戴用者的关系。

一、镜圈与镜圈

能反映左、右镜圈关系的是几何中心距。几何中心距就是左、右两侧镜圈几何中心点的距离，图 10-12 中的 O、O' 分别为右侧、左侧镜圈的几何中心，线段 OO' 为几何中心距（可以用小写字母 m 表示），两镜片的间距即眼镜梁的尺寸（可以用小写字母 c 表示）。在实际测量工作中，因为几何中心点的确定比较容易产生误差，因此量取几何中心距一般不采用直接 OO' 的距离，而是通过量取 A、B 两点的距离间接获得几何中心距。

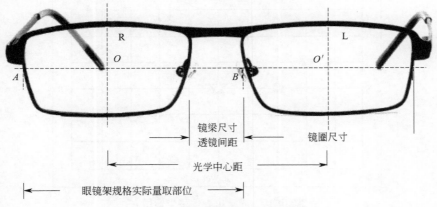

图 10-12　眼镜几何中心距示意图

镜圈的几何中心只是镜圈上下、左右的均等的点位标志，它只是配装眼镜的参照点，但其意义却十分重要：与瞳距测量具有同等的价值，两者间具有密切的关系，但两者又有明显的区别。有人认为，只要把镜片的光学中心装配在眼镜架的几何中心就可以了，这种认识是不正确的。

（1）正常戴用眼镜，看远并不通过几何中心。 这是因为戴用眼镜时，都会如图 10-13 所示，即瞳孔下方留的空间总要比上方留的空间大。这就是说，瞳距与几何中心距完全相符，看远的视线通过镜片的点位也只能是在几何中心的垂线上，不会通过镜圈的几何中心。

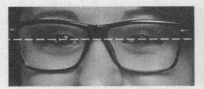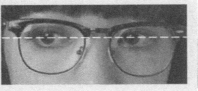

图 10-13　眼镜实际戴用情况示意图

（2）当光学中心向内移动后，看远的视线还会偏离几何中心的垂线。图 10-14 就是光学中心（☆）内移后，向镜圈几何中心内上方偏移的情况。

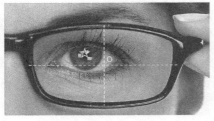

因此，将镜片光学中心放在几何中心上对于绝大部分实际戴用的眼镜是不正确的。渐进镜片更不应该这样做。鉴于此，特向眼镜同行，特别是配镜师建议在配镜单上加注：光学中心偏移坐标（图 10-15，图中每一小方格边长为 1mm），这是直观反映光学中心移位的办法。图中"☆"为坐标对应的几何中心位置。"▲""■"为标注的光学中心移动的方向和距离，"▲"表示光学中心内移 2mm，"■"表示光学中心内移 3mm、上移 1mm。

图 10-14　光学中心内移后向镜圈几何中心内上方偏移示意图

通过以上叙述，可以肯定地说：瞳距（视线距）不一定等于几何中心距。一般而言，在眼镜配制中，远用光学中心距必须与瞳距（视线距）相吻合。处理好配镜十字和几何中心距的关系，保证戴用者的视线与"配镜十字"在光路上的一致，是渐进眼镜佩戴成功的重要保证。

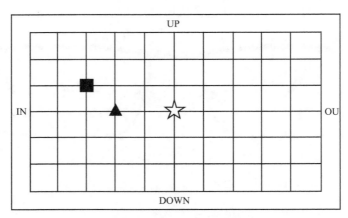

图 10-15　光学中心偏移坐标用表

二、镜腿，镜腿与镜身

1. 镜腿

眼镜腿，左、右侧各一支，是保持镜身戴用稳定的重要部件。我们先从单只眼镜腿说起。

（1）从长度来考察 镜腿长度测量如图 10-16 所示。镜腿总长度是指从可屈的起始部至眼镜腿尾端的长度，即由 LTB、HTB 两部分合成。镜腿后部有一折角，这个折角叫做弯点；从弯点起到镜腿的起始点的长度叫做弯点长；从弯点到镜腿的尾部的长度就叫做垂点长（简称垂长）。选择眼镜架时，一定要注意镜腿的弯点长应与戴镜者耳朵的位置相适应。耳朵靠前者，弯点长就要短一些；反之，就要长一些。另外，垂长一般应掌握在 35～40mm。短于 30mm 的垂长则显得过短，其作用会有所降低。

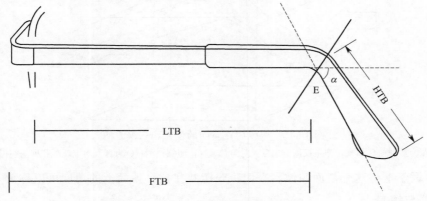

图 10-16　镜腿长度测量

　弯点长对保持眼镜在面部水平方向的稳定性起着决定性的作用。弯点长过长时，镜身就会沿着人的鼻梁下滑，这样既使透镜失去了最佳的矫正位置，又影响戴用者的美观。这种情况倘若发生在渐进眼镜者身上，近距离视物会变形，甚至可能使近用区无法正常使用，在头部常规运动状态下还会出现眩晕感，这对初戴者而言适应的难度则会明显增大。

　（2）从角度来考察 就单只镜腿而言，只有两个角度可供参考。从眼镜架侧方看，眼镜腿后部向下折，折曲部与其水平部形成一个夹角（图 10-16 中的 α），这个角叫做垂俯角（也有叫下垂角的），这个角的参考值为 50°±5°。在弯点长正确的情况下，垂俯角过大易压伤耳的背部；反之，易造成眼镜架自面部下滑。从眼镜架前方（或后方）观察，折曲部和水平部也形成这个角（图 10-17 中的 β），这个角叫做垂内角（又叫做内偏角），眼镜行业把调整这个角的内收动作的过程叫"扣"。垂内角对镜身位置的稳定起着重要的作用，要求折曲部的形态和耳后的头部的枕侧部贴服一致。垂内角过大可造成头枕侧部的压伤，过小时镜身的位置的稳定程度会下降。

　（3）从空间位置考察 镜腿的曲折部和水平部构成的是一个立体空间的角，表述这个角应从 3 个视平面（图 10-18）入手：

　① 从前向后看，得到的是正面投影像，工程学上叫做主视图，医学上将这个视面叫做冠状面。眼镜腿在这个视面上被看到的就是垂内角。

　② 从物体的左（或右）侧向对侧看到的就是侧面投影像，工程学上叫做侧视图，医学上将这个视面叫做矢状面。眼镜腿在这个视面上被看到的就是垂俯角。

　③ 从上向下看到的就是物体水平投影像，工程学上叫

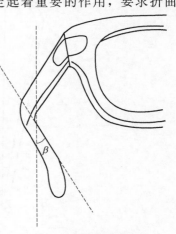

图 10-17　垂内角示意图

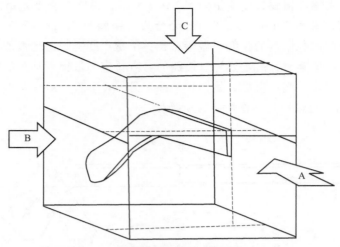

图 10-18　眼镜腿在空间的位置即三视方向

A 为从前向后观察，即正视图；B 为从左向右观察，即侧视图；C 为自上向下观察，即俯视图

做俯视图，医学上将这个视面叫做水平面。眼镜腿在这个视面上的角度可以称为垂侧角。

2. 镜腿与镜身

一般来说，眼镜左、右各有一条镜腿，两条镜腿的关系如何？其度量方法有哪些？这在眼镜的挑选以及戴用调整中十分重要。总体上，有以下两个方面需要考虑。

（1）眼镜腿之间的关系

① 两只镜腿在俯视图的关系。如图 10-19 所示，两条眼镜腿应对称，FB 为镜平面，其后 2.5mm 处的 DE 为眼镜的颞宽；AB 为镜平面的垂线，$\angle ABC$ 为外张角。这里需要注意，有人认为 $\angle FBC$ 是外张角，这是不正确的，以镜平面 FB 为准张开的 $\angle FBC$ 只能叫张角。以镜平面的垂线 AB 为界，之外是外张，之内是内收，$\angle FBA$ 是内收角，$\angle ABC$ 才是

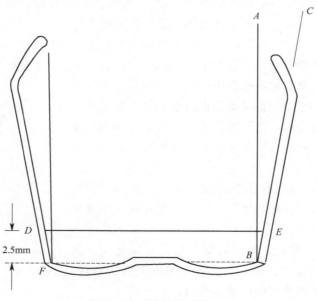

图 10-19　眼镜架的俯视图

外张角。一般而言，外张角的参考值为 $10°±5°$。实际配装眼镜的这个角度大小应与戴用者的头型和所选眼镜架尺寸相适应。

② 如图 10-20 所示，两条眼镜腿的长轴（AB、$A'B'$）应保持平行状态，两条镜腿平行度误差大于 $2.5°$为不合格产品。对于实际的戴用来说则应根据戴用者两个耳朵高低状况来决定。

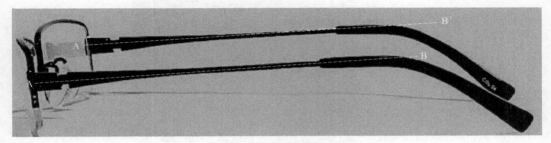

图 10-20　眼镜腿的侧视图

一般来说，人的两只耳朵的高度是相同的，因此只有两条眼镜腿的外张角、平行程度一致时，才会保持镜身的稳定。假如两条眼镜腿不一致，眼镜戴用时镜身就会发生倾斜或偏斜，这将给戴用者造成不舒适，甚至会导致隐形斜视而发生视觉疲劳、复视等问题。对于戴用渐进眼镜的人来说，这种镜身的失位，在视觉上是不可接受的问题，根本没办法戴用。

（2）镜腿与镜身之间的关系　眼镜腿与镜身也有一个三维空间的问题，但对眼镜的戴用而言，我们可以从两个方面来考察镜腿与镜身之间的关系。

① 眼镜架戴用的俯视图（图 10-21）。从图中可以看出：眼镜实际戴用时，眼镜腿张开的角度，恰好与戴用者颞宽（图 10-19 的 A）和头宽（图 10-19 的 B）是一致的。因此，眼镜张角（或外张角）的大小取决于眼镜戴用者的颞宽与头宽的比：$A:B>1$ 时，张角 $<90°$（外张角 $<0°$）；当 $A:B=1$ 时，张角 $=90°$（外张角 $=0°$）；当 $A:B<1$ 时，张角 $>90°$（外张角 $>0°$）。

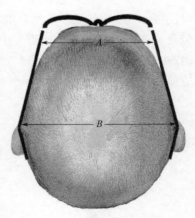

图 10-21　眼镜架戴用俯视图

就张角（或外张角）而言，角度适宜是保持横向稳定的重要条件，而镜身横向位置的稳定则是成功戴用渐进眼镜并获得舒适视觉的最基本保证之一。当张角过大时，渐进眼镜水平方向稳定性就会不良，这就会使渐进镜片各视区不能被戴用者合理使用，不但不能使戴用者获得满意的戴用视觉效果，还会因"涌动"增加戴用的适应难度。张角也不能过小，一般而言眼镜腿与颞部应保持约一指的宽度，否则会加大眼镜腿对颞部、耳上部的压迫，以致压伤、压破皮肤，这种情况一般不会影响渐进镜片光区的使用，但压伤可能会对渐进眼镜的戴用适应发生一定的干扰。

② 眼镜架戴用的侧视图（图 10-22）。眼镜在实际戴用时，镜平面和眼镜腿并不是相互垂直的关系，而是有一个夹角（$∠BOD$），这个角的余角 $∠COD$ 叫做前倾角，$∠AOB$ 叫做接头角，虽然 $∠AOB=∠COD$，但眼镜行业从业人员更习惯应用前倾角。

一般而言，前倾角普遍控制在 $8°～15°$，也有控制在 $8°～12°$ 的。通常控制在 $10°～15°$，

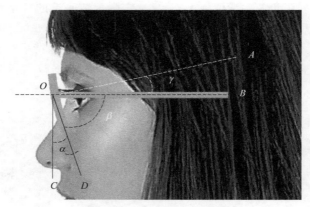

图 10-22　眼镜架戴用侧视图

应当说这些数据与人们注视眼前 10～20m 距离的视线倾斜角（表 10-5）大致相当。

表 10-5　人眼注视距离与注视视线倾斜角的近似值

身高/m	前方注视距离及注视视线倾斜角/(°)					
	20m	10m	5m	3m	2m	1m
1.3	3.7	7.4	14.6	23.4	33.0	52.4
1.5	4.3	8.5	16.7	26.6	36.9	56.3
1.7	4.9	9.6	18.8	29.5	40.4	59.5
2.0	5.7	11.3	21.8	33.7	45.0	63.4

　　戴用渐进眼镜，前倾角一般会控制在 10°～15°，这样的前倾角可以很好地适应人们走路时注视 10～20m（图 10-23）的习惯行为，也能较好地适应使用渐进镜片近用视区的需要。但是，这样的角度对长通道、中近用类型的渐进镜片来说，使用渐进镜片近用视区时会有些困难，因此建议这类渐进镜片使用者可将前倾角调整到 15°～25°，这样的角度会使近用视区的使用更为适宜。

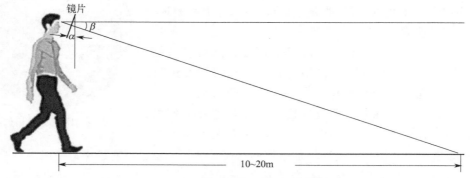

图 10-23　前倾角、视线倾斜角示意图
α 为前倾角；β 为视线倾斜角

三、鼻托

1. 鼻托种类

　　鼻托，就是支撑在鼻梁上使眼镜架在眼前保持恒定位置的部件。鼻托有两类：

（1）固定性鼻托，即非金属类粘接型鼻托，这种鼻托的高度相对低，而且应用这种鼻托的眼镜架的前倾角都相对小，因此不适宜渐进眼镜的配制。

（2）活动型鼻托，这类鼻托不但在金属眼镜架上使用，当前在非金属眼镜架上的使用也逐渐成为一种流行趋势。这类鼻托在金属眼镜架上，借助于托臂（托梗）将其焊接（或使用螺钉固定）在镜圈（或镜梁）的后面，托叶采用活动式以保证与人的鼻梁达到更好的贴附、支撑效果。

2. 活动型鼻托的结构

金属眼镜架的这种鼻托，是眼镜配适中舒适性最好的一种鼻托，其托叶以螺钉为轴，做上下 20°～40°的戴用自然调整（有的眼镜架的调整角度甚至可以达到 60°），左右方向的调整角度一般可以达到 10°～30°（个别的可以达到 60°）。

活动性鼻托的结构如图 10-24 所示。其结构包括两个部分：托叶由叶片和托桩构成，托桩借助于基板包埋并固定在托叶中；托臂由托梗、桩盒构成，托梗为镜身本体（镜圈或镜梁）与桩盒的连接部，桩盒是容纳托桩的部件。托桩与桩盒借助于螺钉使之连接成一个整体，这个整体有一定的调整空间，这种调整包括：鼻托的高度、叶片的角度、托叶与眼镜架的相对位置。

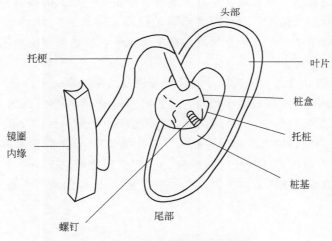

图 10-24　活动性鼻托示意图

对于配用渐进眼镜的人来说，为了保证良好的戴用效果，在挑选眼镜架时，最好选用图 10-24 所示这种有弯曲形态托梗的鼻托。只有这样的鼻托结构，才可以给配镜后的戴用调整留出更为充分的余地。

3. 鼻托的空间角度

鼻托是眼镜架支撑在鼻梁上的一个结构，要想保证眼镜戴用舒适，鼻托托叶的角度就要与戴用者的鼻梁特征保持一致性。

（1）鼻部三视面的成角　鼻部承托鼻托的部位是鼻的中部，这部分形态是隆起如山脊的鼻梁。从正面看，鼻梁的基部与鼻的矢状面有一夹角，这个角就叫做正面角［图 10-25（a）］。从俯视面看，鼻梁的基部与鼻的矢状面也有一个夹角，这个角叫做水平角［图 10-25（b）］。从侧视面看，鼻崤与地平垂线也有一个夹角，这个角就叫做侧面角［图 10-25（c）］。这 3 个角是鼻梁在 3 个不同注视面的形态表现。眼镜架鼻托的托叶正是支撑在这样的具有空间形态的鼻梁上，这就要求：托叶必须具备与之相符合的空间角度，才能保证舒适的鼻部戴用感觉。

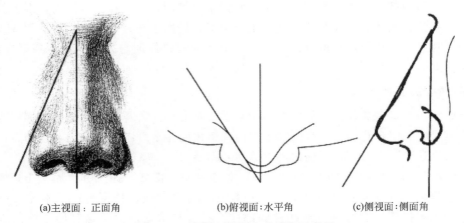

(a)主视面：正面角　　　(b)俯视面：水平角　　　(c)侧视面：侧面角

图 10-25　鼻部三视面上的成角示意图

（2）鼻托应具备的空间角度　鼻托具有怎样的空间角度才能适应鼻部的特征呢？必须保证眼镜架的正常戴用状态，这需要 3 个基本条件：眼镜架与头部的接触部位与戴用者自然解剖状况一致；后顶点距（镜片后顶点距离角膜的距离，即镜距）为 12mm（亚洲人）；戴用者正视前方，镜身处于水平状态。在这样的戴用情况下，要达到眼镜戴用的舒适，必须调整好鼻托在空间中的三个角度。

① 从眼镜架正前方观察，鼻托托叶的长轴与镜身的垂线有一个夹角 ［图 10-26(a)］，这个角叫做正面角（也有人将其称为前视角，简称前角）。该角的参考值为 27.5°±7.5°。

② 从眼镜架上方俯视鼻托，可以看到，鼻托托叶的平面与镜圈平面也有一个夹角 ［图 10-26(b)］，这个角叫做斜角（或叫做俯视角，简称俯角）。该角的参考值与正面角相同。

③ 从眼镜架侧方观察，鼻托托叶的平面与镜圈平面也形成了一个夹角 ［图 10-26(c)］，这个角叫做侧面角（简称侧角，或叫做垂角、直立角）。该角的参考值为 12.5°±2.5°。

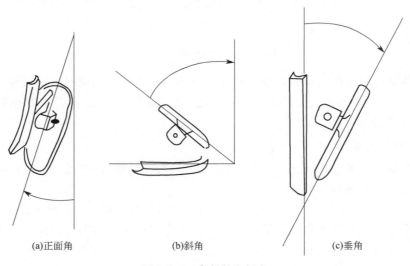

(a)正面角　　　　　(b)斜角　　　　　(c)垂角

图 10-26　鼻托的空间角

从上述叙述中不难看出：鼻托在空间的这 3 个角与鼻部结构的 3 个解剖构造角度是一一对应的关系。鼻托托叶这 3 个空间角，在普通单光眼镜的戴用适应工作中，一般是在取镜时才可能被关注，通过适当调整以达到鼻托托叶与鼻部的良好贴服，当然取镜时不进行鼻托戴用调整的绝非个例（大约可以占到戴眼镜人的 30%～40%）。但是对于渐进眼镜的验配，不做鼻托托叶调整则极可能导致戴用适应困难，甚至戴用失败。在渐进眼镜验配工作中，"点瞳"是一项极为重要的操作，这项操作决定着渐进镜片各视区在实际戴用中的基本位置，"点瞳"之前一定要对选定的眼镜架进行初步调整，对鼻托的调整则是其中一项不能忽视的内容。否则，"点瞳"的位置就很难精确。

当然，人的鼻梁有高有矮、有宽有窄，在"点瞳"前，就需要根据戴用者鼻梁的特征进行相应的调整。高鼻梁者，鼻托应当适当调低一些；鼻梁较低者，就应适当调高鼻托，以保证镜片后顶点距角膜的距离不小于 12.0mm（亚洲人）。同时，还要注意调整左、右两侧鼻托的间距，使之与鼻梁的宽窄相适宜。对眼镜架的初步调整还要注意眼镜架规格对调整的特殊要求。关于"点瞳"的问题，我们将在第十一章第三节中予以讨论。

四、镜平面与镜面角

眼镜架与渐进眼镜验配工作有关的还有镜平面和镜面角的问题。

1. 镜平面

（1）单侧镜平面　眼用透镜，不管是镜片的前表面还是镜片的后表面，都是一个弯曲的面，镜平面又是哪来的呢？这个镜平面指的是曲面意义上的光学平面。不管是凸透镜［图 10-27(a)］还是凹透镜［图 10-27(b)］，其主光轴（XX'）必定要垂直通过镜片的前顶点和后顶点，从这两点分别作垂直于 XX' 的平面（aa'、bb'），这两个平面就是镜片前后实际的镜平面。前、后镜平面的距离就是镜片中央厚度（δ）。

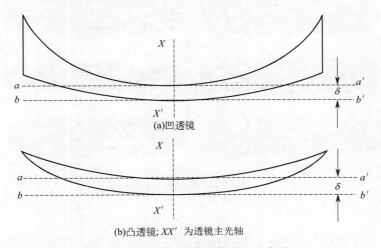

(a)凹透镜

(b)凸透镜；XX' 为透镜主光轴

图 10-27　单只透镜的镜平面示意图

在眼镜定配中，镜平面既不特指前顶点镜平面也不特指后顶点镜平面，而是指光学意义上的平面，即与主光轴（XX'）垂直的光学平面。例如图 10-28(a) 中的 A、B、C、D、E 五条线都可以称作镜平面，图 10-28(b) 是做光学中心移动后装入眼镜架镜圈中的状态示意图，这只镜片的镜平面就是 F。

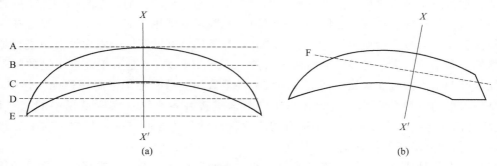

图 10-28　镜平面示意图

　　当戴用眼镜的人的视线与透镜的主光轴重合时，所获得的视觉效果是最理想的。当镜片在加工时做了光学中心移动后，透镜的主光轴就不能与戴用眼镜的人的视线重合，也就不能发挥最佳的光学效果。因此，只要做光学中心移动，就必须对装配好的眼镜进行相应的戴用调整。

　　（2）双侧镜平面一致　双侧镜平面一致，是指左、右透镜的前平面与后平面要保持位置、方向的一致性。从理论上讲，看无限远时，左、右透镜应在同一水平、同一角度方向上，图 10-29（a）是位置、方向一致性正常的情况；图 10-29（b）是位置、方向一致性存在差异的情况；图 10-29（c）则是位置、方向一致性完全异常（眼镜行业通常将这种情况称作"瓢"）的情况。这种镜平面不一致的情况，眼镜行业习惯上称为"不平整"，对于这种"不平整"的情况是必须要调整的，但是镜平面的调整没有特殊的专用校验、调整设备，都是采用目测法进行观察、徒手调整来完成。调整时一定要从眼镜两侧进行观察、对比，仅从一侧观察往往会导致一定的偏差。

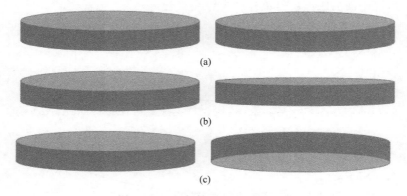

(a)

(b)

(c)

图 10-29　双侧镜平面状况示意图

2. 镜面角

　　镜面角是指左、右镜片的镜平面所夹的角（图 10-30），正常参考角度值为 $170° \sim 180°$。一般来说，镜面角不太被人关注，但这个角度对戴用的感觉影响还是比较大的。在眼镜选购中，镜面角有两种常见的现象：①同样的屈光矫正镜度，因新选用的眼镜尺寸过大，戴新眼镜感觉明显头晕，这是过大的眼镜镜面角变小造成的；②在购置太阳镜时也会出现类似现象，对于有轻度远视屈光不正或调节力偏低的人来说，戴用规格尺寸偏大的太阳镜都会产生头晕的问题，这是因为太阳镜的尺寸一般偏大、镜面角过小。

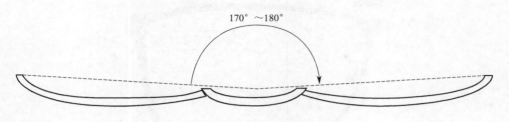

图 10-30　镜面角示意图

对于渐进眼镜的配用来说，是不应当选择规格尺寸过大的眼镜架的，否则会增大渐进眼镜戴用适应的难度，还可能会导致戴用失败。那么，戴用渐进眼镜使用多大的镜面角才适宜呢？根据个人戴用经验，这个角度不宜小于 160°，而以 180°舒适度最为理想、戴用的适应难度最低。

第四节　渐进眼镜配用与眼镜架的选择

一、渐进眼镜配用对镜圈的要求

配用渐进眼镜，选择眼镜架除要注意前面所讲到的问题，还要注意透镜框的形状问题。选用的眼镜架，必须保证远、中、近距离视物时对渐进镜片相应光区的高效率使用。选择戴用渐进眼镜，在选择眼镜架时首先要注意的就是镜圈的形态问题。

1. 镜圈的"立线"高度

"立线"是眼镜行业对镜圈上框内缘至下缘高度最为通俗的称谓。关于光学中心高度，习惯上描述的是：光学中心与镜圈几何中心在垂直方向上的距离。但这种描述在渐进眼镜配置中显得比较模糊，有些作者在描述时使用了"镜圈上下尺寸"这样一个称呼。

对于未装入屈光镜片的眼镜来说，光学中心是无从谈起的，要说镜圈本身的中心只能是几何中心（图 10-31 中的 O，图 10-31②为水平基准线），过这一点的垂直线只能是基准中心线，对于镜圈来说只能是基准中心高（图 10-31①）。

配用渐进眼镜，应当如何计量眼镜架与渐进镜片的关系呢？目前说法不一，这是因为渐进镜片渐进区的长度、近用视区的直径均存在着差异，所要求的"立线"高度自然也会存在或大或小的差异。因此，只要用具体的数据来表述配用渐进眼镜基准中心高度的说法都不具有普遍意义。一般来说，合理配制的眼镜视远的高度约在镜圈上 1/3 部分下缘的中心点上，这一点可以叫做视远参照高度，定配渐进眼镜也不例外。而镜圈的中 1/3 和下 1/3 部分中央区域，就是渐进眼镜要容纳渐进区和近用视区的部分，这就是说，镜圈的下 2/3 部分必须要完全容纳渐进镜片的渐进区和近用视区两个部分。当然，如果戴用者特别偏好窄小的眼镜架，也可以做适量的变通，但至少也要保证渐进区和 2/3 的近用视区进入镜圈的下 2/3 （或下 3/5）部分。

2. 眼镜架与渐进镜片近光区不匹配

（1）过小的眼镜架与渐进镜片远、近光区都不匹配　图 10-32 是专用于较小儿童的眼镜

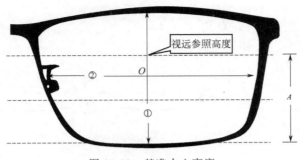

图 10-31　基准中心高度

架，当与渐进镜片联合使用时，显然近用区的使用极为不理想，这就属于眼镜架与渐进镜片光区的不匹配。

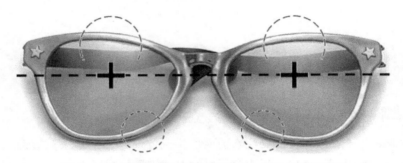

图 10-32　儿童眼镜架与渐进镜片远、近光区都不匹配

（2）"蛤蟆镜"眼镜架与渐进镜片近光区不匹配　"蛤蟆镜"眼镜架配用渐进眼镜，对远用光区的使用是没有问题的，但看近时则是极不理想的（图 10-33）。因此，"蛤蟆镜"眼镜架也不适宜配用渐进眼镜。

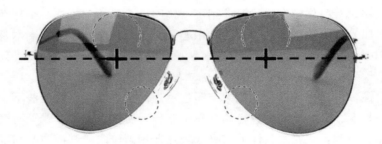

图 10-33　"蛤蟆镜"眼镜架与渐进镜片近用光区不匹配

以上两类眼镜架还存在一个普遍的问题：戴用时与眼的距离过近和眼镜架的前倾角不合理。这种情况造成近用光区尽管没有被磨削掉，但在戴用中很难被有效使用。

二、渐进区的精确测量

渐进眼镜验配中，在选用眼镜架上，还要测量渐进镜片渐进区的长度。渐进区较长，在选择眼镜架时就比较严苛；渐进区较短，在选择眼镜架时就比较宽松。测量渐进镜片渐进区的长度目前采用以下方法。

1. 垂直计算法

图 10-34 中的 AB 就是被各个生产商、经销商普遍使用的渐进区表达方式。显然这种表达方式与实际的渐进区长度（AC）是有差异的。

精确计算 AC 方向上长度，就需要知道 AB、BO、CD 线段的 3 个数据。按目前的惯例，BO 为 2.5mm，我们假定 AB、CD 的长度为 18mm、6mm。

根据勾股定理，$AO=\sqrt{(AB)^2+(OB)^2}$，计算可求出 $AO \approx 18.2$mm。$CO=\dfrac{1}{2}CD=3$mm，$AC=15.2$mm。

应当说，15.2mm 才是该渐进镜片渐进区的实际长度。近用参照圆直径为 6mm，按自上而下办法将 CD 分成三等分线段，以中 1/3 与下 1/3 分界点为准，分界点上方 2/3 部分应当是最佳的近用视区，在渐进眼镜配用中，这一部分应当保证处于镜圈中，这是最起码要做到的，否则很难保证近用视区在戴用中的有效使用。

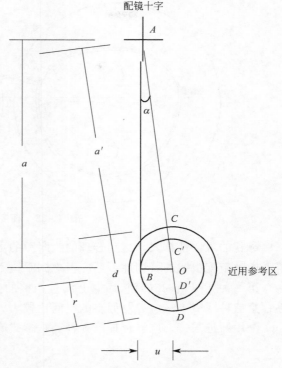

图 10-34　渐进区长度测量示意图

2. 直接标示法

这种方法曾经被应用于尼康渐进镜片，因此有人将这种方法直接叫做尼康渐进区标示法。这种方法测量渐进区不采用 AB，而是直接量取 AC 的数据作为渐进区的长度（图 10-34）。这样，计算就简单多了。例如，渐进区标称长度为 12mm，近用参照圆为 6mm，我们仍以中 1/3 与下 1/3 分界点为准，这副眼镜保证最佳近用视区的这个长度就是 16mm。

3. 直接观察核对法

前面介绍了用勾股定理计算最佳近用视区定制长度的问题，当然还可以通过三角函数来计算，但是在实际定配中采用计算方法来确定最佳近用视区定制长度的并不多，除非经销者手中没有这种渐进镜片的样片。倘若配镜单位备有渐进镜片的样片，一般会采用图 10-35 的办法，将镜片与眼镜架重叠，通过直接观察来确认渐进镜片与眼镜架的适宜状况。

三、渐进眼镜配用对可调性的要求

渐进眼镜在戴用中，对规格尺寸及相关结构的角度、长度要求远比单光眼镜严苛得多，但目前的眼镜架在这些方面可能或多或少会存在一定偏差，为了保证渐进眼镜的最佳戴用适应效果，一定要选择可调性好的眼镜架。眼镜架的可调性要注意以下 3 个方面。

1. 鼻托的可调性

镜梁的可调性关系到镜片和眼的距离，这是眼与渐进镜片相关视区正常关系的基本保

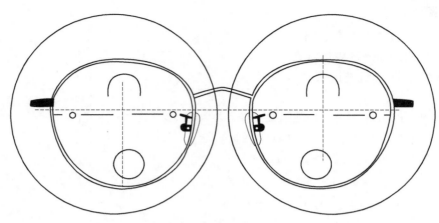

图 10-35　直接观察核对法

证。鼻托的可调性越大，达到合理的镜眼距的可能性就会越大。就鼻托的可调性而言，不但要考虑到新配眼镜的可调性，还应考虑到眼镜不慎变形时的调整问题。图 10-36 的 3 种鼻托中，第一种［图 10-36(a)］基本上没有调整的空间；第二种［图 10-36(b)］调整的空间很小；第三种［图 10-36(c)］调整的空间比较大。

配用渐进眼镜，应当选择第 3 种鼻托形式的眼镜。

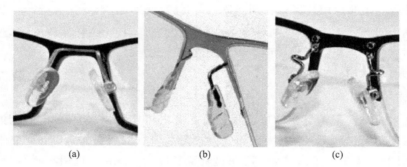

(a)　　　　　　　　(b)　　　　　　　　(c)

图 10-36　三种鼻托形式示意图

2. 前倾角的可调性

渐进眼镜所要求的前倾角要比普通单光眼镜大一些，而目前并无专门用于配制渐进眼镜的眼镜架，大多数眼镜架在用于定制渐进眼镜时都需要对前倾角进行调整。因此，在挑选眼镜架时一定要避免选择图 10-37 所示 4 种接头的眼镜架，这几种接头形式的眼镜架没有前倾角调整的空间。倘若选择的眼镜架可以满足前倾角 15°～25° 的要求，装配渐进眼镜是没有问题的，倘若前倾角＜15°，则不宜使用。

3. 镜腿的可调性

在日常生活中，经常会看到戴眼镜的人时不时地推动镜梁，以使眼镜恢复正常戴用状态的现象。这种情况在戴用渐进眼镜时是不应当发生的，一旦出现这种情况，渐进镜片的各个视区就不可能被正常使用到，特别是中、近视区可能就使用不上。因此，在定配渐进眼镜时，一定要注意眼镜腿的可调程度。

当然，眼镜腿本身不存在绝对不可调的问题，但从眼镜腿的调整来讲的确有难易之分。

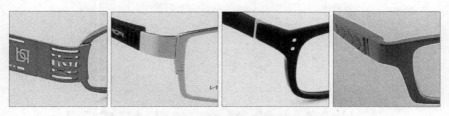

图 10-37　前倾角不可调的几种眼镜架示意图

例如，图 10-38 中上面的装饰性金属眼镜腿的可调性就很大，而下面的实木眼镜腿则基本上没有可调性。因此，配用渐进眼镜选用眼镜架时，选择装饰性金属眼镜腿是没有任何问题的，但选择实木眼镜腿就会差强人意。

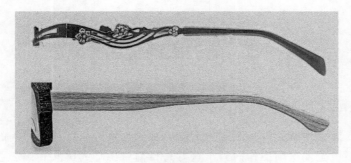

图 10-38　装饰金属眼镜腿、实木眼镜腿

四、眼镜架的尝试性戴用调整

选择好眼镜架，就要对眼镜架进行戴用调整，这时的调整只是初步调整，不但是为了检验所选择眼镜架是否适合戴用者，也是定配镜下一步"点瞳"的必要准备工作。具体调整方案应以本章内的各项要求及数据为准。在此仅以图 10-39 为例来说明调整的情况：图 10-39（a）的前倾角极小，这种情况会导致渐进眼镜在戴用时无法正常使用中、近用视区的问题；图 10-39（b）的前倾角较大，这种角度的前倾角均不会发生近用视区使用困难的问题。

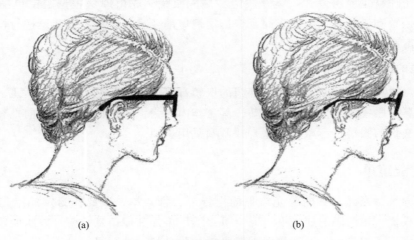

(a)　　　　　　　　　　　　　　　　(b)

图 10-39　眼镜架戴用调整示例

第十一章

渐进镜片的选择与眼镜定配

第一节　渐进眼镜定配的概念

一、眼镜定配工作

眼镜的定配，简单地说，就是眼镜的定制、加工与装配。按我国目前的眼镜行业运营的模式，还要加上眼镜配发这项工作内容。这就是目前《中华人民共和国职业大典》对眼镜定配工作的定义。眼镜定配需要做的工作应当包括以下几项。

1. 眼镜的定制

根据我国的现实情况，眼镜的定制工作包括：接受配镜者的验光单、协助选择眼镜架、开具定镜单。在开具定镜单时，要根据配镜者选择眼镜架的情况确定是否要做光学中心移动、移动方向及移动量。有的验配单位，验光和定镜采取"一条龙"服务方式，应当说这种模式更适合渐进眼镜的验配工作。

2. 镜片磨边和眼镜装配

这部分工作就是库房发片、镜片改边和装配眼镜。先由库房根据定镜单的数据核发镜片；然后定镜单和镜片进入加工车间，根据定镜单的要求、眼镜架的状况进行模板制作、磨边加工、装配眼镜。

3. 眼镜的派发与调整

眼镜的派发与调整通常是由经营部门的取镜部来完成的，按照目前国家职业资格名录，这部分工作属于眼镜定配工的工作范畴。其工作内容为：接待取镜顾客，向顾客交付装配好的眼镜，对交付的眼镜进行戴用调整，并叮嘱戴用事项。

二、定配镜单

验光处方是验光师开具的验光结果的报告单、告知单，以此作为定配单是不够的。例如，验完光只要写出两眼的屈光度，完全可以不用再加其他信息，就可以叫做验光单，这样的单子显然成不了定镜单。通常情况下验光单是验光师对被测眼屈光不正数据检测的真实记录，它只能是对眼本身的客观状况的记录，所以只能包括眼的屈光状态、斜视（隐斜视）状况、裸眼及矫正视力状况、瞳距，还可能含有双眼视功能信息。这些信息只有结合眼镜架、眼镜片才能构成配镜的实施方案，因此定镜单还应当包括更多的信息。

1. 一般项目

（1）配镜部门信息资料　这包括：①企业一般信息，如企业（部门）名称、地址、注册号、服务电话；②订单信息，如配镜单序号、定配镜日期、取镜日期；③经手人，即办理责任人。

（2）服务对象信息　配镜人姓名、性别、年龄，有的配镜部门还会要求留下联系方式：①联系电话，用于装配完成后通知配镜人取镜；②收货地址，用于双方约定邮寄交付的，这一地址是邮寄的目的地。

2. 镜片规格参数

（1）镜片材料信息　包括：品牌、商品名、材料、折射率、膜层状况。如，明月菲诺1.56 超薄非球面树脂近视镜片（绿膜）。

（2）镜片屈光及加工信息　包括：球面镜度（近视度或远视度）、柱面镜度（近散度或远散度）及轴位、近用附加正镜度、棱镜度及基底朝向。其中柱面镜轴位、基底朝向属于磨边加工信息。

（3）瞳距及相关资料　PD（远用瞳距，即远用光学中心距）、光学中心内移量及方向。近用眼镜则需要 NCD（即近用光学中心距，俗称"近用瞳距"，但近用瞳距的叫法并不科学，详见本章第三节）。

3. 眼镜架规格参数

眼镜架规格参数包括两种信息，一种是眼镜架材料信息，另一种是相关加工信息。

（1）眼镜架材料信息　眼镜架品牌、商品名、材料，眼镜架规格尺寸（镜圈尺寸、镜梁尺寸、镜腿尺寸）。

（2）相关加工信息

① 镜身：瞳高（即光学中心高）、镜面角。

② 鼻托：托叶间距、高度、托叶斜角。

③ 眼镜腿：弯点长、垂俯角、颞宽、头宽。

4. 特别说明

上述三个项目的内容，就是构成一个完整定配镜单的相关信息。应当说，按照这样完整信息装配的眼镜，无需试戴就可获得舒适的戴用效果。

我国现行的大部分定配镜单只包括一般项目和镜片项目，有的虽然设置了眼镜架的规格，但都没有设置眼镜架和眼镜片、鼻托、眼镜腿的相关戴用、调整参数，也没用特别说明栏。因此从加工车间发出来装配好的眼镜，不能保证可以获得舒适的戴用效果。为了弥补这一不足，普遍采用建议配镜者自己来取眼镜的做法，这也是因定配镜单内容缺乏这些信息，只能采取这种直接交付戴用本人，通过戴用调整来达到舒适戴用效果的做法。

三、渐进眼镜定配概念

渐进镜片不同区域的屈光度是不一样的，使用的感受也是不同的，而且不同品牌和类型的渐进镜片区域的参数也是不一样的。因此，不同品牌、类型的渐进眼镜在配制操作中都会有一定微调，只有这样才能使配制的眼镜达到较高品质。比较理想的专用定配镜单如图11-1所示。就我国现行的定配镜单的状况，渐进眼镜的定配单至少要包括如下项目：

① 眼镜架的规格尺寸、调整和镜片选择；

② 瞳距测量、标记瞳高；

③ 远用光学中心移位。

在这种情况下，为了保证戴用的舒适度，必须强调戴用调整。

□□□□眼镜有限公司
渐进眼镜·专用定配镜单

NO：000001

姓名：_____　年龄：_____　性别：_____　取镜日期：_____

验光处方	远用屈光矫正镜度		球镜度	柱镜度	轴位	棱镜度	底朝向	中心偏移
		右						
		左						
	Add	阅读下加镜度与分解详述						

配镜	参数	基准中心高		光学中心高	
	瞳距	远用瞳距		近用光学中心距	

眼镜架	规格尺寸	品牌			产地	
		装配透镜	规格尺寸		颜色	
	鼻托	鼻托类型	浮动托叶□	固定托叶□		
		镜片间距离	托叶间距离	高度	突出	底至顶在10mm
	角度	前倾角	镜面角			
	眼镜腿	式样	弯点长	总长		垂俯角

渐进镜片	品牌	类型	说明	
配镜	瞳高	镜眼距	说明	

特别说明	

验光师：_____　验光日期：_____；配镜师：_____　配镜日期：_____

地址：□□市□□区□□□大街□□□号　　　　服务热线电话：（□□□）□□□□□□□□

图 11-1　渐进眼镜专用定配镜单

第二节　渐进镜片类型的选择

　　渐进眼镜的戴用适应比普通眼镜在技术方面的要求高得多。这是因为普通镜片只有单一光度，就镜片本身而言，在保证准确的镜度的情况下，只考虑折射率、光透过率就可以了。但是，渐进镜片有着不同的光区，存在明显的光度变化、近用附加正镜度的渐进变化，这些都是不能忽视的问题。因此，渐进眼镜的配制不但要关注眼镜架的选择问题，还需要注意对渐进镜片的选择问题。

一、视程选择

　　渐进镜片，同任何事物一样，既有其优势，也必然有其不尽人意的地方，想通过一副眼镜的功能完全取代人的全部视觉功能是不现实的，对于渐进眼镜戴用来说就存在一个镜片选择问题。

　　戴用渐进眼镜，通过镜片上方的广大区域解决了视远的问题，又通过镜片中央视区"自上而下的镜度变化"实现了自远及近的视觉问题，渐进镜片正是通过这样的镜度变化特征实现了在近距离注视中减少或补偿调节力的应用问题。用适当的近用附加正镜度减少视近调节力的使用，对近视的快速发展有着积极的作用；而补偿调节的不足，对老视眼、眼调节迟缓者来说，则是渐进眼镜最适宜的适应证。但是，在戴用渐进眼镜时，必定会有一个使用周边区的像散问题，因此，要想发挥渐进眼镜的最大效能，就需要根据戴用者的具体的工作、生活、学习的环境情况来选择适当类型的镜片，只有这样才能最大程度上发挥渐进眼镜的功效，又使其局限性的方面被控制到最小的程度。就目前而言，渐进镜片大致有4种类型：全视程型；远、中距视程型；中、近距视程型；远、近距视程型。不同类型渐进镜片分区如图11-2所示。

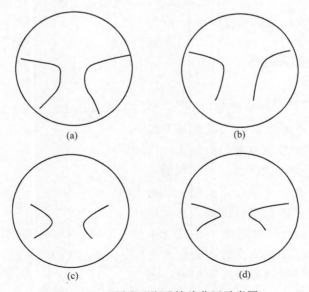

图 11-2　不同类型渐进镜片分区示意图

1. 全视程型渐进镜片

全视程是对远距离、中距离、近距离的总称。该型渐进镜片的光学分区状况如图 11-2（a）所示，图 11-3 是汽车司机在戴用这种类型渐进眼镜时获得的全程矫正视力所对应的镜片分区对应情况。这一款渐进镜片适合对全视程目标都有良好矫正视力要求的戴用者，如汽车驾驶、外出旅行、日常生活。

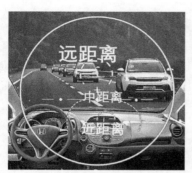

图 11-3　全视程型渐进镜片分区
对应情况

2. 远、中视程型渐进镜片

这款渐进镜片适用于对远距离、中距离的矫正视力有较高要求者，特别适合室外体育运动，尤其是高尔夫运动，这项运动对远距离、中距离视力的要求比较高，而击球时所使用的视力是中距离视力，有人将这一类型的渐进镜片又称为高尔夫型，其光学分区如图 11-2(b) 所示。

3. 中、近距离视程型渐进镜片

对中距离、近距离矫正视力比较高的是办公室的工作人员［图 11-2(b)］，此型渐进镜片的光区分布状况如图 11-2(c) 所示。一般的室内工作、一般性书案工作，应当选用这一类型的渐进镜片。

4. 远、近距离视程型渐进镜片

这是一款专门针对需要长时间从事书案工作的人设计的渐进镜片，从事这类工作最具代表性的是作家和学生。这类镜片的光区分布状况如图 11-2(d) 所示，远用区、近用区比较宽阔，可以在一定程度上减少视近工作时头部的横向运动，这样的设计更适合长时间文字创作的作家和长时间写作业的学生。这一类型渐进镜片最具代表性的就是 Nikon Soltes 系列渐进镜片。

验、配镜人员在向消费者推荐渐进眼镜时，一定要在了解其具体的生活、工作状况的基础上，根据消费者潜在的需求进行推荐。

二、渐进区长度的选择

1. 常见渐进镜片的渐进区长度

从严格意义上讲，渐进区的长度应从配镜十字算起，其终结处在近用参考圆的上缘（图 11-4 中的 a），但是目前绝大多数镜片采用的是图 11-4 中 c 的计量方法，个别厂家采用了 b 的计量方法。在考察渐进区长度时还需注意"配镜十字"与"棱镜测试点"的距离（图 11-4 中的 d），表 11-1 是目前知名品牌渐进镜片渐进通道长度情况一览表。按普通渐进镜片设计的一般规律，d 值小，渐进区较短，近用区的宽度会较窄；d 值大，渐进区较长，近用区的宽

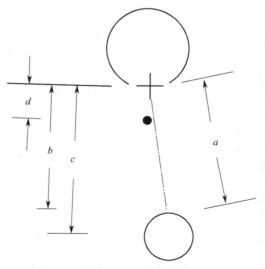

图 11-4　渐进通道起止点计算示意图

度会较宽。特别设计的宽视区渐进镜片另当别论。

表 11-1　知名品牌渐进镜片渐进通道长度一览表

间距	标称通道长度	尼康	依视路	豪雅	蔡司	精工	苏拿	柯达	AO	万新	明月	美丽岛
d/mm		2	4	4	6	2	2	2	2	2	2	4
	10					√	√			√	√	
	11								√			
	12		√			√						√
	13	√										
c/mm	14	√	√	√		√				√	√	
	15	√		√	√							
	16	√				√						
	17	√						√			√	
	18	√	√	√			√					

2. 国产渐进镜片的渐进区长度

不同渐进区长度的镜片适用范围也不一样。下面就是国产渐进镜片中最具代表性的渐进区长度及适用范围进行介绍。

（1）万新渐进镜片　渐进区长度为 10mm 的，是特为青少年预防、控制近视眼发展设计的，称为 U 视青少年渐进镜片、好未来青少年渐进镜片；为成年、老年人设计的有两款，14mm 为时尚型；15mm 为易适型。

（2）明月渐进镜片　特为青少年预防、控制近视眼发展设计的，渐进区长度也为 10mm，称为维视学生读写型渐进镜片；渐进区长度 14mm、17mm 的，均为中老年渐进镜片。

（3）美丽岛渐进镜片　渐进镜片的渐进区为 12mm、14mm，为两款中老年渐进镜片。

万新渐进镜片、明月渐进镜片的 d 值均采用 2mm，尚未查阅到美丽岛渐进镜片这一数据，但根据其宣传材料中发布的标识分布图片推测，其 d 值应在 4mm。

3. 渐进区长度的选择

目前，市场上的渐进镜片按渐进区长度可以划分为长渐进区、短渐进区、超短渐进区 3 种类型。

长渐进区渐进镜片，其渐进区长度为 15～18mm，通道中镜度的梯度变化相对平缓，但近用区域的范围较小。短渐进区渐进镜片，渐进区长度为 12～14mm，通道中镜度的梯度变化相对陡峭，但近用区域的范围比较宽阔。凡渐进区长度＜12mm，均属于超短渐进区渐进镜片，通道中镜度的梯度变化更为陡峭，其近用区域的范围更为广阔，如 AO Compact（d：2mm；c：11mm），其近用区域的范围：框高 30mm 时为 37mm²；框高 35mm 时为 62mm²；框高 40mm 时为 90mm²。

（1）渐进区长度与戴用适应　图 11-5 是 18mm 长渐进区和 10mm 超短渐进区的对比图，这种长度上的差异必然导致渐进正镜附加速率是不一样的：①同样的近用附加正镜度，渐进区长度与正镜附加的递增速率成反比：渐进区越长，正镜附加速率越

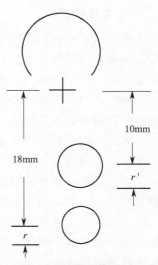

图 11-5　渐进通道 18mm、10mm 的渐进区长度对比图

慢；反之，正镜附加速率越快。②同样的渐进区长度，正镜度附加递增的速率与正镜附加值的大小成正比：正镜附加值越大，正镜附加速率越快；反之，正镜附加速率越慢。

渐进眼镜验配的实践经验表明：正镜附加速率越快，戴用者的适应难度就会越大；正镜附加速率越慢，戴用者的适应就会越容易。从戴用适应的角度来看问题，应当说采用长渐进区渐进镜片是提高渐进眼镜戴用成功率的有效办法。

（2）渐进区长度选择的建议　那么，什么样的戴用者应考虑戴用适应问题呢？这一点是很明确的，这就是初戴者。对于初戴渐进眼镜者，在选择渐进区长度方面应注意：①以选择长渐进区为基本取向；②超短渐进区应列为禁忌；③高正镜附加值的不推荐使用短渐进区渐进镜片；④对于低正镜附加值且有远、近距离视程视觉需求的，可以尝试使用短渐进区渐进镜片。

对于已经有渐进眼镜戴用经验者来说，则应以使用短渐进区渐进镜片为主。对有远、近距离视程视觉需求的（如作家长时间文字创作）可以考虑使用超短渐进区的渐进镜片。对于青少年近视预防、控制，应选用专门为青少年设计的超短渐进区的渐进镜片。

三、渐进区宽度的选择

目前，渐进区的宽度没有明确的指标，很多产品说明是"宽视"类型的渐进镜片。从戴用效果看，"宽视"相对于常规渐进镜片，"宽视"型渐进镜片在视近时可以适当减少头的横向运动，戴用的舒适度也就自然要高一些，也可以使中、近距离视觉获得更宽的视野范围。

四、推荐渐进镜片应当特别注意的问题

当前，绝大多数眼镜店、配镜中心没有渐进试戴镜片，这对预估渐进眼镜的实际戴用效果带来了一定难度。因此，在渐进眼镜验、配工作的实践中，经常会遇到眼镜已经配好，可是戴用者会说眼镜不好用。这既有选择适应证的问题，更多的则是在镜片推荐、选择上做得不够周到所致。关于这个方面我们可以从以下几个角度来分析。

1. 工作性质

渐进镜片在我国刚刚开始推广时，配用这种镜片的一般以高端客户为主，主要解决的是阅读问题。随着对这种镜片知识的传播与普及，在渐进眼镜戴用方面也出现了三个新的需求变化。

第一，当前配用这种眼镜，更多的是办公室的文职工作人员，从事文字编辑工作、一线教学工作的教职人员配用这种眼镜的人明显增多。

第二，随着科学的进步、电脑的普及，从事办公室工作的人员用电脑编写、修改文稿成为最习以为常的办公方式。

第三，青少年近视眼的预防与控制，更确切地讲，应当是对近视眼过快发展的控制（就目前而言，人们对通过戴眼镜来预防青少年近视的方法，还很难认同）。

正是以上三个需求变化，为渐进眼镜的应用开辟了新的途径。我们仅以现代办公条件变化为例来说明这个问题。随着计算机、笔记本电脑的应用，办公室工作人员的工作中注视目标的视线方向发生了很大的变化，比传统的文牍办公方式的视线方向要提高 $30°\pm5°$（图 11-6）。这种工作条件的改善对工作人员来说，既有有利的方面，即减少了对颈动脉窦受压的可能性，也有不利的方面，即屏幕的频闪、亮度都可能增加视觉疲劳发生的可能性。

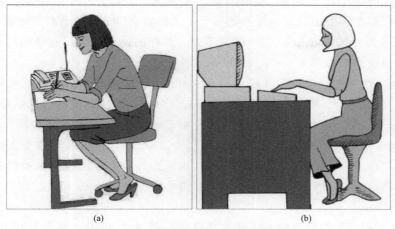

图 11-6 不同办公形式视线注视方向示意图

(a) 传统文牍办公形式；(b) 现代电脑办公形式

对于这种工作条件的改善，验光师、配镜师在验光与配镜中应给予极大的关注，推荐渐进镜片的类型要与工作条件相适应。对在办公室中工作的职员和在 IT 行业从事设计与编辑录入工作的人员，应尽可能推荐使用过渡区较短类型的渐进镜片。否则，戴用者在看电脑时就会发生头后仰的现象，会导致颈部的疲劳，这是当前配用渐进眼镜比较常见的一个新问题。

对于在现代化办公模式下工作的人员来说，就不宜选择渐进通道长的渐进镜片，尽管有人讲长通道的渐进镜片容易适应，但是这种镜片导致仰头看电脑屏幕，不适合现代办公条件的工作要求，可能会引发颈椎问题。因此，对这样的眼镜戴用者还是以选择推荐短通道的渐进镜片为宜。

2. 首次戴用者

对于没有戴用渐进眼镜经历者，在推荐渐进镜片时，主要应当考虑以下情况。

(1) 近用附加正镜度的高低 近用附加正镜度较高（特别是 Add 超过＋2.50D 者），则应当选择硬性设计类型的镜片。否则，通过近用区所看到的范围过窄。

(2) 原矫正镜度存在明显偏差 对于原矫正眼镜存在明显偏差（特别是远视眼从来未予矫正又并发老视者），应建议延缓配用渐进眼镜。在双眼实现正确屈光矫正并完全适应后，再配用渐进眼镜。

(3) Add 值的确定 在当前，对于初戴渐进眼镜的人的 Add 值的确定有两种意见。一种是要给足，道理是 Add 越足，看近就越清楚；另一种方法是少给，道理是 Add 越小，适应得越快。这两种说法都有其道理，但又都有一定的实际问题。Add 给足者，常会觉得字迹放大，视近工作的距离过近，还常会出现头晕的感觉；Add 偏小者，有效戴用时间太短常常会引来戴用者极度不满。

笔者认为，对于初戴渐进眼镜者来说，对 Add 的确定有 4 个方面需要注意。

① 近用距离的把握不宜局限于传统的 30cm（或 1 尺）的视距。按传统的说法，只要说到近用必然是指 30cm，但是在现在办公条件下绝不是这个距离，而应当是 40～60cm，而当前使用手机习惯的距离又会小于 30cm。因此确定 Add 值，一定要根据戴眼镜者个人习惯的视距来确定，不应生搬硬套传统概念的近用视距。

② 应以够用为度。什么叫做"够用"呢？简单说，就是给被测者留下一定的调节余地。按屈光矫正学的规律，配镜时应给被测者留下 1/3 的剩余调节，在给渐进眼镜的初配者确定 Add 时，可以考虑为其保留 1/4～1/5 的调节力。这样的话，就可以有效地降低初戴时的适应难度，又可以使眼镜戴用至少一年的时间。

③ 目前有一种说法，即"Add 超过＋3.50DS 的老视眼属于戴用渐进眼镜的禁忌证"。这种情况是不存在的，原因是：a. 倘若 Add 超过＋3.50DS，就没有可以适用的渐进镜片，例如，Add 为＋4.00DS，戴用者的合理视距应为 25cm，以 62mm 瞳距为例，看近的内移量为各内移 3mm，但目前渐进镜片规范的内移量为 2.5mm，这在视觉感受上会产生一定问题；b. 就 Add＋3.50DS 而言，其合理视距为 28.6cm，应当说已经完全可以适用于人们的日常生活与工作；c. 渐进眼镜目前 Add 的最高值为＋3.50DS，没有超过这一最高值的渐进镜片可用。

④ 从目前通用型渐进镜片而言，其适用范围一般是在 30cm，根据现代办公条件状况，其视距也应在 40～60cm。而对于阅读手机的视觉需求，目前通过使用渐进眼镜很难达到长时间阅读的生理需求。因此，对于戴用渐进眼镜的人在这方面要给予必要的说明，特别是对于控制近视眼发展的应用更有必要说明这一点：即便戴用渐进眼镜，无限制地长时间阅读手机肯定会影响控制的效果。

3. 再次戴用者

对于有戴用渐进眼镜经历者，绝大多数会在下一次配眼镜时继续选择使用渐进镜片，这是因为镜片在实际使用中给戴用者带来诸多便利。要使新配的渐进眼镜获得更为良好的戴用效果。应当注意以下几点。

(1) 通道长度：能变短，忌增长　原戴用的渐进眼镜的渐进通道较长的，再换成渐进通道较短的渐进镜片时，一般极少发生视觉不能适应的问题。但是，原戴用渐进眼镜的渐进通道较短，新配渐进通道较长的渐进镜片时，常会因办公读书时的姿势改变出现明显不适应感觉。

(2) 渐进类型　内渐进可替换外渐进，忌用外渐进替换内渐进。近年来出现了内渐进型镜片，已经使用内渐进型镜片的戴用者在重新配用新眼镜时，假如配的是外渐进型镜片，被测者就会感到地面明显凹陷，戴用适应期会相对延长。

(3) 设计理念　最初在我国进行渐进镜片推广时，以生理性渐进镜片和舒适性渐进镜片为主，后来又出现了全景超视、全视域、波阵面、精确聚焦（precision focus）等一些镜片分类上的特殊名词。尽管这种名词很多，但基本的概念就是强调镜片的性能更符合人（进一步则是个体）的视觉行为的生理需要。只需注意新设计理念的镜片可以替换旧设计理念的镜片，但用旧设计理念的镜片替换新设计理念的镜片就很容易发生戴用的适应问题。

(4) 镜片折射率　可将低折射率镜片换成高折射率镜片，但不宜将高折射率镜片换成低折射率镜片。后者在光学性能与视觉感受上并无不良反应，主要是在外在美观方面，因镜片较厚而容易产生戴用不适。

(5) 品牌更换　不同厂家生产的渐进镜片在戴用效果和视觉感受方面，还是有一定差异的。一旦习惯戴某一品牌的渐进镜片，换了其他品牌就会觉得不习惯。因此，验光师、配镜师没有亲自戴用比较过的话，最好不要建议被测者更换渐进镜片的品牌。除非对两种渐进镜片非常清楚，而且两种镜片在光学性能数据和设计理念的确基本一致。

第三节 渐进眼镜定配的瞳距测量

瞳距测量是眼镜行业最基本的操作，与定制符合戴用者生理需求的眼镜有着至关重要的作用，对于渐进眼镜的验配，这一项操作具有极其重要的作用。准确测量瞳距是验光师、配镜师必须掌握的一项技能。

一、手工直接测量法

这种方法，又被称为直尺测量法、徒手测量法。这种手工直接测量法，在眼视光学检测中并非是一项很复杂的检测项目，却是要求必须掌握的一项检测技能，是一种基本标志性的检测行为。瞳距的直接测量法如图 11-7 所示。检测时，检测者用言语引导被测者的视线，并实施检测，具体检测过程如下。

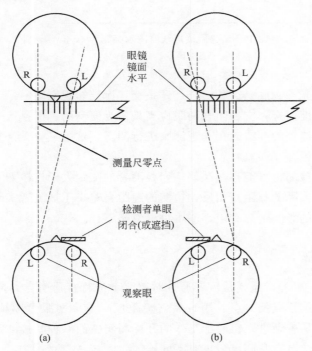

图 11-7 远用瞳距直接测量法

1. 检测基本姿势

检测中，检测者与被检测者要相向而坐，检测者与被检测者的眼高置于同一水平。检测者右手执尺，并将其置于镜平面的水平位置。

2. 确认测量零点

检测者闭合自己的右眼（或遮挡自己的右眼），叮嘱被测者双眼注视检测者的左眼瞳孔。此时，被测者的右眼与检测者的左眼就处于直线对视状态。检测者根据观测到的右眼瞳孔外缘（或内缘）的位置，调整直尺的位置，使直尺的 0 刻度线与视线重合，并保持其位置的稳定。

3. 确认测量终点

检测者闭合自己的左眼（或遮挡自己的左眼），叮嘱被测者双眼注视检测者的右眼瞳孔。此时，被测者的左眼与检测者的右眼就处于同一直线对视状态。检测者根据观测到的右眼瞳孔内缘（或外缘）的位置，读出直尺与视线重合刻度值，0 刻度线至此的距离就是被测者的远用视线距，即通常所说的远用瞳距（图 11-8），简称 PD。

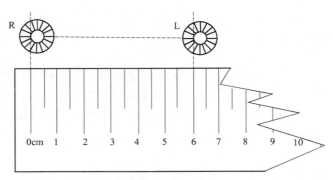

图 11-8　瞳距读取法（图示瞳距为 60mm）

4. 必要说明

（1）检测中，验光师到底是交替闭合，还是交替遮挡非观测眼？

就检测的方便程度而言，交替闭合两眼应当是最为便利的。但是，有的人不能交替闭合两眼，只能采用交替遮挡的办法遮挡非观测眼进行测量，这是一种无奈采取的办法。

（2）这种检测是否存在误差？

客观地讲，这种检测也可能存在误差。当检测者的瞳距大于被检测者的瞳距时，检测的瞳距会略大于被测者实际的瞳距；相反，检测的瞳距会略小于被测者实际的瞳距。但这种方法检测的偏差对配镜的影响十分有限，基本可以忽略不计。

二、反光测量法

反光测量法（图 11-9），系指检测者通过对被测者进行言语引导，使用笔式手电作为光的投照光源，观察角膜顶点反光点并用直尺（瞳距尺）量取两眼角膜顶点反光点距离的办法。反光测量法，是随着渐进眼镜验配工作的开展而实施的一种间接瞳距测量方法。反光测量法与手工直接测量法既有共同点，也有不同点。

1. 反光测量法的操作特征

两种方法，在言语引导、直尺手执方法、观察方法和数值读取方面是一致的。但反光测量法的操作有以下三点特征。

（1）检测者左手执以低度聚光灯泡做投射光源的小手电。检测时，检测者需令小手电投照端位于自己的远侧，并将其垂直于眼的眶下孔（即祖国医学针灸穴位"四白穴"）。

（2）检测者的非检测眼在检测中应处于交替闭合状态。在确认检测零点、终点时，不可以双眼同视，否则，将会出现双眼合像的中央眼效应而导致测量失准。

（3）检测者是通过观察被测者角膜顶点在光投照时的反光点位置来确认瞳距的。检测中实际的观测目标是亮度较高、光点锐利的角膜前顶点的反光。

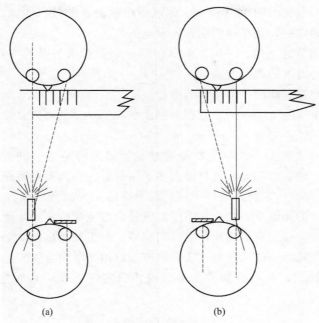

(a)　　　　　　　　　　　　(b)

图 11-9　反光测量法

2. 瞳距测量的误差问题

瞳距测量是否可以做到毫厘不差呢？应当说是可以做到的，但必须满足两个条件：①检测者与被测者瞳距相等；②检测操作准确、规范。

当检测者与被测者瞳距不相等时，检测的数据也会存在一定误差，当检测者的瞳距大于被测者时，测得的数据比实际稍大；反之，测得的数据比实际略小。当然，只要保证检测操作准确、规范，这种误差是极小的（约在 0.04～0.1mm），不会影响正常的屈光矫正效果。

我们之所以强调瞳距的测量，是因为从屈光矫正学的意义上讲，眼镜戴用时镜片的光学中心应在视线上。当戴用远用眼镜注视无限远时，视线通过光学中心所获得的屈光矫正效果是最理想的。倘若视线不能通过光学中心，就会产生棱镜效应。对于单光镜而言，棱镜度较小时，是可以通过自己的戴用来适应的，有些人也可能察觉不出来。但是，对于渐进眼镜的戴用者来说，一旦出现由于瞳距测量错误所导致的棱镜效应，适应起来则会很困难，这是因为渐进镜片有着明确的光学分区，中距离视觉的渐进通道又比较窄，一旦出现棱镜效应，戴用者不舒适感觉就会放大。

要想保证渐进眼镜戴用的舒适效果，就要让镜片各个光度区得到高效的使用，而保证瞳距测量数据的准确就成为关键的一个环节。

三、瞳距仪测量法

当前，更为普遍的则是使用瞳距仪。瞳距仪，又叫做反射瞳孔计，也称为艾西尔角膜反射瞳孔计（the essel cornecal reflection pupillmeter）。目前认为，这种测量方法是最准确的瞳距测量方法。

1. 瞳距仪的外部结构

瞳距仪的外部结构如图 11-10 所示，其中ⓐ为测试状态时的底面。

（1）视距调节钮（图 11-10①）　此视距指被测者的注视距离。注视距离是由所定配的眼镜的用途来确定的，是在检测前预先设定的。

（2）指针调节键（图 11-10②-R、②-L）　指针调节键分为右键和左键，分别作为对被测两眼瞳孔中心对准的调控装置。

上述的钮与键是瞳距仪的可调节部分。

（3）视距窗（图 11-10③）　仪器的视距可在 0.3m 至无穷大做无级调整，在视距窗中可以明确显示的视距一般有 30cm、35cm、40cm、50cm、65cm、100cm、200cm 和无穷大。

（4）瞳距窗（图 11-10④）　瞳距窗是显示测量瞳距数值的窗口，显示的方法有两种，即刻度尺显示、液晶数字显示，目前大多采用后者。在此需要特别说明，窗口中显示的数据是"视线距"，即在一定视距条件下被测眼角膜前 12mm 处的视线距离，这正是眼镜定配中要求的两只镜片的光学中心距。这一距离通常会被笼统地称为瞳距。对于测量出的无穷大视距条件下的数据，被约定俗成地称为远用瞳距；对于测量出的 30cm 视距条件下的数据，习惯上被称为近用瞳距、阅读瞳距（实际上应是近用光学中心距）；而对于测量出的 30～60cm 视距条件下的数据，一般会被称为办公瞳距（实际上是一种特定注视距离的近用光学中心距）。

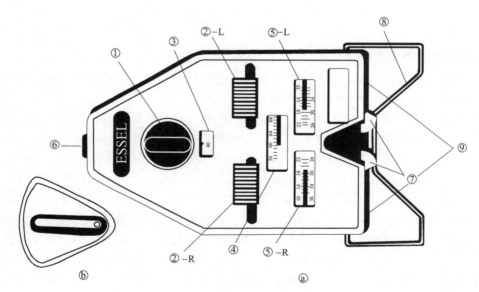

图 11-10　瞳距测量仪

测量完瞳距，目前大多采用只标记"瞳距"，但这种标记方法并不十分科学，因为在定配镜中"瞳距"总是和一定的视距联系着的。因此，在标记"瞳距"时，注明相应的视距还是十分必要的。

如：①PD：70mm（∞）；②NPD：63.7mm（30cm）。

（5）单侧瞳距（即半瞳距）视窗（图 11-10⑤-R、⑤-L）　有两个，分别显示两眼被测量的单侧瞳距数值。

（3）～（5）三个结构是相关数据的显示窗口。外部用于观察、保持检测处于正常状态的结构还包括观察窗、鼻托、额托架、窥窗。

（6）观察窗（图 11-10⑥）　仪器朝向检测者的是一个窥孔，为检测者观察、调整指针对准状况的专设窗口。有一些瞳距仪在这个窗口还专门设有镜度补偿装置（镜度补偿量一般为＋2.00DS）。

（7）鼻托（图 11-10⑦）　左、右各一枚，为被测鼻梁的支撑部件，这一结构有两个作用：①保持仪器检测的位置稳定；②使检测保持在正常的 12mm 镜眼距的位置。

（8）额托架（图 11-10⑧）　支撑被测者额部的构造，其作用是保持仪器在检测中的稳定性。

（9）窥窗（图 11-10⑨）　被测者在检测中观察、注视的窗口，左、右各一个。窥窗中各有一个垂直的线性游标，是检测者用于对准的标线。这一标线，被测者是看不到的，被测者在窥窗注视的目标是绿色圆环的中心亮点。

（10）遮挡拨杆　仪器的顶部有一遮挡拨杆，图 11-10⑬显示的是无遮挡的状况。将拨杆向一侧拨动，将对同侧被测眼实施遮挡，一般用于单侧瞳距（半瞳距）的测量。

检测者在检测中，通过观察窗看到的右眼视像如图 11-11 所示，图中显示的线性游标垂直地通过瞳孔中心，游标线与瞳孔部区域角膜顶点的反光点重合，说明对准准确。当检测者观察到被测者两眼线性游标垂直地通过瞳孔中心时，就说明此时量取的数值就是被测者相应视距的瞳距。

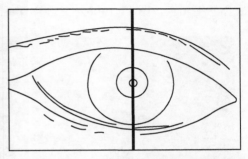

图 11-11　检测者从窥窗中看到的被测眼的像

2. 瞳距仪测量原理

瞳距仪的工作原理如图 11-12 所示。当将仪器视距调节旋钮调到∞时，仪器内的聚光透镜位于 D 位，此时被测眼看远的视线经 A、A′两点折向 C，这时观察到的数据就是看远的视线距（即远用瞳距）。

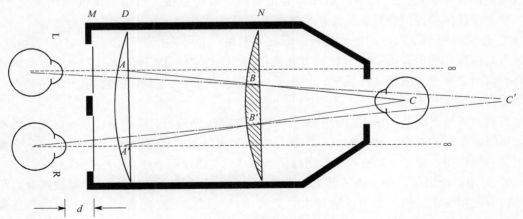

图 11-12　瞳距仪测量原理

当将视距调节旋钮调整到 30cm 时，仪器内聚光镜就会被置于 N 位，此时透镜的正镜效应减小，对 C 点的相对聚光力下降，被测者必须通过眼球的内转来补偿聚光力的不足。而眼的这种内转恰恰是被测者注视标称距离（30cm）在 M（眼前 12mm）点位双眼视线的距离，这一距离应当称作近用光学中心距（即 NCD），俗称近用瞳距（NPD），但从配制眼镜使用的数据而言，近用光学中心距的称谓更加科学。

3. 瞳距测量

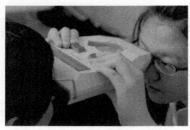

图 11-13　瞳距仪检测者手执
仪器法示范图

（1）瞳距仪手执法　使用瞳距仪测量瞳距，检测者的眼必须保持与被测眼处于等高状态。执仪器的方法有两种：最常用的一种是检测者双手执仪器法（图 11-13）；对于初次使用瞳距仪的被测者，或者是少年儿童，常常会出现检测中配合不默契的问题，则可以采用为检测者和被检测者同时执仪器法，即双人四手执仪器法（图 11-14），其中图 11-14(a) 可以提高被测者检测中的专注度，因此更适合少年儿童，图 11-14(b) 更适合青年人、成年人和有戴镜经验者。

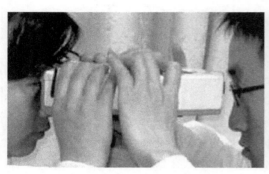
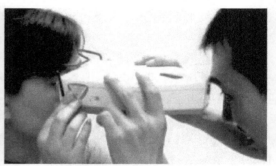

(a)适用于检测少年儿童　　　　　　　　　(b)适用于检测青年与成年人

图 11-14　双人四手执仪器法示范图

图中，左为被测者，右为检测者

（2）瞳距仪测量常规　瞳距仪是行业中对角膜反射瞳孔计约定俗成的称谓，其测量的数据依设定的视距，也被约定俗成地称为远用瞳距、近用瞳距。根据对眼的遮挡（图 11-10ⓑ）眼别来确定检测的数据被称为左半瞳距、右半瞳距。

① 远用瞳距测量：检测前，将视距设在∞挡位，并将遮挡拨杆置于图 11-10ⓑ的状态。检测者与被测者相向而坐；叮嘱被测者注视仪器中环状视标的中心（图 11-15）。检测者通过观察窗对窥窗中的眼像进行观察，并通过双手拇指推动左、右眼的游标线分别调到与对应眼角膜顶点的反光点相重合。

当检测者通过调整，从观察窗中观察到双侧游标线分别与对应眼角膜顶点的反光点相重合，这时瞳距仪的视窗中显示的三个数据、数字中间用 "-" 分割（图 11-16），这三个数据分别为右侧远用半瞳距（Right）、远用瞳距（PD）、左侧远用半瞳距（Left）。

② 近用瞳距测量：是否检测近用瞳距（实际应称为近用光学中心距），要根据对近用眼镜是否有配用需求，倘若没有这种需求，无需再对近用瞳距进行测量。对于配用渐进眼镜者，因渐进镜片近用参照中心距设定的内移量恒为 2.5mm（即远用参照中心距－5.0mm＝近用参照中心距），也无需再测量近用瞳距。

什么情况下应当测量近用瞳距呢？一般来说，定配老花镜、近距离工作用眼镜、各种青少年控制近视眼镜，均需测量近用瞳距。

测量近用瞳距需在测量前将视距挡位设置在相应的近用距离位置，测量出来的就是相应视距的测量近用瞳距。

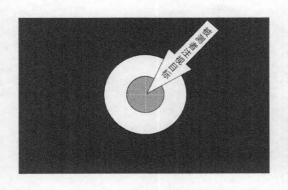

图 11-15　瞳距仪中被测者观测到的环状视标　　　　图 11-16　瞳距仪显示测量数据的示意图

（注意：图中的虚线十字、箭头，为编辑时加入）

例如，某被测者，视距为∞时，量得的远用瞳距为 70mm；其视距为 30cm 时，其近用瞳距必然是 64.2mm。

再如，某被测者，远用瞳距为 60.0mm，其右半瞳距为 31.0mm，左半瞳距为 29.0mm；其视距为 30cm 时，其近用瞳距必然是 55.0mm，其右半近用瞳距为 28.4mm，左半近用瞳距为 26.6mm。可记录为：PD，60.0mm；NPD（NCD），55.0mm（R 28.4mm，L 26.6mm）。

③ 单侧瞳距测量：目前，在验光、配镜中，对于测量单侧半瞳距大多采取忽略的办法予以处置。而在什么情况下必须测量单侧半瞳距，什么情况下应当使用单侧瞳距进行配镜这样的问题，目前各类书籍均采用忽略、规避的方法进行处理。这种不确定的处理办法，显然对两侧半瞳距不一致的配镜者来说，在戴镜的舒适度、镜-眼的屈光矫正完美性等方面，均会延长对新眼镜的适应时间，也会为未来配镜留下戴用新眼镜适应时间较长的隐患。为了提高戴用眼镜的舒适度，尽可能发挥最理想的眼镜与眼屈光的矫正效能，对存在以下情况的，应检测单侧半瞳距（使用单侧半瞳距予以配镜）：

a. 两眼单侧半瞳距存在疑似差异，应当对单侧半瞳距予以检测。

b. 两眼屈光参差≥±2.00DS，应检测单侧半瞳距；两眼散光轴不对称，也应检测单侧半瞳距。

c. 经检测两侧半瞳距互差≥2.5mm，应使用单侧半瞳距进行配镜。

d. 配用渐进眼镜，都应当对单侧半瞳距进行精确测定；两侧半瞳距互差≥1.5mm 时应使用单侧半瞳距进行配镜。

（3）检测时应注意的事项　使用瞳距仪进行检测，一定要注意的问题是：仪器手持状态的正反（图 11-17）。目前的瞳距仪有两类：检测时，仪器数据的显示窗是朝上的［图 11-17(a)］；仪器数据的显示窗在检测时是朝下的［图 11-17(b)］。

四、近用光学中心距

常规渐进眼镜配适中，一般不考虑近用光学中心距的问题，这是因为渐进镜片在设计时已经对近用参照中心距做了 2.5mm 的内移，这一内移量对于绝大多数人来说是适用的。但是，在下列情况下，近用区在使用中会发生一定的问题：远用瞳距（PD）<50mm；远用瞳距（PD）>65mm；眼的集合功能异常。要想搞清楚这个问题，就需要从近用光学

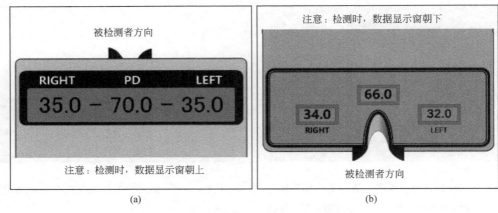

图 11-17　瞳距仪检测数据窗口的两种朝向

中心距的概念入手。

1. 概念

近用光学中心距，一般特指注视 30cm 视距时两眼视线在角膜顶点前 12mm 处的视线距离。当配用近用眼镜时，这一距离就是两只镜片光学中心所在的位置，这一距离对于近用眼镜而言就是近用光学中心距。这一距离行业中被习惯地称为"近用瞳距"（NPD），当然，"近用瞳距"作为一个名词使用未尝不可，但是一定要清楚，"近用瞳距"在眼镜加工、配制中只能算是一个借代用词，并不是一个很贴切的科学名词。

就"瞳距"和"光学中心距"而言，"瞳距"是人两眼瞳孔中心的距离，可以通过测量来取得相应视距的"瞳距"。客观上讲，眼镜上是没有"瞳距"的，只有"光学中心距"，而对于戴眼镜的人来说，只能通过与相应视距相关的"光学中心"才能实现视线与镜片"光学中心"在矫正光学上的一致。

远用瞳距（PD）恰好与远用光学中心距在数值上是一致的，因此，在眼镜加工、配制中就借用了远用瞳距取代了远用光学中心距这一称谓。以此，推而广之，也就将"近用瞳距"替代了"近用光学中心距"（NCD）。当然，这种替代未尝不可以，但必须明确一点："近用光学中心距"一定小于"近用瞳距"，这就是多年以来误传"远用瞳距减 2（或减 3）就是'近用瞳距'"的原因所在。应当说，"远用瞳距减 2（或减 3）就是近用瞳距"有其合理的方面，但把"远用瞳距减 2（或减 3）"的数据作为加工、配制框架眼镜的光学中心距来使用就是大错特错了，因为框架眼镜必定是要戴在人眼角膜前 12mm 处（而不是戴在角膜上），此处的光学中心距离一定比近用瞳距要小。

我们不妨通过数学计算方式来说明这个问题。图 11-18 中，眼镜镜片作为视距测量的起始位置，ON 的距离为 300mm，顶点距离（即镜-眼距）为 12mm，眼球旋转中心至角膜顶点的距离为 15mm，$HO_R DN$ 显然是一个矩形，在这个矩形中，$\triangle O_R DN$ 与 $\triangle NB_N O$ 是近似三角形，$O_R D : ON = HO_R$（或 DN）$: OB_N$，即

$$OB_N = \frac{ON \times DN}{O_R D}$$

式中，OB_N 为近用光学中心距；ON 为以镜片前顶点为起始点的近用视距；DN 为视远时的光学中心距（即远用瞳距）。

倘若被测者远用瞳距（PD）为 60mm，DN 则为 30mm，$ON=300$mm，$O_RD=327$mm，代入上式，可以计算出：$OB_N=27.52$mm。因此，远用瞳距（PD）为 60mm 的被测者，其 30cm 视距的近用光学中心距为 55.04mm，小数点后面的数字在配镜中被略去，其加工、配置实际使用的近用光学中心距为 55mm。

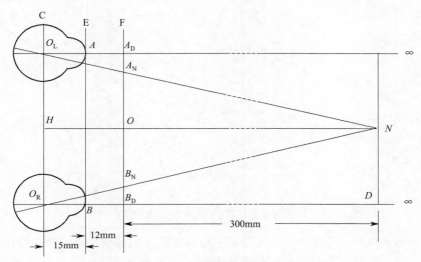

图 11-18　双眼视近时的视线距

C 为眼球旋转中心垂直平面；E 为角膜顶点平面；F 为镜平面；N 为眼前某点

根据远用瞳距 60mm 及与其对应的 30cm 视距的近用光学中心距为 55mm，可以计算得出 NCD：PD 是在一定范围的一个常数，其值为 0.92。只要远用瞳距在 60mm±5mm 这一范围，就可以通过 NCD＝0.92PD 这一算式计算出近用光学中心距的数值。

2. 近用光学中心距的测量

近用光学中心距测量的原理并不难懂，但有相当一部分人虽然明白道理却量不出来正确的数值。笔者在培训教学中，曾多次被问："您讲的我明白，道理是对的，计算方法也是合理的，计算的结果也是正确的，这些我都不怀疑。但是我通过直接测量，就是量不出来与之相应的近用光学中心距，原因我也找不到，这是怎么回事？"也有的人直接讲："一个人 PD＝60mm，不管怎么讲近用光学中心距都应当是 55mm，但我测量出来的结果不是 57mm 就是 58mm，就是量不出 55mm。是怎么回事？"正因为这种情况，眼镜行业就将"远用瞳距减 2 或减 3"当作"近用瞳距"作为一种"经验"传播开来，并以此作为眼镜加工、配镜中的近用光学中心距来使用。殊不知，这种做法是完全不正确的，但人们会讲："这是我自己的眼直接看出来，怎么会错呢？"

我们得从图 11-19 来说明这个问题。当检测者让被测者注视自己的鼻梁（或竖直放在鼻梁前的手指）时，被测者两眼的视线分别是 AD、BD，与其对应的眼镜的光学中心应当是 F_1、F_2，其双眼看到的是一个点 D。只有在这个点的位置先后注视被测者的双眼瞳孔中心才可以测量出近用光学中心距（E_1E_2）的数据。但是，检测者在睁开双眼的情况下，尽管可以精确地确认角膜中心点的位置，但不可能将自己的任意一眼的视线与 AD、BD 重合，因此睁开双眼的情况下是检测不到 F_1F_2 的数值的，此时检测者是通过中央观察，其视线距离要大于被检测者视线的距离，这就造成了所测量的"近用瞳距"大于实际近用光学中心距的情况。在这种不当的检测中，被同时忽视的还有 12mm 的镜-眼距的问题，从而导致了将量取的 $C_R C_L$ 误认为 $E_1 E_2$ 的距离。显然，这种方法是错误的。

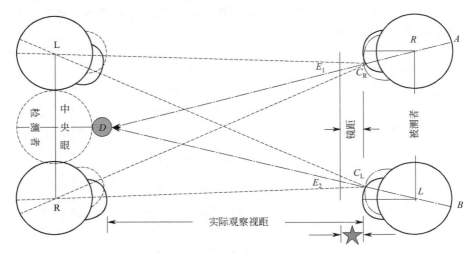

图 11-19　检测者双眼注视检测 NCD 出现错觉的产生原理

那么，近用光学中心距到底怎么测量呢？这就要从人们戴眼镜看近距离物体时的视线说起，被测者右眼、左眼一定是通过两只镜片上的 A、B 点两条视线注视眼前同一个目标的。我们要想量取 AB（近用光学中心距），就需要让被测者注视我们的一只眼（习惯上一般是右眼），而检测者则需用这只眼分别对被测者的右眼、左眼进行依次观察（图 11-20 中的①、②），这时检测者的视线才会先后与被测者的右眼、左眼的视线重合，当我们将直尺水平置于镜平面位置，并通过①的观察将零点置于 A 点，再通过②观察就会很容易确认 B 点在直尺上对应刻度。这是通过直尺准确量取近用光学中心距的唯一办法。当然，当使用这种测量方法测量近用光学中心距时，一定要对非观测眼进行遮挡（或闭合），以免影响观测眼观察的精确度。

3. 测量近用光学中心距的意义

一般认为，定配渐进眼镜只要有远用瞳距就可以了，因为每只渐进镜片的近用光学中心都做了内移 2.5mm 处理，也就是说每只渐进镜片都做了 2.5mm（即每副渐进镜片都做了近用光学中心距缩小 5mm）的内移处理。例如，PD＝60mm，其 30cm 视距的近用光学中心距为 55.04mm，与渐进镜片的设计几乎完全一致。在这种情况下，当然只要知道了远用瞳距（PD）就可以定配渐进眼镜了。

但是，在下列情况下，显然会出现一定的问题。

（1）PD＝48mm，计算出来的 NCD＝44.0mm，实测约为 44mm。

（2）PD＝50mm，计算出来的 NCD＝45.8mm，实测约为 46mm。

（3）PD＝70mm，计算出来的 NCD＝64.2mm，实测约为 64mm。

（4）PD＝80mm，计算出来的 NCD＝73.4mm，实测约为 73mm。

与 60mm 远用瞳距比较，以上四种情况可以分别称为超小瞳距、小瞳距、大瞳距、超大瞳距。显然这四种情况按常规办法进行渐进眼镜的定配，都会使戴用者对镜片中、近距离光区的使用造成一定程度的偏差。

对于这种情况，就要考虑在渐进眼镜配制时，对远用光学中心进行有限的微量调整。调

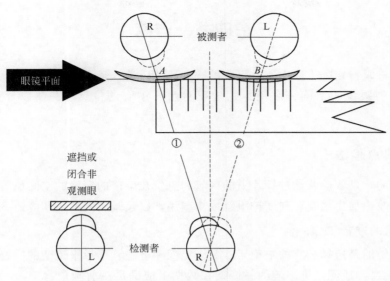

图 11-20 正确量取 NCD 值的示意图

整可以使用下列公式进行计算：

$$ACS = \frac{P_{IN} - (PD - NCD)}{2}$$

式中，ACS 为装配光学中心微量调整量；P_{IN} 为渐进镜片近用光学参照中心内移量；PD 为被测者远用瞳距实测值；NCD 为被测者近用瞳距实测值（或计算值）。

通过上述公式计算，得出：当 ACS 为正值时，配镜时瞳孔应做微量内置处理，即加工改边时配镜十字应适当外移，其 ACS 值就是微量外移的量；当 ACS 为负值时，加工改边时就应当对配镜十字进行微量内移。

经过这样的处置后，戴用者由远至近时的视线，尽管不能自上而下通过渐进通道的中心，却能始终保持在渐进通道之中（图 11-21），这就避免了视线跨出渐进通道造成视像失真的问题。

就中国成年人而言，超小瞳距、小瞳距、大瞳距、超大瞳距的情况偶尔会遇到，但黑色人种的人大瞳距、超大瞳距则很常见（目前知道，非洲人的远用瞳距最高值为 86mm）。对青少年配用渐进眼镜的情况则需特别注意这个问题，因为个别孩子的远用瞳距甚至可以小到 44mm，不对其进行内移量的微量调整，显然就会出现视线跨出渐进通道的情况。那么，内移量的微量调整应当如何应用呢？仅以我们在实践中的体会来说明。ACS≤0.6 时，可以使用常规普通渐进镜片；ACS＞0.8 时，使用常规普通渐进镜片都应当进行内移量的微量调整。当然，对于大瞳距、超大瞳距者配用渐进眼镜，还是以选用全景超视型、宽视带的渐进镜片更为方便、适宜。

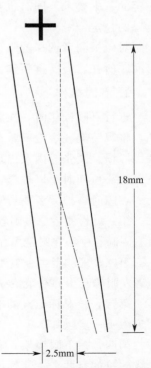

图 11-21 配镜十字移动后渐进通道内的视线轨迹

第四节　点瞳

点瞳是渐进眼镜定配工作中非常重要的一个环节。什么是点瞳呢？点瞳就是配镜前，在经戴用调整后的眼镜架上确认眼镜撑片上正对瞳孔中心的位置，并予以标记的一种技术操作。

一、经典点瞳法

点瞳的目的，是要确认渐进镜片上的区域和点位在眼前的精确的空间位置。这项操作关系到渐进镜片改边加工精度，与渐进眼镜成功戴用，以及戴用的效果和舒适度密切相关。

1. 点瞳前的准备工作

首先需要做的是选择适宜的眼镜架（关于定配渐进眼镜选择眼镜架的问题，详见本书第十章）。一般而言，适配渐进眼镜的眼镜架在数据上应满足：前倾角为 10°～15°；戴用时镜距（或称为镜眼距、顶点距）为 12mm；眼镜架需要具有适宜的瞳高。这里需说明：渐进通道长度不同，其对瞳高的要求是不同的。一般而言，渐进通道长度为 18mm 的渐进镜片所要求的瞳高应不小于 22mm；渐进通道长度为 10mm 的渐进镜片所要求的瞳高不应小于 14mm。

要对所选的眼镜架进行初步戴用调整。通过调整，使眼镜架在工程数据上达到配用渐进眼镜的基本要求。同时也要对鼻托、眼镜腿进行相应的调整，以使眼镜架在戴用中能够保持位置的稳定。

对于被测者选择的眼镜架，通过戴用调整也不能达到以上工程数据的要求时，应明确指出问题所在，需要重新选择眼镜架。

2. 点瞳操作

进行点瞳操作时，检测者与被测者一定要正面相向而坐，并保持两人的眼睛处于同一水平，将眼镜架轻缓地佩戴在被测者的面部使之处于实际戴用的状态。这时需注意，个别被测者因习惯、紧张等因素出现头部的后仰、前倾或向一侧偏斜，点瞳操作者一定要注意对"不正"的头位随时予以提醒、调整。

点瞳时，检测者要告知被测者在保持头部不转动的情况下，按照引导语进行眼的注视。

第一，检测者令被测者用双眼注视自己的左眼，检测者闭合自己的右眼，用左眼观察被测者右眼瞳孔中心在眼镜撑片上的垂直投射点位置，并用操作手通过标记笔标记这一点的位置。

第二，检测者再令被测者用双眼注视自己的右眼，检测者闭合自己的左眼，用右眼观察被测者左眼瞳孔中心在眼镜撑片上的垂直投射点，并标记这一点的位置。

第三，核对标记点的准确程度，存在偏差则要对点位进行相应的调整。倘若标记准确，则进入下一步操作。

第四，摘下眼镜架，通过直尺使用记号笔经标记点画出水平线、垂直线（图 11-22）。画线的目的有两个：使标记点更为明确；标记点被误擦去时可以重新标出标记点的位置。

第五，请配镜者再次戴用眼镜架，再一次进行标记点的位置核实、确定。

经最后核实，标记点恰好与瞳孔中心的位置相对应，点瞳操作完成。点瞳一旦完成，所配制的渐进眼镜的瞳高也就自然确定了（图 11-22 所示的瞳高）。

以上叙述的就是最经典的点瞳方法。

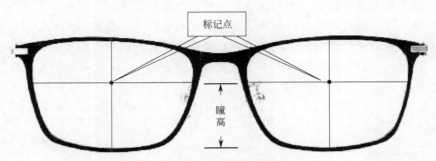

图 11-22　过标记点画水平线、垂直线

3. 点瞳时的注意事项

点瞳操作最需要注意的就是保持执笔手的稳定。最常见的操作是单手执记号笔，伸出手臂，手在悬空情况下去点看到的眼镜架撑片上的瞳孔中心的对应点。使用这种方法进行点瞳虽然很普遍，但是显然这种方法有很大的缺陷，很难保证执笔手在操作中的稳定性，因此一次次修正点位就成为困扰操作者的问题（这种情况在一些高年资验光师中更容易出现）。

要想在点瞳中保持执笔手的稳定性，可以采用图 11-23 所示的方法，即将小指的远端抵住被测者的额部（右手操作，对被测左眼点瞳时，亦可用中指、小指抵住被测者的左颧部），用拇指、食指运笔予以标记。这种点瞳标记法简便易行，标记点位的精确度也较高，可以明显减少点瞳中反复修正的问题。

二、反射光点瞳法

反射光点瞳法，就是以笔式小手电作为投照光源，检测者根据角膜对投照光的反射光的位置，用标记笔对反光点进行标记的办法。

应用这种方法，要配备一支笔式小手电（这种装备具有较小的发光点）和一只记号笔。具体点瞳标记的方法（以右手为准）如下。

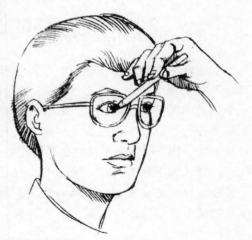

图 11-23　单手执笔点瞳标记法

第一，检测者与被测者相向而坐。两人的距离，要以检测者伸手可及被测者的额部为准。

第二，让被测者两眼注视自己的左眼。检测者用左手执笔式手电，将其垂直置于自己的左眼的四白穴（即眼眶下缘）。检测者闭合自己的右眼，即刻打开手电，用左眼观察被测者右眼角膜顶点反光点的位置。右手执记号笔对确认的被测者左眼反光点对应的撑片位置进行标记。

第三，让被测者两眼注视自己的右眼。检测者用左手执笔式手电，将其垂直置于自己的右眼的四白穴。检测者闭合自己的左眼，即刻打开手电，用右眼观察被测者左眼角膜顶点反光点的位置。右手执记号笔对确认的右眼反光点对应的撑片位置进行标记。

第四，以标记点画出水平线、垂直线。

第五，请被测者重新戴镜，再一次核实、确认点瞳的位置。

应用这种方法点瞳需要注意：检测者与被测者的眼睛并不在同一水平位置。倘若两者的眼睛处于同一水平位置，观察到的反光点一定是在被测者角膜顶点的下方，不可能是角膜顶点的反光。检测眼、被检测眼和笔式小手电只有保持在图 11-24 所示的相互位置，才能观测到角膜顶点的反光。

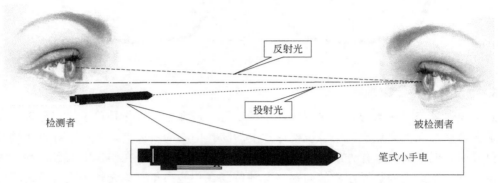

检测者　　　　　　　　　　　　　　　　　　　被检测者

反射光

投射光

笔式小手电

图 11-24　笔式小手电、反射光点瞳法光投射及观察示意图

三、点瞳操作中的视线修正

在实践中人们发现：现实中，人在行走时并不总是盯着无限远的目标，而是以看 10～15m 距离的地面目标为常态。另外，在现实中还发现这一注视距离差异很小，这就出现了一个新的问题：个子较高的人眼睛向下转的幅度要比个子较矮的人要大一些。这样，要想让配镜者在行走时处于眼镜的最佳光学点上，个子较高的人点瞳的位置就要比个子较矮的人相对低一些。图 11-25 是配镜者戴眼镜正视前方时眼与眼镜对应的位置图，正对瞳孔中心的为 O 点，瞳孔的下缘为 A 点。行走时，人的眼睛会有一定程度的下转，下转后视线通过的点一定会下移，将会在 O、A 两点之间。视线的下移的情况，显然对渐进眼镜的戴用的舒适度及初戴渐进眼镜适应是有一定意义的。

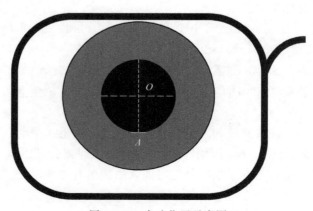

图 11-25　点瞳位置示意图

人们在行走时，视线通过镜片的位置到底下移了多少，目前没有相关的参数，但是在现实中，在戴用渐进眼镜行走时感到头晕的高个子，通过调整眼镜腿的弯点长的确可以起到明显减轻头晕感觉的效果，这也在一定意义上说明，按常规点瞳方法操作对于身高较高的人来说"点瞳位置"可能会偏高。

四、核对近用区的位置

完成点瞳、画线后，通常情况下还会对近用区的位置做一步核对。核对时需要一面画有一组圆环的平面镜（中心圆不宜大于 5cm）。被测者与平面镜保持在 30cm 距离，令被测者略低头眼球下转注视中心圆的中心（图 11-26 右侧）。检测者分别用右眼、左眼注视中心圆中被测者右眼、左眼视像中瞳孔在眼镜撑片上的位置。

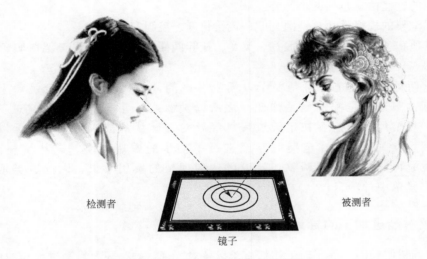

检测者　　　　　　　　　　　　　　　　　被测者

镜子

图 11-26　核对近用区位置示意图

这一步在渐进眼镜的实际验配中是可以忽略的。这是因为标准型渐进镜片的近用内移量一定是 2.5mm，不管是否核对，镜片上这个设定的内移量是不会改变的。戴用渐进眼镜的人，只要将自己视近的视距保持在 30cm，采用以眼球下转为主、略低头为辅的姿势，其视线一定就会通过渐进镜片近区的中心区域，这是无需验证的。

第五节　渐进眼镜的定镜

经过瞳距测量、近用光学中心距测量和点瞳后，就进入了定镜阶段。在眼镜验配中，验光是由验光师来执行的，而定镜则是由定镜部的业务员来执行的。所谓定镜，就是根据处方和相关数据，确认镜片改边加工的加工数据和方法的过程。这个过程大致有两个方面：镜架与镜片参数的确认；光学中心移心量的确认。任何眼镜的定制都需要对眼镜架、眼镜片的相关商品信息、工程数据和光学性能进行确认。对于渐进眼镜的配制来说，确认这些信息是衔接验光师屈光矫正方案和加工师的具体操作的一个重要环节，做好这项工作，才能使定制的眼镜实现最佳的屈光矫正效果。

一、眼镜架的确认

眼镜架的确认包括两个方面。

1. 眼镜架的商品信息

眼镜架的商品信息包括品牌、编号、材质、样式、颜色等。这些信息需要经过配镜者的确认，并将其记录在定镜单上。记录这些信息的原因有以下两种：

（1）提供货真价实的商品，提高商家的信誉度，强化企业工作流程的规范化管理。

（2）与配镜者共同确认这些信息，可以增加买卖双方的信任感，减少、避免对服务工作的误解。

2. 眼镜架的工程结构信息

眼镜架的这些信息包括两个部分：

（1）眼镜架的规格尺寸（镜圈宽度、镜梁长度、镜腿宽度）。

（2）其他相关信息，包括：颞宽、头宽、托叶间距离、高度；眼镜架前倾角、镜面角；眼镜腿的弯点长、总长、垂俯角等。

尽管这两种信息在定镜时是要予以周密考虑的，但目前在通用定镜单上是被忽略的，即便渐进眼镜的定配镜也是如此。之所以被忽略，并非是因这些信息不重要，而是因为：①规格尺寸的内容在定镜过程已经核对、确认，被认为无需再予以记录而被忽略；②其他相关信息，在定镜时已经进行了初步的戴用调整，既然调整已经到位，只要在取镜时再经实际戴用调整，就可以达到理想的戴用效果，因此这类信息也未被列入通用定镜单中的项目。

二、核对渐进加工的标记

在定制渐进眼镜时，除了对上述信息予以核对、确认外，还要对渐进镜片的加工标记予以核对。这项核对实际上就是对点瞳留下的标记的点位进行核对、确认。

目前对标记点位的核对、确认有两种方式：

（1）由验光师完成　这是目前采用最为广泛的一种方式。其验配模式为验光、定镜（选架）、验光师点瞳、定镜师核对确认并完成定镜。

（2）由定镜师完成　这是比较大型的验配中心可能会采用的方式，即验光、定镜（选架、点瞳、核对确认）。这种方式对定镜师的素质要求较高，采用较少。

三、渐进镜片的确认

定镜过程中对渐进眼镜的镜片予以确认的目的是：①对商品信息的确认；②对镜片镜度信息的确认。

1. 一般特性的确认

对渐进镜片一般特性的确认包括品牌、类型、折射率等的确认。

2. 渐进镜片镜度的确认

定镜中对渐进镜片镜度的确认是指，确认抄录在定镜单上数据，要与验光师处方单上的屈光矫正数据相符，不能出现偏差。渐进镜片镜度的确认包括远用屈光矫正镜度（球面镜度、柱面镜度及柱面镜的轴位)、近用附加正镜度（或 Add）的确认。

四、光学中心移动量的确定

经核对、确认，眼镜架、镜片各种信息、参数无误，就需考虑定制的渐进眼镜是否需要进行光学中心的移位。一般向鼻侧移动（即光心内移）。倘若需要移位，需要移多少？这是定镜师在定镜时必须要考虑的问题。当然，配制眼镜不做光学中心移位的情况并非没有，就渐进眼镜而言，不做光学中心移位只有以下 4 种情况：

（1）所选的眼镜架的规格尺寸，与被测者的瞳距完全相符。这样的眼镜架戴用时，戴用者正视远距离目标时，其瞳孔中心一定在镜圈的垂直平分线上。

（2）成品老花镜，一般不会做光学中心移位的处理。因此，对戴用者来说，选择成品老花镜并非是老视眼的理想的矫正方案。

（3）专门为教学培训使用所加工、装配的教学道具眼镜。

（4）对光学中心移位没有任何概念与印象的眼镜从业者制作出来的眼镜。这种情况在眼镜配制中是时有发生的。

1. 渐进眼镜光学中心移位

光学中心移位是配制眼镜中一项非常重要的加工操作项目。人们在选择眼镜架时，会更倾向于挑选规格尺寸偏大的镜架。特别是那些瞳距偏小、脸盘较宽的人，是不会选择与瞳距完全一致的眼镜架的，一定要选择规格尺寸宽大的眼镜架。对于这类情况，在配制眼镜时就必须采用光学中心移位的办法进行处理。否则，会给眼镜的戴用带来诸多的问题，倘若这种情况发生在渐进眼镜上，则所有的光度区都会发生偏位，尤其是渐进区和近用区可能就使用不到。因此，在配制渐进眼镜时，尤其要注意光学参照中心移位量的问题。

2. 测量卡

在点瞳完成后，就可以使用渐进眼镜适配坐标卡对眼镜的移心量进行测量。渐进眼镜适配坐标卡又叫做渐进眼镜适配测量卡，简称适配卡、测量卡。渐进眼镜适配坐标卡是渐进眼镜定配中的一种实用性工具。通过这种工具，就能对渐进眼镜的移心量进行准确的测量。尽管不同厂商、不同类型的渐进镜片在设计参数上各不相同，但其适配坐标卡的样式、图形则是高度一致的。图 11-27 所示就是非常具有代表性的一种。

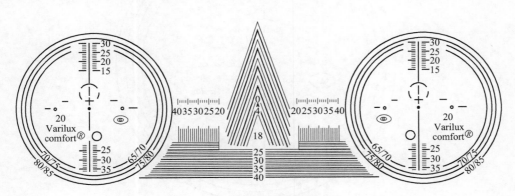

图 11-27 渐进眼镜适配坐标卡

适配坐标卡中间呈山峰的区域为镜间距（即梁部）测量区（图 11-28）。中间的折线及垂直方向的数据，可用于瞳高的测量，这一数据的最大值一般设定在 40mm，通常情况下最常用的范围为 32～40mm（即便是最短的渐进通道，这一数据也不宜低于 25mm）。以中间折线的折曲为准的垂直线两侧各有一个横向标尺，可用于对眼镜架进行横向测量，两侧的数据显示的是镜片相关的点位与镜间距垂直平分线的距离。两组数字的用途分别为：纵列数字用于瞳高的测量；横列数字可用于眼镜参照中心的位置确认、半瞳距测量及光学参照中心的内移量确认。

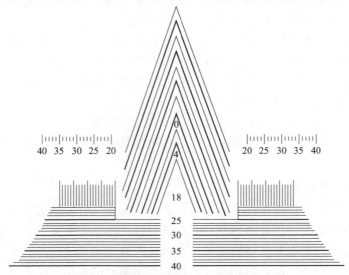

图 11-28　渐进眼镜适配坐标卡的中央部分

适配坐标卡左、右各有一个与渐进镜片毛坯镜片大小完全一致的图形，图 11-29 就是适配坐标卡右侧镜片测量用图。图中的圆环自内向外依次代表毛坯镜片的直径为 65mm、70mm、75mm、80mm；中间的纵列数字代表距离配镜十字中心的距离，上方数字表示瞳上距，下方数字表示瞳高。

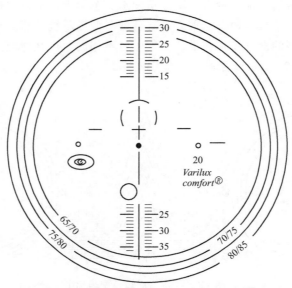

图 11-29　渐进眼镜适配坐标卡的右侧镜片测量用图

镜片测量用图有以下两个用途：

（1）毛坯镜片与适配坐标卡的放置如图 11-30（a）所示，可以根据眼镜架的规格尺寸，对毛坯镜片直径与瞳上距、瞳高的位置进行核对、标记。

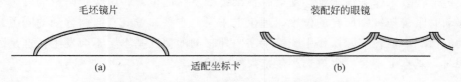

毛坯镜片   装配好的眼镜

(a)   适配坐标卡   (b)

图 11-30　渐进眼镜适配坐标卡右侧镜片测量用图

（2）将装成的渐进眼镜与适配坐标卡如图 11-30（b）放置，可以对渐进眼镜区域、点位进行核对，还可以对渐进眼镜进行重新标记。

3. 适配坐标卡的使用

渐进眼镜适配坐标卡在定配中的最现实的用途是：以配镜者的瞳距为依据，根据眼镜架规格尺寸来确定、标记光学中心的移动方向和移动量。在渐进镜片加工中，需要考虑的则是配镜十字的位置。配镜十字（在普通眼镜则是光学中心）移动包括水平移动、垂直移动。

（1）核对点瞳的位置　将已经点完瞳的眼镜置于适配坐标卡上，令镜平面与卡平行（图 11-31），图中 O_R、O_L 恰好位于配镜十字连线上，显示 L-P、R-PD 均为 30mm，说明这副眼镜配镜十字中心距为 60mm。而且 O_R、O_L 也正好位于左、右镜圈的垂直中线上，说明眼镜架的规格尺寸（45□15）与戴镜者的远用瞳距完全相符。

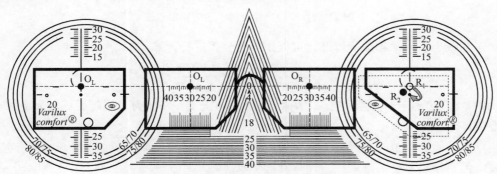

图 11-31　眼镜架与适配坐标卡镜片测量示意图

假如将点完瞳的眼镜架置于适配坐标卡左侧图上，令标记点与配镜十字重合（图 11-31 左侧），近用参照区恰好被纳于镜圈中，这就说明选用的这个眼镜框是适宜配置渐进眼镜的。

（2）配镜十字的加工移位　光学中心移位是镜片加工制作中经常要用到的技术。在渐进眼镜配制中，这项技术也是经常会用到的。但是，渐进镜片并没有传统意义上的光学中心，因此在渐进眼镜配制中讲的"光学中心移位"应当属于一种技术名词的借用。渐进眼镜磨边（又称为改边）中讲的"光学中心移位"，到底是移动了什么呢？这就得从点瞳讲起，点瞳标记的点是戴镜者看远时瞳孔中心正对撑片上的对应点，而这一点正是渐进眼镜磨边加工的中心所在位置的参照点，这一点反映在渐进镜片上就是"配镜十字（又称适配十字）"。因此，渐进眼镜磨边加工中讲的"光学中心移位"，实质上就是"配镜十字"的移位。这种移位包括以下两种类型。

① 配镜十字的水平移位。配镜十字的水平移位是比较常见的一种"光学中心移位"，在

这类移位中，最为常见的形式是配镜十字的向内移动。这种情况，大多是因为配镜者选择了规格尺寸较大的眼镜架，配镜十字内移就成为在渐进镜片磨边时必须采取的加工措施。

图 11-32 是加工中配镜十字内移的示意图，图中的 a 就是配镜十字内移的量。图 11-32 中实线五边形代表未作配镜十字移动后眼镜架镜圈所在的位置，虚线带阴影的五边形是做配镜十字移动时眼镜架镜圈所在的位置。理论上来说，水平移位既有向内移动的问题，也会有向外移动的情况，但在实际操作中配镜十字向外移动的情况基本上不会发生，这是因为在挑选眼镜架时，基本上不会发生挑选小规格尺寸的情况。

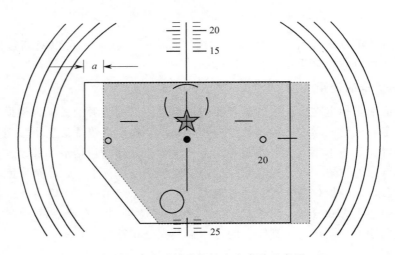

图 11-32　渐进镜片配镜十字内移示意图

对于配镜十字水平移位的情况，可以按下列公式进行计算：

$$m = \frac{c - \text{PD}}{2} = \frac{a + d - \text{PD}}{2}$$

式中：m 为配镜十字移动量；c 为眼镜架几何中心距；PD 为远用瞳距；a 为镜圈尺寸；d 为镜梁尺寸。

当计算结果为正值时，配镜十字应做内移处理；而计算结果为负值时，配镜十字应做外移处理，但在渐进眼镜的配制中，外移处理可以忽略不计。

对于渐进眼镜配镜十字内移（特别是内移量较大的时候）加工配制，一定要注意两个问题：

a. 左、右侧瞳距不同。一定要对左、右渐进镜片的内移量分别进行计算。

b. 眼镜的调整。在向戴用者交付时一定要注意镜面角及鼻托的戴用调整问题，否则，极容易发生戴用不适应、感觉双眼不协调，甚至复视问题。

② 配镜十字的垂直移位。配镜十字（也包括普通眼镜的光学中心）的垂直移位有两种表述方法：

a. 假设镜片位置不动，可以表述为镜圈水平向下移位；

b. 假设镜圈位置不动，可以表述为镜片水平向上移位。

眼镜行业指的配镜十字的垂直移位是第二种表述方法。

配镜十字的垂直移位，要远比水平移位少一些，但并不鲜见。这种情况大多发生在挑选的眼镜架立线偏小，或者选择了鼻托位置过低的眼镜架。这两种情况都需要对配镜十字进行垂直移位处理，一般是向上移位，向下移位的情况在眼镜配置中基本上是不存在的。

图 11-33 显示的是配镜十字上移示意图，其中的实线五边形代表未做配镜十字移动时眼镜架镜圈所在的位置，虚线带阴影的五边形是做配镜十字移动后眼镜架镜圈所在的位置，b 代表配镜十字上移的量。

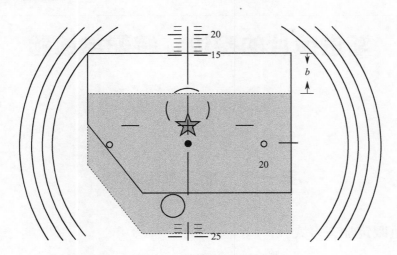

图 11-33　渐进镜片配镜十字上移示意图

配镜十字的垂直移位量应当如何计算呢？以通道长 18mm 的渐进镜片为例来说明。18mm 长通道的渐进镜片装配的最小瞳高为 21mm。垂直移心量可用下列公式进行计算：

$$m = \frac{框高}{2} - 瞳高$$

例如，眼镜架的框高为 30mm，配镜十字的垂直移心量为

$$m = \frac{30}{2} - 21 = -6 (\text{mm})$$

倘若换用 11mm 长渐进通道的渐进镜片，其最小装配瞳高为 14mm，配镜十字的垂直移心量为

$$m = \frac{30}{2} - 14 = 1 (\text{mm})$$

通过以上的例子，可以得出：计算结果为正值，配镜十字向下移位；计算结果为负值，配镜十字向上移位。但在渐进眼镜的实际验光、配镜中，当计算结果为负值时，通常会建议配镜者重新选择眼镜架，而不直接采用配镜十字向上移位的处理方式，以避免远用区在矫正视野中过小。

配镜十字的移位问题，必须与本章涉及的近用光学中心和点瞳的问题进行综合考虑，才能处理好，才能最大程度上发挥渐进眼镜的矫正效能。

第十二章

渐进镜片的磨边、装配与检验

第一节　加工前的核对

一、渐进眼镜加工方式

目前，眼镜经销单位根据自身不同的经营模式，对于渐进眼镜加工采用的方式，大致上有以下 3 种。

1. 按工种流程运转方式

在规模比较大的眼镜店，大多是按工种流程运转方式处理验、配镜工作，这种方式的特征是各个工种各自负责自己承担的工作：验光师负责验光、开具处方，定配师负责磨边、装配，取镜部的人员负责戴用调整。这种方式的优点和不足如下。

（1）工种流程运转方式的优点

① 各岗位分工明确；

② 各岗位的工作人员专项技能更为精湛；

③ 节省生产成本，比较适合连锁运行模式。

（2）工种流程运转方式的不足

① 验光、磨边加工、调整工作之间信息传递存在局限性；

② 流转的部门、地点相对较多，易造成眼镜的变形与磨损；

③ 比较容易出现验、配脱节。

（3）工种流程运转方式有待加强的方面

① 加强各工种间信息的主动沟通；

② 加强各工种间协作。

2. 验配一条龙服务方式

这种方式曾经是一些渐进镜片经销公司提倡的一种工作模式，其理想模式是：由验光师、配镜师等人员共同组成工作小组，通过相互间有序、协调的工作来完成渐进眼镜的验配及调整工作。但是，这种所谓的理想模式并未得到重视与推广。因此，实行这种理想模式能不能提高渐进眼镜的适配质量，也就不得而知了。

在渐进眼镜验、配的实践中，被誉为"一条龙模式"的应当是同一个人完成眼镜的全部验光、配镜、调整工作。采用这种方式的大多是一些验、配镜设备比较齐全的中小规模独立营销的店铺。

（1）"一条龙模式"的优点 验光、配镜、调整各工序可以做到无缝连接。

（2）"一条龙模式"的不足 因规模较小，来配渐进眼镜这类高档眼镜的人相对少。

3. 委托外加工方式

采用委托外加工这种方式的绝大多数是一些中小店铺。这种经销模式，最大的优势是投入相对少，特别适合新开办的店铺。

（1）委托外加工有以下两种形式

① 渐进镜片经销商。一些渐进镜片供应商设有专门的加工车间，开展渐进眼镜验、配工作的店铺就可以在定制该供应商的渐进镜片时，选择委托加工的服务。

② 专门镜片磨边外加工。目前在眼镜行业也有从事磨边加工和眼镜装配的专营加工作坊（或工作室），这显然为中小店铺提供了最有力的支持。

不管哪一种外加工形式，都存在双方距离比较远，信息沟通存在一定时间差的问题。

（2）渐进眼镜委托加工方式都需要注意以下几个问题

① 对于"点瞳"操作，一定要做到位置准确、标记清晰。

② 传递加工信息的定配镜单的项目内容应设计得尽可能全面，具体样式可参见图 11-1。

③ 委托双方都需要加强交接时的核对和确认，一旦有疑问，应当及时进行沟通，确认准确的信息。

④ 眼镜装配后的交付，有一个传递的过程，眼镜的些许变形是难免的。因此，委托方在收到装配好的渐进眼镜时，一定要对眼镜进行检查、初步调整，使其在结构上的各种角度符合渐进眼镜装配的要求（请参见本书第十章）。并在交付戴用者时，根据实际戴用的情况进行进一步的戴用调整，只有这样，才能保证配置的渐进眼镜达到最佳的矫正效果。

二、眼镜架的核对

1. 需要核对的信息

需要核对的眼镜架方面的信息包括两类：

（1）商品信息 品牌、材料、式样、产品编号。

（2）规格信息 镜圈、镜梁、镜腿尺寸。

2. 店铺与顾客

商品信息和规格信息的核对、确认，在买卖双方交易中是十分重要的环节。不管是先开具定镜单，还是后开具定镜单，商品信息和规格信息都必须经过双方确认后，才能对定镜单上的内容予以确认。这是避免因理解偏差造成争议的最有效方法，也是渐进眼镜定配中高质量服务的保证。

3. 委托双方

在委托加工中，眼镜架的信息方面发生错误的情况是极为罕见的。但是，委托方、被委托方不但要对眼镜架的信息予以核实、确认，还会对眼镜架质量、损伤情况进行检查。倘若发现问题，双方应及时沟通并处理。

三、确认镜片、镜度信息

镜片、镜度信息是在开具定镜单时，与顾客确认的。此时，由定镜师根据配镜者提供的验光处方，填写配镜的镜度、近用附加镜度、远用瞳距。对于定制渐进眼镜者，此时还应对点瞳、瞳高的信息予以核对。点瞳一般是由店内的验光师来完成的，对于尚未点瞳的案例，定镜师应当负责完成点瞳的操作。

对于外来配镜者自带处方的情况，则应经本店验光师核实后，再进行渐进眼镜的定配。

在确认镜度信息的同时，关于镜片的商品信息也是需要确认的，这方面的信息包括品牌、材料、折射率、膜层等。

以上信息经配镜者确认无误，就成为配备镜片并对镜片进行加工的依据。

四、配备镜片与核对镜度

进入对镜片的磨边加工程序，首先要做的工作就是配备镜片。就渐进镜片而言，眼镜店、验配中心普遍的做法是不备库存，一般是根据定镜单向供应商进行定制。对于特殊的镜度还会由供应商向生产商进行定制。对于这种镜片的多环节流转模式，为了避免差错，就必须强调对渐进镜片商品信息和镜度信息的核对。

1. 商品信息的核对

在配备渐进镜片时，首先是要对商品信息进行核对。核对，就是将配镜处方上的相关信息如镜片品名、镜片光度、镜片折射率、膜层、加光度，与定制镜片包装袋上印制的相关内容（图 12-1）进行核对。这些信息必须做到准确无误。

当然，包装袋上还有一些内容，这些内容包括减薄棱镜、中心厚度、色散系数、镜片色泽、光透射比等，定镜单上不会有这些信息，因此无须核对。

2. 电子镜度仪测量界面的设定

目前不管眼镜店、配镜部的规模大小，电子焦度仪（俗称电脑查片机）已经成为检测镜片镜度必备的仪器设备。因此，了解掌握这种仪器的检测界面设定、检测，就成为从事这一工作最基本的技能。在此，仅就仪器的最基本知识，特别是对有关渐进镜片与渐进眼镜的检测进行简明扼要的介绍。

（1）电子焦度仪的基本知识

① 电子焦度仪基本测量页面见图 12-2，其中左图为单光镜片测量页面，右图为单光眼镜的测量页面。

② 电子焦度仪基本测量的内容：可以对单光镜球镜度、柱镜度及轴位进行测量；对于装成眼镜的检测内容还包括瞳距（实质上是光学中心距）、半瞳距（即单侧光学中心距）；其中还有一些型号会设置检测精度（3 挡，即 0.01D、0.12D、0.25D）、阿贝系数检测的项目。

③ 电子焦度仪基本测量界面的设定：只要开机，仪器就会自动进入基本测量界面，无须进行专门设定。

（2）渐进镜片与眼镜检测界面设定　倘若测定渐进镜片、渐进眼镜的镜度，则需由"菜单键"进入"MENU"页面进行渐进镜片测量的设置（图 12-3）。其中"累进判别"即渐进镜片的设置。

选择"累进判别"，按回车键（即↵）即刻进入渐进镜片检测的显示页面（图 12-4）。图中"RIGHT"这种黑底白字形式显示，说明此时应测右眼渐进镜片。测量左眼渐进镜片时，则首先要通过按动"右/左"转换键，使"LEFT"转换成黑底白字形式，才能进行精度测量。

渐进多焦点加硬加膜L（短）

S: -1.50D　C: 0.00D×180　ADD: +1.50D

φ: 70mm　T(E): 1.8mm　Ne: 1.551　Vd: 35.5

减薄棱镜: 1.00　透射比:UV-1　颜色: 白

GB10810.2-2006　生产许可证号: XK16-003-00369　生产日期: 04112014

明月渐进镜片

右眼: 好学生标准型Ⅱ渐进（R）

C跟踪号: 202010562920　日期: 23/2/2013

光度标称（D）:　球光　散光　轴位　下加光

处方光度:　　　　-02.20 +00.00　0　01.75

修正光度:

折射率: Ne =-1502　　棱镜: 1.17×270

中心厚度: 1.7mm　　　直径: 75.0mm

色散系数: Ve=58.0　　色泽: 无色

镜片分类: 眼镜类　　　膜层: 蓝晶

透射比分类: UV-2

好学生渐进镜片

右眼: 1.6新舒适型Ⅱ渐进（R）

C跟踪号: 20201057　日期: 2/2/2012

光度标称（D）:　球光　散光　轴位　下加光

处方光度:　　-05.00 +01.00　70　01.50

修正光度:　　-05.00 +01.00　70　01.54

折射率: Ne =-1.600　棱镜: 1 ×270

中心厚度: 1.3mm　直径: 67.0mm

色散系数: Ve=40.0　色泽: 无色

镜片分类: 眼镜类　膜层: 钻晶A2

透射比分类: UV-1

新舒适型渐进镜片

品名: 时尚全景型FREF-FORM内渐进树脂镜片R

球镜: -4.50　　　　　　柱镜: -0.00

色散系数: Ve=34.0　　中心厚度: 1.2mm

轴位: 180　　　　　　折射率: ne=1.553

规格: Φ70mm　　透射比: UV-1　ADD: +1.50

垂直棱镜度: △0.60　镜片分类: 眼镜类（多焦点）

生产日期: 2016/03/07　面型设计: 非球面

俊视渐进镜片

品名: 好未来标准型 1.553

球镜:（S）-2.75　　　轴向:（Axia）180　　L

柱镜:（C）-0.50　　　加光:（ADD）+1.50　R √

折射率（）: 1.553　　阿贝值: 36.8　　色泽 无色

棱镜度: 1.46△　　　基底　　　　通道 11

直径（mm）: Φ70mm　镜片分类: 眼镜类

镀层情况: 莱宝膜　基准点厚度（mm）: 1.5

执行标准: GB10810.3-2006 QB/12506-2017

透射比类别: UV-1 (GB10810.3-2006)

　　　　　　0膜 (QB12506-2017)

好未来渐进镜片

R 1.5MC

Cotor　　　　　　　　　Coating HMC+　　　　Ø 70

Sphare	Cylinder	Axism	Prism	Base	Addition	Thickness
-6.00	+0.50	98				
-5.50	-0.50	8			1.50	2.0

Measuremere value	1HS	2HS	Axis	PrismPRP	Base
Distance	-6.00	-5.50	98		
Near	-4.50	-4.00	98		1.50 2.0

Reference　GR100133914

mc渐进镜片

图 12-1　渐进镜片包装袋商品、镜度等信息的示例

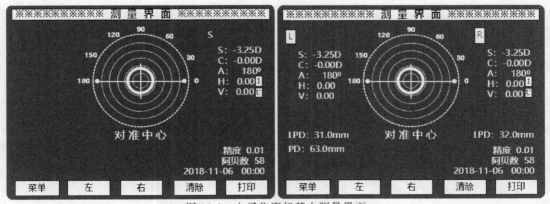

图 12-2　电子焦度仪基本测量界面

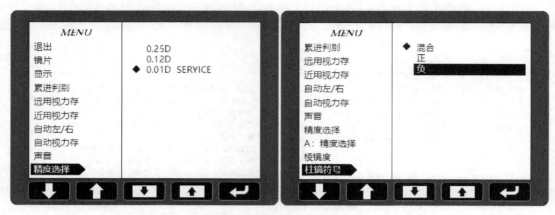

图 12-3　渐进测定设置菜单

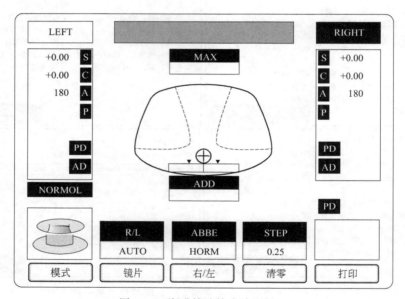

图 12-4　渐进镜片镜度检测界面

3. 渐进镜片镜度的检测方法

（1）镜片放置部位　图 12-5 是电子焦度仪检测时镜片放置部位示意图。测量单光镜片、单光眼镜时，一定要把镜片的光学中心置于测量帽（图 12-6）上。

使用电子焦度仪对渐进镜片、渐进眼镜的镜度进行检测，要将类似于光学中心的远用镜度参照圆、近用镜度参照圆分别按图 12-7（a）、图 12-7（b），将镜片准确、水平放在测量帽上。

（2）检测时眼镜的放置方向　检测渐进镜片（或渐进眼镜）时，镜片（或眼镜）的放置方向要如图 12-8，将远用区域朝外放置。

4. 检测部位的屏幕显示

使用电子焦度仪检测渐进眼镜的过程中，屏幕上会即时显示出检测镜片部位，最常见的两种显示形式见表 12-1。

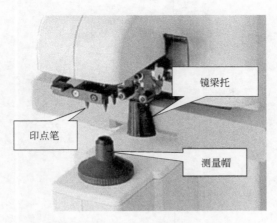

图 12-5　电子焦度仪检测时镜片放置部位示意图

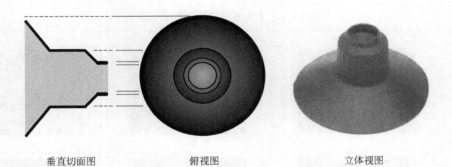

垂直切面图　　　　　　俯视图　　　　　　立体视图

图 12-6　电子焦度仪测量帽结构图

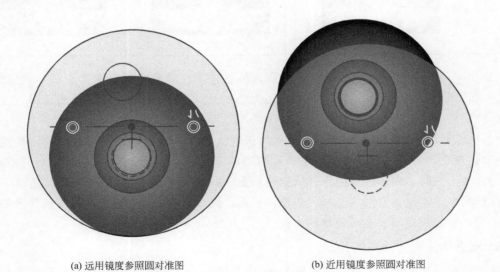

(a) 远用镜度参照圆对准图　　　　　(b) 近用镜度参照圆对准图

图 12-7　渐进镜片电子焦度仪对准示意图

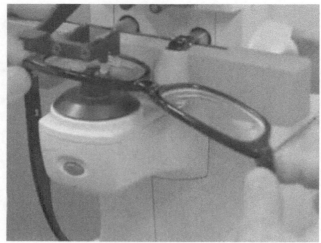

图 12-8　镜度检测时眼镜放置方向示意图

表 12-1　电子焦度仪最常见的两种形式

检测位置	远用区	渐进区	近用区
圆-十字	1-1	1-2	1-3
图形填充	2-1	2-2	2-3

（1）"圆-十字"检测位置显示法　远用区进入检测，屏幕图形显示为1-1；当检测位于渐进区时，测量标记十字位于渐进区，图形为1-2；近用光区的最大值进入测试时，在图形近用区位置将会显示一个环十字图标。

（2）"图形填充"检测位置显示法　远用区进入检测，屏幕镜片图形的远用区会被填充（如2-1）；渐进区进入检测位置，屏幕镜片图形的渐进区会被继续填充（如2-2）；当检测到近用光区最大值时，图形近用区将会被继续填充（2-3），而且会有一条横线予以提示。

在检测中，需要注意根据屏幕中的箭头提示，进行检测部位的对准。箭头所指示的方向（图12-9），就是被测镜片需要调整的方向。

5. 渐进镜片镜度检测的显示

在对镜片进行磨边加工前，要对镜片的远用镜度、近用附加正镜度进行检测，并与包装袋上的相关信息进行核对。下面特以"+0.50DS、近用附加镜度+2.50DS"的渐进镜片为例来说明渐进镜片远用镜度、近用附加正镜度的检测过程。

（1）远用镜度的测量　渐进镜片镜度的测量，要对其进行远用、近用附加正镜度检测。

倘若是测量外渐进镜片的远用镜度，首先要使镜片凸面对着电子焦度计支座，并将远用镜度参照圆的中心放置在镜度仪的测量帽上［图 12-7（a）］，按下测量键就可以检测镜片的远用镜度了，电子焦度仪的屏幕显示如图 12-10 所示。检测到远用光度后，就需要按下仪器的"数据记忆键"将其保留。

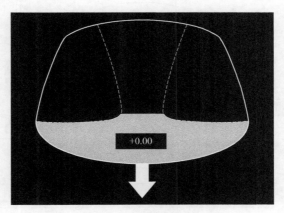

图 12-9 镜片调整方向指示

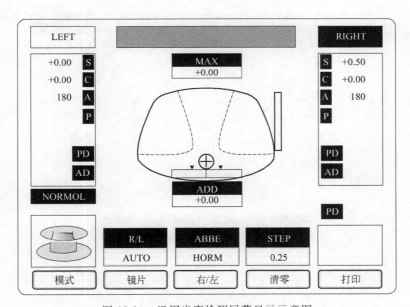

图 12-10 远用光度检测屏幕显示示意图

测量内渐进检测镜片远用镜度时，则应将凹面对着电子焦度仪支座，并将远用镜度参照圆的中心放置在镜度仪的测量帽上，按下测量键就检测到镜片的远用镜度，需要按下仪器的"数据记忆键"将其保留。

（2）经过渐进区时屏幕的显示 当仪器将远用光度存入记忆时，就需要根据仪器的提示移动镜片，镜片移动中，仪器上会有相应提示（不同品牌的产品，提示的方法不同，最多见的是图 12-10，这里采用的是线条和小三角），屏幕上下加光度（Add）也会有相应的数据显示，图 12-11（a）是刚进入渐进区时的显示（其 Add 为 +0.75DS），图 12-11（b）为进入渐进区中部时的显示（其 Add 为 +1.25DS）。

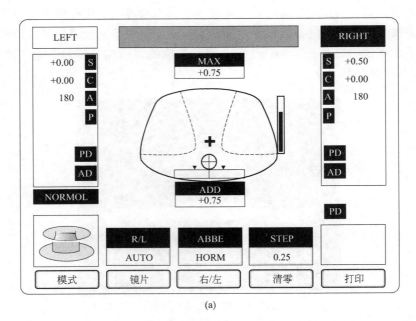

(a)

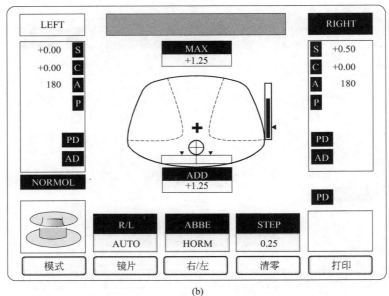

(b)

图 12-11 渐进区光度检测视屏显示示意图

（3）近用附加镜度的测量 检测通过渐进区后，就进入了渐进镜片的近用区，当检测到最大的近用光度时，在屏幕上的近用区就会显示出"环十字"检测标记（图 12-12），近用附加镜度（Add）显示的镜度值亦为+2.50DS。

（4）检测注意事项 在对渐进镜片进行镜度检测时，为了保证检测数据的准确，必须要注意以下几个问题。

① 镜片的移动方向。检测中绝大部分电子焦度仪会在屏幕上有一小幅指示方向的图形（图 12-13），箭头所指的方向就是检测中镜片要移动的方向。

② 渐进镜片的近用附加正镜度的检测。不论是外渐进镜片还是内渐进镜片，都要在保

持检测远用镜度的情况下，将镜片的近用参照圆对准焦度计的测量孔。此时，电子焦度仪就会对近用镜度进行测量，并将远用镜度和近用光度综合后的数值以 Add 的形式显现在显示屏上。

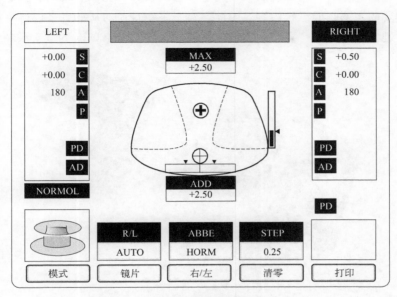

图 12-12　近用光度检测屏幕显示示意图

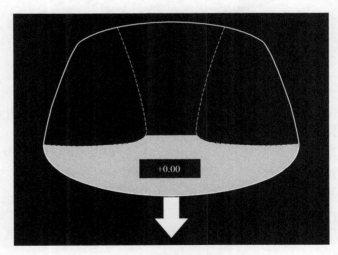

图 12-13　镜片移动方向指示图

③ 测量顺序。测量时，首先要将远用镜度参照圆放置在测量帽上，对准并按下焦度仪的记忆键，然后将近用镜度参照圆移动至测量帽上，这时检测出的镜度就是近用附加镜度。

实际工作中，对渐进镜片的镜度检测，一般都是在电子焦度仪屏幕的提示下进行，对远用镜度、近用镜度的检测是一个连续的不间断过程。屏幕显示的检测结果包括：远用镜度（球面镜度、柱面镜度和轴向）、近用附加正镜度（即 Add）、棱镜度。倘若检测的是渐进眼镜，屏幕中还会显示眼镜光学中心距、单侧镜片光学中心距。

6. 渐进镜片手动焦度仪的镜度检测

手动焦度仪（图 12-14），又叫做查片机，俗称"炮筒子"。尽管眼镜行业电子焦度仪已经相当普及了，但还是有一些眼镜店在使用这种检测仪器，在职业培训、鉴定中，手动焦度仪也是一项重要的实测技能考核内容。因此，对于眼镜行业的从业者来说，可以不使用手动焦度仪检测渐进镜片，但对"手动焦度仪检测渐进镜片"却不可以不知、不会。

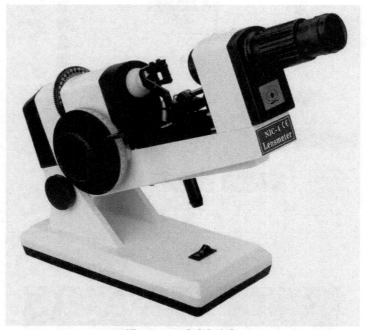

图 12-14　手动焦度仪

手动焦度仪是一种利用光学原理进行镜片镜度检测的设备，这种设备不具有数据计算处理功能，因此检测渐进镜片的方法与普通镜片是不同的。在这里，仅以外渐进镜片为例，来介绍使用手动焦度仪检测渐进镜片镜度的程序。

（1）远用镜度检测　对渐进镜片远用镜度检测，就是要将相当于远用光学中心的远用镜度参照圆对准测量帽，此时镜片的凸面向上（即凹面朝向投照光方向），如图 12-15 中①。当对焦准确时，检测的数据就是渐进镜片远用屈光矫正镜度的值。

（2）近用附加正镜度检测　使用手动焦度仪无法直接检测出 Add（近用附加正镜度）。需要分别检测出远用镜度、近用镜度，再根据这两个焦度计算出 Add。远用镜度检测如上所述，在此不再叙述。

① 近用镜度检测：将相对于光学中心的近用镜度参照圆对准测量帽，但是需要注意：镜片凹面朝上，即凸面朝向投照光方向（图 12-15 中③）。

② 近用附加正镜度（Add）检测：需将镜片凹面向上放置在测量帽上进行检测。首先，对镜片的远用镜度按图 12-15 中②的光投照方向进行检测；其次，按图 12-15 中③检测近用镜度；再次，用近用镜度减远用镜度所得的差，就是近用附加正镜度（Add）。

（3）棱镜度的检测　这里说的棱镜度，是指渐进镜片加工制造中因采用附加棱镜加工技术而产生的棱镜度，这种附加棱镜度可以使镜片的近用区较薄，两侧的厚度也会比较均衡。因为这种加工技术有减薄镜片的作用，因此这种棱镜就被称为减薄棱镜。目前普遍的说法是：这种棱镜度在 Add 值中大约发挥着 1/4 的作用，例如，一只渐进镜片的 Add 值为＋2.00DS，其中的＋1.50DS 由镜片曲率半径变化所决定，余下的＋0.50DS 则是由减薄棱镜作用产生的。棱镜度的检测需要在渐进镜片的棱镜测试点进行，检测的方法如图 12-15 中④所示：镜片凹面向下，这时就可以检测出这枚镜片的棱镜度。

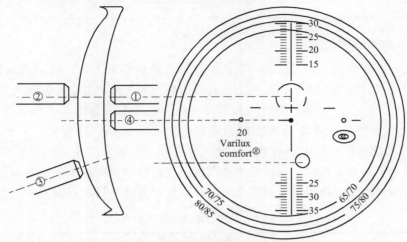

图 12-15　显示屏检测位置提示信息示意图

五、核对加工数据

在店铺验光、配镜分工比较明确的情况下，在渐进镜片磨边加工阶段，首先要对加工数据予以核对。核对的内容有两项：光学中心移动的量、眼镜架尺寸与渐进通道是否符合。之所以要对这两项内容予以核对，是因为眼镜行业是一个处在发展时期的行业，企业根据从业人员流动性较大、新员工不断进入的情况制订工作流程，其目的就是通过加强不同工种的衔接，来强化眼镜加工、装配的质量。

1. 光学中心移动

渐进镜片没有实际意义上的光学中心，只有相当于光学中心的远用镜度参照圆。那么，渐进眼镜改边加工中提到的光学中心移动，到底是对什么进行移动呢？其实被移动的是"配镜十字"，而"光学中心移动"只是渐进镜片加工程序中一个借用的类比名词而已。

关于渐进镜片"光学中心移动"在上一章内容中已经介绍了在柜台定配中确认的问题。这里说的则是加工部门在接到定配单、核发镜片后进行的一项工作。工作中的确认与核对内容相同，只不过定配中没有实体镜片，只是单纯数据的确认工作；而后者则是在具有加工镜片的情况下的一种核对、确认的工作。关于这方面工作的内容，可以参照前一章内容。

2. 渐进通道长度、眼镜架框高与瞳高

磨边加工前，还应当核对的一项内容，就是眼镜架的尺寸是否与渐进通道长度适宜，瞳高是否适宜。渐进通道长度不同，适宜使用的眼镜架的框高是不一样的，要求的瞳高也是不一样的。核定与之相关的信息，是保证磨边、装配的渐进眼镜，能比较合理地令戴用者舒适戴用，渐进镜片中央视区能得到合理使用的一项复核、监督功能。目前，渐进镜片普遍使用的渐进通道长度为 11mm、12mm、14mm、16mm、18mm，为了核对方便，特编写了表12-2，以供参照。

表 12-2　渐进通道长度、眼镜架框高与瞳高的要求

通道长度/mm	眼镜架框高/mm	瞳高/mm
11、12	25～30	≥17
14	30～40	≥18
16	35±5	≥19
18	>40	22

3. 双眼下加光度的核对

通常情况下，双眼的下加光度是一致的。自然状态的双眼下加光度不同是极其罕见的，这种情况大多是由验光师人为操作造成的。在渐进眼镜验配中，目前个别验光师有将双眼下加光予以参差处理的习惯，这种情况大多引发"病理性"屈光参差的案例，表 12-3 就是一名验光师在应用参差处理办法处理远用镜度和下加光的实例。应当说"±2.50DS""±2.00DS"的参差概念都是理论上的概念，有的验光师还会搬出"主视眼"的概念作为参差处理远用镜度和下加光的依据。从视觉生理而言，这种牺牲单眼远用矫正效果的做法是很不妥当的，做法本身除了强调经济效益的意义之外，没有其他可信的依据。

表 12-3　参差处理远用镜度实例

矫正镜度	眼别	验光的实际镜度	参差处理的镜度
远用矫正镜度	R	−5.00DS	−4.00DS
	L	−3.00DS	−3.00DS
Add	R	+2.00DS	+1.00DS
	L		+2.00DS
实际近用	R	−3.00DS	−3.00DS
矫正镜度	L	−1.00DS	−1.00DS

倘若定镜处方的确反映出参差处理远用镜度和下加光的情况，应和验光师、定镜师进行核对，不经验光师、配镜师确认、签署意见，不得予以磨边加工。

4. 反复核对的目的

渐进眼镜验光、配镜中要反复核对的目的：保证配制出来的渐进眼镜在视区使用上达到最理想的效能。达到这种效能的渐进眼镜，眼镜架与渐进镜片的位置所呈现的一定是如图 12-16 所示的关系。

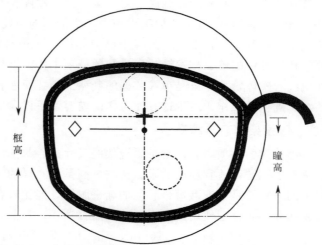

图 12-16　高视效渐进眼镜的眼镜架与渐进镜片位置关系示意图

第二节　磨边设备及工艺

十年前，只要讲到镜片磨边，一定要讲到手工磨边的工艺，而且把这一操作确定为定配工培训、考核、鉴定的重要内容。但在今天，这种相对落后的工艺已经消失殆尽了，业已形成半自动磨边机与全自动磨边机各占半壁江山的格局。经销商更习惯于将半自动磨边机称为自动磨边机，将全自动磨边机叫做免模板自动磨边机。但从业者习惯上以是否使用模板为准，将使用模板的磨边机叫做半自动磨边机，而将无须使用模板的磨边机叫做全自动磨边机。在这里我们依据行业称谓习惯来介绍半自动磨边机、全自动磨边机的加工工艺问题。

一、半自动磨边工艺

半自动磨边机是眼镜行业使用最为广泛的镜片磨边设备，半自动磨边工艺按操作程序可以分为 3 个工序：模板制作、定中心和磨边。

1. 模板机、模板和模板制作

制作磨边的加工模板，需使用模板机，又叫做制模机，也有人将其称为镜片模板机、镜片制模机。模板机有新式 [图 12-17(a)]、老式 [图 12-17(b)]两种。

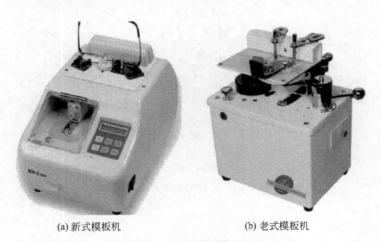

(a) 新式模板机　　　　　(b) 老式模板机

图 12-17　镜片模板机

模板坯料一般由塑料制成，形状为横圆角四边形（也有做成圆形的，半径为 40mm，但相对少），规格一般为 70mm×60mm。模板中央区有 3 个圆孔，一大两小（也有设计为 3 个小孔的，即一大三小），圆孔位置的设置如图 12-18 所示。图中上方图形为下方 XX' 的切面图。模板坯料的规格是统一的，所有的厂家生产的磨边机的主固定杆和定位杆均采用这种尺寸。

不管使用老式模板机还是使用新式模板机，制作模板时都需将眼镜架的撑片去掉，并将其放置在模板机的载架台上，调整好位置并加以固定，将扫描探针放在眼镜框圈的透镜槽中，将手柄扳到工作挡，模板机工作切割 30s，粗边模板制作完成。再经倒角或整修，将模板嵌入镜圈，直到模板与镜圈完全符合、张力适度为止，模板就制作完成了。

当前，不少眼镜架的生产厂商，会在产品包装时，附加上该款眼镜架的模板（图 12-

19)，倘若是半框眼镜架，还会附带两根供眼镜装配用的尼龙丝。显然这在镜型变化多端的今天对精准配镜具有很现实的意义。

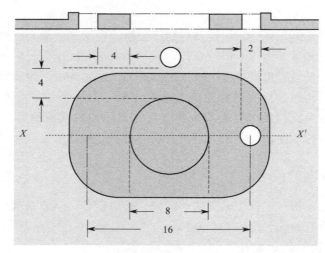

图 12-18　模板坯料中央区结构尺寸

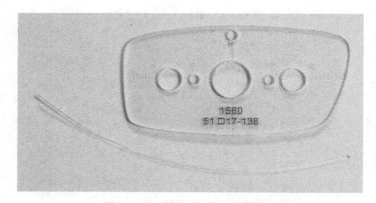

图 12-19　眼镜架附带的镜片模板

2. 定中心

（1）定中心的基本概念　磨边加工中的定中心，是指确定镜片在磨边加工中的旋转中心。这一中心是保证加工后的镜片光学点、区的位置准确，以达到镜片在屈光矫正中最理想效能的关键。定中心需要使用定中心仪（图 12-20）。

（2）定中心的操作步骤　在定中心仪进行定中心操作，要求使用标准模板。应当说，与眼镜架镜圈形状一致用来磨边加工的模板，就是标准模板。标准模板来源有两个：其一是加工者用模板坯料自己制作；其二是眼镜架附带的模板。使用定中心仪还有一个要求，就是毛坯镜片一定是打上印点的镜片。定中心操作步骤如下。

① 打开电源，照明灯开启，将压杆、吸盘架的位置调整到左侧位置。

② 将标准模板正向装入定中心仪刻度板的两只定位销杆上。当确认加工的镜片左右的方向与标准模板一致时，将镜片凸面向上（倘若此时镜片凹面向上，说明模板放置方向和镜片的方向不符）放置在模板上，使镜片的光学中心、水平基准线与模板的加工中心、水平基

准线重合。

③ 根据处方瞳距数值和眼镜架几何中心距计算出光学中心的水平移心量和垂直移心量。

④ 调节中线调节螺旋位置，使刻度盘上的垂直中线（红色）与水平移心后的光学中心位置重合。

⑤ 令光学中心沿垂直中线（红色）向上（或向下）移动镜片，使镜片的光学中心与垂直移心量位置（其水平位置即装配水平基准线）一致。此时，镜片光学中心恰好位于红色垂直中线与装配水平基准线的十字交叉点上。

⑥ 将吸盘（红点朝里）装在吸盘架上，下压操作压杆，使吸盘随吸盘架下压转移到镜片上。此时，镜片的光学中心就是镜片磨边的加工中心。

⑦ 抬起压杆，吸盘与吸盘架分离。此时，吸盘就黏附在镜片上，这枚黏附着吸盘的镜片就是下一步磨边的样本。

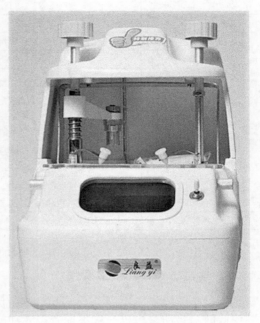

图 12-20　定中心仪

（3）特殊情况的定中心　特殊情况，是指处方有棱镜度数值的情况，这种情况大多见于双眼恒定性复视的案例。这种情况的处理要根据棱镜度数值的大小来决定。

① 数值较大。则需向生产厂家专门定制。

② 数值相对较小。可以通过 $C=P/F$ 公式，通过计算出光学中心的移心量，来确认定中心的数值。光学中心的移动量要从水平方向、垂直方向分别进行计算，具体计算方法如下。

第一，水平方向移心量的计算。

计算时，要首先求出水平方向上联合屈光力的代数和：$F_{H}=SH+CYL\times\sin^{2}\alpha$；

再求出水平方向上的棱镜度：$P_{H}=P\times\cos\gamma$；

最后求出棱镜度在水平方向的光心移动量：$C_{HP}=P_{H}/F_{H}$；

倘若眼镜架尺寸偏大，则要计算出眼镜架规格所要求的移心量：$C_{HSP}=\dfrac{A+B-PD}{2}$；

实际光学中心水平移动量：$C_{H}=C_{HSP}+C_{HP}$。

第二，垂直方向移心量的计算。

计算时，先求出垂直方向上联合屈光力的代数和：$F_{V}=SH+CYL\times\sin^{2}\beta$；

再求出水平方向上的棱镜度：$P_{V}=P\times\cos\delta$；

最后求出棱镜度在水平方向上的光心移动量：$C_{VP}=P_{V}/F_{V}$；

倘若眼镜架尺寸偏大，则要计算出眼镜架规格所要求的光心移动量：$C_{VSP}=PH-\dfrac{H_{SP}}{2}$；

实际光学中心垂直移动量：$C_{V}=C_{VSP}+C_{VP}$。

上述公式中，各组字母的代表意义详见表 12-4。

表 12-4　光学中心内移计算相关公式中字母组的意义

移动	字母组	意义	字母组	意义
镜度	SH	镜片球面镜度	CYL	镜片的柱面镜度
光学中心水平移动	F_H	水平方向上的联合屈光力	cos	余弦
	$\sin^2$	正弦的平方	C_{HP}	处方棱镜度的水平移心量
	α	柱镜轴向与水平方向的夹角	C_{HSP}	眼镜架规格需要的水平移心量
	P_H	水平方向的棱镜度	A	镜圈尺寸
	P	处方棱镜度	B	镜梁尺寸
	γ	处方棱镜底朝向与水平方向的夹角	PD	远用瞳距
光学中心垂直移动	F_V	垂直方向上的联合屈光力	C_{VP}	棱镜度在水平方向上的移心量
	β	柱镜轴向与水平方向的夹角	C_{VSP}	眼镜架规格需要的垂直移心量
	P_V	垂直方向的棱镜度	PH	瞳高
	δ	处方棱镜底朝向与垂直方向的夹角	H_{SP}	镜圈装配高度(俗称镜圈高)
实际移心量	C_H	实际光学中心水平移动量	C_V	实际光学中心垂直移动量

计算出 C_H、C_V 两个方向的光心移动量后，再进行镜片的定中心。

3. 半自动磨边机加工操作

半自动磨边机（图 12-21）的磨削部件由粗磨、精磨、倒角、抛光等砂轮组合而成。档次较低的半自动磨边机一般不配备抛光功能。这种设备的磨削顺序是自动转换的，这就是称为"自动"的原因，而"半"指的是加工时必须先制作标准模板。

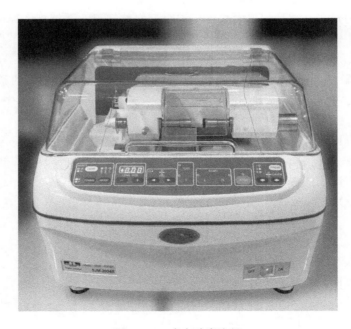

图 12-21　半自动磨边机

（1）安装模板、装夹镜片　开启电源开关使设备处于伺服状态。将标准模板安装在左边的模板轴上，锁紧。左手将安装好吸盘的毛坯镜片安装在镜片轴的卡头上［吸盘安装头上的定位孔（图 12-22）与镜片轴的卡头吸盘托内的定位针对齐］。右手按动控制面板上的夹紧键，设备即自动将镜片加紧固定在吸盘的卡头和镜片轴的卡头之间。

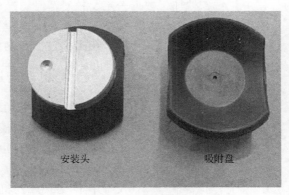

安装头　　　　　　　吸附盘

图 12-22　标准吸盘

（2）操作程序设定

① 镜片材料设定。镜片材料不同，在磨削中要求砂轮对镜片的磨削压力是不同的。因此，磨边前要对仪器进行加工材料设定，目前半自动磨边机都有镜片材料选择键（或按钮），按动选择键（或按钮）就可以完成在光学玻璃、光学塑料间的转换。

② 磨边尺寸修正。为保证镜片的磨边质量和效率，要对镜片加工的尺寸进行调整。调整的基本规律如下：

一般情况下，模板的尺寸会略小于镜圈装配槽沟，因此设定的磨边尺寸要比模板略大。

机器的新旧也会影响加工的尺寸。新机器砂轮较大，设定加工的尺寸应尽可能接近模板的尺寸。机器经一段时间的使用，砂轮会有一定程度的磨损，因此加工尺寸也应当做出相应的调整。

③ 边形种类设定。不同种类的眼镜架，需要不同边形的镜片：全框眼镜架需要用尖边形镜片，以便嵌入镜圈的槽中；半框眼镜架、无框眼镜架则需要平边形镜片，以便为进一步开槽加工做好准备。

④ 磨削压力设定。

⑤ 磨边模式设定。目前，大部分半自动磨边机都有自动、单动两种模式的选择。在没有特别设定的情况下，机器在磨削时将自动进入粗磨→精磨→尖角边（平边）程序。机器自动程序中最后一步是设定为尖角边还是平边，不同厂家会有不同设置。倘若仅对镜片进行一种加工，则要按需对机器进行相应的单动设定。

（3）磨边、倒角　按规范操作规程，加工前要对设定进一步核定，核定无误，盖上设备的防护盖，即可按下启动按钮，进入磨边、倒角的工序中。

① 监控磨边。镜片的磨削倒角，应在加工人员的监控下进行。在自动程序中，只要机器启动，镜片就会按设定的程序由摆架带动按"向下、磨削、抬起、向左移位"的顺序依次进行：成形粗磨、成形精磨、倒角粗加工、倒角精加工、抛光。磨边程序完成，机器运行程序自动终止，摆架自动抬起。

② 装配核对。磨边结束，打开防护盖，松开镜片卡头，取下镜片，暂时不要卸下吸盘，进行眼镜尝试性装配。加工的镜片与镜圈槽相符，即可卸下吸盘。倘若镜片片形略大于镜圈槽，将镜片重新夹到卡头上，按上述加工程序对其进行修正。

（4）倒安全角　镜片磨边最后一步是在手动砂轮机上对两面的边缘进行倒安全角的操作，安全角的规格尺寸如图 12-23 所示。

在渐进镜片磨边的过程中，对各种加工数据一定要核对清楚、准确无误，以免因偶尔的疏忽造成磨边的偏差。一旦出现这种情况就会出现比较明显的戴用问题。

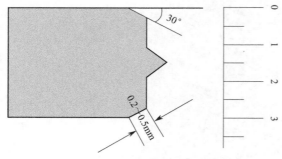

图 12-23　镜片安全角的规格尺寸

二、全自动磨边工艺

全自动磨边机在加工工艺上最大的优势就是无须再使用模板，因此人们将这种工艺称为免模板磨边工艺。全自动磨边机内置计算机系统，通过数据线可以将扫描仪、中心仪、打孔机连接，从而实现加工数据的共享、自动储存、处理相关数据。目前，这种设备还实现了远程数据传输、异地加工的工艺流程。这种加工设备使用方法简便、质量控制精确，但是价格昂贵，大、中型连锁店铺普遍使用这种设备，应用这种设备的中、小型眼镜店也越来越多。眼镜行业未来发展的趋势是：集中磨边加工中心模式，全自动磨边机将是这种模式中最主要的设备。

1. 全自动磨边机及配套设备

（1）全自动磨边机　图 12-24 就是目前已经可以实现远程数据传输、异地加工的一款全自动磨边机。倘若实施远程磨边加工，只需在总店设置一台全自动磨边机，在分店配备这样一台与之相应的扫描仪，就可以通过计算机网络将数据传回总店，由总店的全自动磨边机进行磨边加工。这样既节省了设备的购置成本，也可以明显提高加工效率，有效缩短配镜者取镜的时间。

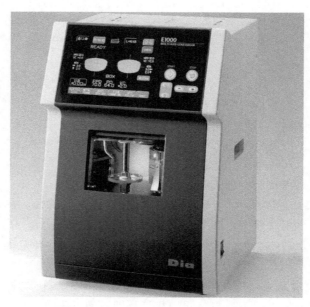

图 12-24　DIO E-1000 全自动磨边机

（2）扫描仪　使用全自动磨边机进行镜片的磨边加工，首先要对眼镜架的形态进行扫描。在远程加工模式条件下，分店只需设置一台扫描仪（图 12-25），对眼镜架进行规格尺寸的扫描。扫描仪通过网络可以直接传输给总店加工部门，总店加工部门就可以根据接收到的相关数据，通过全自动磨边机进行相关眼镜架镜片的磨边加工。

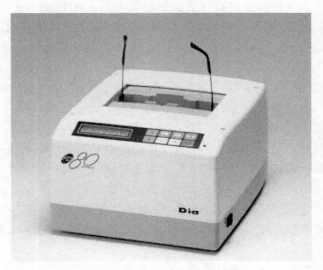

图 12-25 DIO FD-80 扫描仪

（3）定中心仪 关于定中心仪及其操作要点，已在半自动磨边工艺中进行了介绍，在此不再赘述。目前比较先进的磨边仪（图 12-26）已经将眼镜架扫描仪和定中心仪综合到一起。

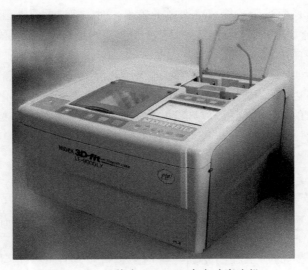

图 12-26 尼德克 LE-9000 全自动磨边机

2. 磨边加工操作——右侧镜片

全自动磨边机包括两种性质的操作：加工数据设定、机械加工操作。对渐进镜片进行磨边加工的设定和操作的程序如下。

（1）与眼镜架有关的设定与操作

① 选择扫描方案。将备用眼镜架放置在扫描箱（或扫描仪）中，并用固定装置夹紧固

渐进眼镜的验配与屈光矫正

定。选择扫描模式，扫描模式有两种：双眼扫描模式和单眼扫描模式。单眼扫描模式又可以选择左眼扫描和右眼扫描。眼镜架左、右的镜圈对称性良好，可以选用单眼扫描模式，既可以选择左眼扫描也可以选择右眼扫描（依据眼科先右后左的惯例，一般会选用右眼扫描）。倘若眼镜架的左、右的镜圈对称性不太好，则必须选用双眼扫描模式（不过这种情况比较少见）。在对渐进镜片进行磨边加工时，为了保证镜片配制的高性能，大多会采用双眼扫描模式。

② 选择眼镜架类型。眼镜架类型选择，最常见的方式是在金属、板材、无框、半框之间通过"按键反亮"进行选择。

③ 扫描眼镜架。按扫描控制键，启动循环扫描。

假如备用眼镜架为无框眼镜架，则需将眼镜架的衬片（或标准模板）装在衬片定心的附件上，将衬片（或标准模板）的水平基准线、垂直基准线分别对准附件上的水平基准线、垂直基准线，将其置入扫描箱（或扫描仪）中，再启动循环扫描。

④ 设定加工位置。输入单眼瞳高、配镜高度，将配镜中心对准加工中心。设定时，必须保证镜片的水平基准线、垂直基准线与衬片（或标准模板）的水平基准线、垂直基准线精确对准。

（2）与眼镜片参数有关的设定与操作

① 定中心上吸盘。将准备加工的毛坯镜片放置在定中心仪，将吸盘插入吸盘托内（保持顶部标记朝上），按动吸盘架的操作键，吸盘架下压将吸盘转移黏附在毛坯镜片上。

② 装夹镜片、夹持压力的设定。将上好吸盘的毛坯镜片夹持在镜片夹持基座上。夹持镜片的压力设有强、中、弱3挡。一般情况下，选择中挡压力。当镜片较大（或切削量大）时，应选择强挡压力；而当镜片较薄（切削量较小）时，可选择弱挡压力。

③ 镜片材料选择。眼镜片的材料选择模式最常见的是玻璃、普通树脂、PC。有的磨边仪的材料设定会更多样。

④ 边型设定。边型的设定方案有三种：自动斜边、个性化斜边和平边。备用眼镜架为全框眼镜架应选用斜边型，无框眼镜架则需选择平边型。其中，个性化斜边是加工高光度镜片时采用的一种特殊的边型设定模式，这种模式可以通过手动方式改变斜边的前后位置。

至此，仪器设定已经完成，与眼镜架、镜片相关的操作均已完成，下一步就是对毛坯镜片进行加工。

（3）加工

① 启动设备。按动加工操作键，全自动磨边机将自动依次完成设定加工程序：自动关闭加工室的仓门，自动测量镜片的前、后表面，粗磨、精磨、抛光（需预先选择设定，未设定将自动跳过抛光），安全修边。

② 监控加工。设定的加工程序完成，自动磨边机自动停止并自动开启加工室的仓门。同时会以"警示声"予以提醒。

③ 镜片核对、修边。将黏附着吸盘的镜片取出，置于备用眼镜架上，对镜片与镜圈进行大小、形状的比对。两者完全相符，即可用吸盘卸除钳（图12-27）卸下吸盘。

倘若比对中，镜片尺寸大于镜圈的尺寸，则需进行修边，修边大多采用对设备进行修订设置，将镜片重新夹持在磨边机的镜片基座上，进行修边加工。倘若比对中，镜片尺寸小于镜圈的尺寸，只能重新加工。倘若镜片与镜圈的弓度不符，可对备用眼镜架进行适当调整。直至两者相符。

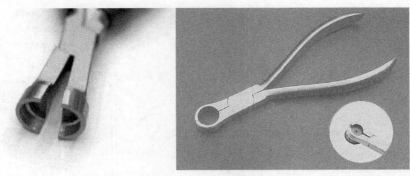

图 12-27　吸盘卸除钳与吸盘调整钳

右图为吸盘调整钳，这种钳子应尽可能不用，因为往往会导致镜片表面膜层受损

3. 磨边加工操作——左侧镜片

依对右侧镜片的数据设定、操作程序，再对左侧镜片磨边进行设定、操作。对左右眼共用的设定，无须再重新设定（如眼镜架类型、镜片材料、镜片边型等），但对非共用的项目则需重新设定（如单眼瞳距等）。设定修订完成，核准好镜片方向，就可以启动设备进行加工了。

4. 倒安全角

两侧镜片加工完成后，进行倒角、抛光。倒安全角，又叫做修边，在全自动磨边机又称为自动修边（或安全修边）。有的全自动磨边机设有抛光、修边加工功能，若使用全自动磨边机这两种自带的功能，要注意以下问题。

（1）抛光功能

① "抛光"按键：为启闭键，按下抛光功能开启；再按其功能即关闭。

② 一般而言，这里的"抛光"不适于玻璃镜片。

③ 这里的"抛光"，在对高基数弯度镜片的加工模式中会自动关闭。

（2）倒安全角"修边"按键：亦是启闭键，按下按键功能开启（LED指示灯提示功能开启），再按其功能即关闭。

三、开槽机

1. 开槽机结构

渐进镜片作为高科技的光学镜片，价格也会较高，配用者一般会选择中、高档眼镜架，款式也将会趋于时尚。开槽机正是适应这类眼镜架对镜片边缘的要求进行加工处理的专用设备。"开槽机"是俗称，规范、科学的名称应是铣槽机。为尊重眼镜行业称谓习惯，本书仍依俗称。

自动开槽机产品外观及俯视结构图如图 12-28 所示。自动开槽机的工作原理，就是通过被加工镜片和刀具相向旋转运动，使刀具在镜片边缘铣削出一条宽 0.5（或 0.6）mm、深度为 0.25（或 0.3）mm 的环状槽，以备半框眼镜架装配之用。这种设备既可以用于树脂镜片的加工，也可以用于玻璃镜片的加工。

2. 镜片槽型、槽位选择

镜片加工的槽型有三种：中位槽、前位槽、后位槽。通常习惯上，依次叫做中心槽、前

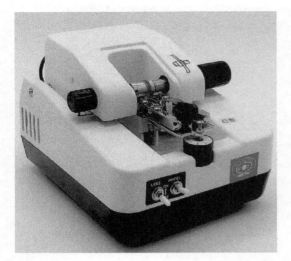

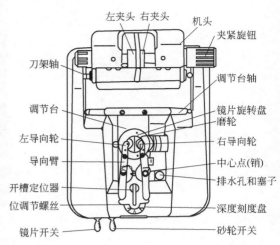

图 12-28　开槽机产品外观及俯视结构图

弧槽、后弧槽。不同种类的镜片应选择与镜片厚度相应类型的槽位（表 12-5 中第 4 横栏）。调节台面弹簧的连接点不同、定位旋钮调节到相应的指示方位，就会选择相应的槽位（表 12-5 中第 2、3 横栏）。

表 12-5　镜片三种槽位比较、设定对照一览表

槽位		中位槽	前位槽	后位槽
图示				
设备调节位置	调节台弹簧连接位			
	定位旋钮指示方向			
适于加工镜片的类型		边厚一致的薄边镜片： 远视镜片； 轻、中度近视镜片	边厚不一致的薄边镜片： 高度近视镜片； 高度散光镜片	高度远视散光镜片； 双光镜片

有些开槽机还专门为调节中位槽的位置设置了相应的调节旋钮（图 12-29），这为较厚

的镜片在装配上适合人们对眼镜审美的习惯提供了重要的保证。

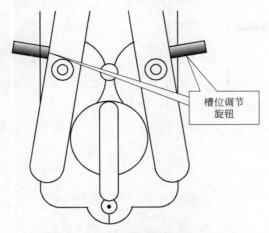

槽位调节旋钮

图 12-29　开槽机槽位调节旋钮示意图

3. 开槽机操作

（1）装夹镜片　顺时针旋转夹持旋把（图 12-30①），打开右侧夹头，按开槽机机头上的示意图安装镜片（目前，普遍使用镜片前表面朝向办法）。将镜片最薄处向下置于左、右夹头之间（图 12-30②），逆时针旋转夹持旋把，夹紧、固定镜片。

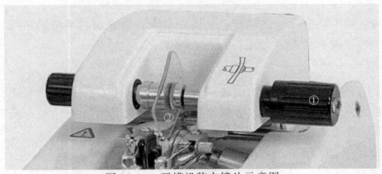

图 12-30　开槽机装夹镜片示意图

（2）设置槽型　根据透镜性质、镜片厚薄设置槽型、槽位，具体选择请参见表 12-3。

（3）镜片就位　将夹持好镜片的机头缓缓放下，打开导向臂，将镜片最薄处调整到两个导向轮的铣槽砂轮上。

（4）开槽

① 试开槽：将槽深调节至 0～1 位置，将开槽机镜片开关置于"ON"，随镜片的旋转观察槽位是否正确。槽位存在偏差，则需调整槽位的位置。槽位准确，即可进行正式开槽。

② 正式开槽：将槽深调节至 3～4 位置，将开槽机铣槽砂轮开关置于"ON"，开槽机即进入铣槽过程。镜片旋转一周，开槽声音发生突变，说明铣槽完成，即刻依序关闭铣槽砂轮开关、镜片开关。

（5）检查开槽情况

① 取出镜片：打开导向臂，抬起开槽机机头。左手持镜片，右手顺时针旋转夹持旋把，放松镜片右夹头，即可取出镜片。

② 检查槽位：检查槽位深度是否符合要求。槽位、槽深尺寸符合要求（图 12-31），即可作为装配备用，不符合则需重新设定铣槽深度，重新进行铣槽加工。

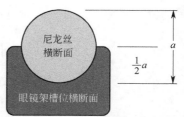

图 12-31　合理的槽位深度示意图

四、抛光机

抛光机，是对磨边后的镜片进行边缘平滑、光亮度处理的一种设备。目前，抛光机有两大类，一类是卧式抛光机 [图 12-32(a)]，另一类是立式抛光机 [图 12-32(b)]。当前比较畅销的自动抛光机 [图 12-32(c)]均属于立式抛光方式。

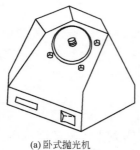

(a)卧式抛光机

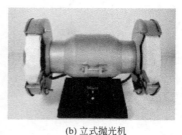

(b) 立式抛光机

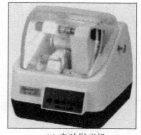

(c)自动抛光机

图 12-32　卧式抛光机、立式抛光机和自动抛光机

1. 工作原理

由电动机的运转带动抛光轮高速转动，镜片与涂有抛光剂的毛毡轮相向转动，通过两者摩擦即可将镜片边缘抛至平滑、光亮。

2. 操作步骤

当使用半自动磨边机，则需要对磨边后的镜片进行粗抛、细抛。当前全自动磨边机已经设置有抛光功能，但这种抛光功能大多属于粗抛，对在磨边加工中已经抛光的镜片，仍需经过细抛，才能使镜片边缘更加平滑、光亮。

（1）手工抛光

① 粗抛：即初步抛光，需使用专用砂轮。启动抛光机，双手持镜片与抛光轮面呈垂直状态微微接触，匀速转动镜片，即可完成粗抛。

② 细抛：即精细抛光，一般要使用涂上抛光剂的薄细毛毡抛光轮。抛光手法与粗抛相同。

（2）自动抛光　使用自动抛光机进行抛光，夹持镜片的方法与开槽机相同，抛光的材料是薄细毛毡抛光轮、抛光剂。这种抛光方法要求镜片、抛光轮转速均匀，机器运行又是在标准流程中，因此基本上避免了抛光不均匀及过度抛光导致的镜片焦糊的问题。

第三节　渐进眼镜的装配工艺

一、全框眼镜架的装配

1. 全框眼镜架与渐进眼镜

图 12-33 是市面上最常见的两类全框眼镜架，其中图 12-33 （a）、（b）为金属全框眼镜

架，图 12-33（c）、（d）为非金属全框眼镜架。全框眼镜架与渐进眼镜配戴适应的适合程度如表 12-6 所示，其中，以第 2 种为首选类型，其次为第 4 种，第 1、3 种是不宜选用的。

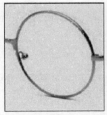
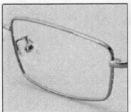
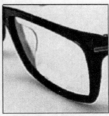
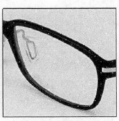

(a) 金属复古眼镜框	(b) 金属单梁眼镜框	(c) 非金属眼镜框	(d) 非金属眼镜框
（圆形、活动鼻托）	（方形、活动鼻托）	（方形、固定鼻托）	（方形、活动鼻托）

图 12-33 几种常见的全框眼镜架类型

表 12-6 常见全框眼镜架与渐进镜片配适

序号	眼镜架类型			渐进眼镜适宜程度	存在的潜在问题	渐进眼镜戴用调整
	材料	镜圈形状	鼻托类型			
1	金属	圆形	短托梗、活动	×	镜-眼距过小，镜片容易转动	比较困难
2		方形	长托梗、活动	√√	—	容易
3	非金属	方形	固定	×	镜-眼距过小，镜面角往往会过小	困难
4		方形	长托梗、活动	√		相对容易

2. 活动鼻托、非金属全框眼镜架的装配程序

装配前，一定要对镜片的光度、轴位加工状况进行核对，并对眼镜架进行检查。

（1）最常用的装配方法 当前使用的非金属眼镜架都比较纤细，所使用的材料都有一定的伸缩性。因此，只要镜片与眼镜架尺寸、形状相符，一般徒手直接将镜片推入框槽。

（2）加热装配方法 对于镜圈型材比较宽的眼镜架，或伸缩性能不佳的眼镜架，在装配时需预先用烤灯（图 12-34，亦称加热器、烘烤器）将眼镜架加热才能进行眼镜的装配。装配步骤如下。

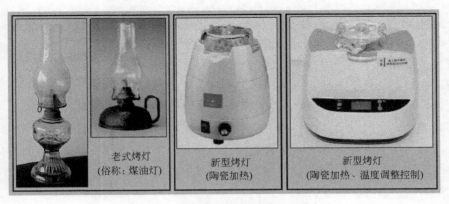

图 12-34 目前使用最广泛的三种烤灯

① 眼镜架预热：开启加热器，左手持眼镜架，均匀加热镜圈（避免加热镜梁）。倘若镜圈与镜片弧度相符，加热温度宜低一些；否则，温度应适当高一些，在加热过程中要对镜圈的弧度进行调整。

② 装架：经加热后调整，眼镜架镜圈与镜片边缘形态、弧度基本一致，就可以将镜片装入镜圈的槽中。

③ 冷却：左、右镜片安装完毕，装好的眼镜还要进行冷却处理。处理的方式有三种：在室温中自然冷却；使用吹风机进行风冷；置入冷水中进行水冷。最常用的是室温中自然冷却。

（3）非金属眼镜架装配的注意事项

① 核对：装配前，一定要对镜片的光度、轴位加工状况进行核对，并对眼镜架进行检查。

② 控制温度：加热时，一定要根据不同材质（表 12-7）对加热的温度进行控制。老式烤灯对温度的控制要通过调整烘烤距离来控制。新式烤灯则是通过调整加热温度来控制。需要注意的是：加热一定要均匀，温度不宜过高，避免眼镜架被烤焦、烤煳。

表 12-7 不同材质非金属眼镜架优缺点及变形温度

材料	玳瑁	醋酸纤维架	环氧树脂架	尼龙架	TR-90
优点	轻、无过敏光泽优美	不易燃	不易燃	耐热、耐冲击	轻、耐撞击、耐高温、不易燃
不足	易断裂，不能用超声波清洗	收缩性小易变脆	收缩性极差急冷却易变脆	易吸水	
变形温度/℃	65～120	65～80	80～120	80～120	135

③ 镜片安装顺序：应该从两个方面来考虑。左、右镜片：无须刻意讲究哪一片先装哪一片后装；单只镜片：一般而言，镜片应采用"先内后外，先上后下"的规律安装，具体如图 12-35 中带圈数字的顺序。倘若是按①、③、▼顺序安装镜片，就很容易造成镜圈局部翻边。

3. 金属全框眼镜架的装配程序

（1）核对 装配前，一定要对镜片的光度、轴位加工状况进行核对，并对眼镜架进行比对、检查。

（2）镜圈调整 镜架与镜片是否相符，要从两个方面来考察：在锁接螺钉锁紧的情况下，眼镜架与镜片弧度、大小是否相符；锁接螺钉全开启的情况下，镜圈接口处自然接续性是否良好。

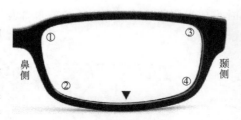

图 12-35 眼镜架镜片安装顺序

装配前，一定要对上述两种情况进行核实并调整到位。现实中，一般对锁接螺钉全开启时镜圈接口处自然接续性的问题都采取忽略的办法。但是，这一步做不好，装好的眼镜架就会存在一定张力，摘戴、不小心碰撞时，比较容易出现镜片崩边，严重时还会出现镜片进出眼镜架的情况。

（3）装配

① 旋松锁接管螺钉。通常情况下，不用将螺钉全部松开，稍留几扣即可。

② 装片入槽。装片入槽的程序可以参照图 12-35 的顺序进行。

③ 锁紧锁接管。旋转紧固锁接管螺钉后，装配要达到两个要求：锁接间隙≤0.5mm，镜片在镜圈中必须固定不能转动（圆形镜圈眼镜架，能固定即可）。

（4）注意事项

① 金属全框眼镜架的装配首先要注意的一个问题就是：装配前一定要根据装配镜片的边型情况对镜圈进行适应性调整。这是保证装配质量，防止镜片进出、脱落问题发生的一个关键的步骤。

② 装配中，一定要选择与锁接螺钉大小、钉头槽类型（图12-36）一致的螺丝刀进行装配，以免操作不当造成锁接桩头的损伤。

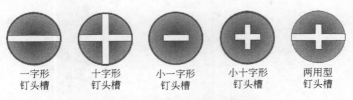

| 一字形 | 十字形 | 小一字形 | 小十字形 | 两用型 |
| 钉头槽 | 钉头槽 | 钉头槽 | 钉头槽 | 钉头槽 |

图12-36 锁接螺钉的钉头槽类型

③ 假如镜片无法完全装入镜圈，说明镜片略大，应取下镜片进行修边后再装配。

④ 拧紧锁接管螺钉后镜片仍有松动现象，说明镜片稍小，倘若镜圈的材料不是格外纤细，可以尝试在镜圈槽沟中放置尼龙丝（通常放置在镜圈内的上部或颞侧）再进行试装配。仍达不到要求，只能重新备片、再加工、装配。

二、半框眼镜架的装配

半框眼镜架，又叫做拉丝架、尼龙丝架、耐纶索架（我国港台地区），这种眼镜架是人们比较喜欢的一种眼镜架，也是定配渐进眼镜的人选择比较多的一种眼镜架，其最大的特点是质轻、精致、美观。

1. 核对调整

（1）核对 装配前，一定要对镜片的光度、轴位加工状况进行核对，并对眼镜架进行检查。

（2）镜架调整 将眼镜片与眼镜架上半部金属部分进行比对，两者有差异，则需对眼镜架镜圈的金属部分进行调整。两者相符即可进入装配。

2. 装配

（1）穿丝入孔 镜圈端、尾的鼻侧、颞侧各有两个小圆孔，供穿尼龙丝所用。较高档的眼镜架，镜圈的外侧有一个呈垂直方向的凹陷，这两个小孔恰好在这个凹陷中。图12-37（a）就是尼龙丝穿过这两个小孔的冠状切面示意图，其中a为镜片槽位，b为镜圈内侧的槽位，c为镜圈的垂面。图12-37（b）为镜圈、尼龙丝与镜片的横切面。

① 穿丝入孔：内侧小孔因和鼻托比邻，穿丝的操作空间较小，外侧操作空间较大。因此，一般先穿好镜圈的内侧孔，再穿镜圈外侧的孔。这样操作起来更为便利。

② 穿丝后，要给尼龙丝留下一定的拉伸量。剪去多余的尼龙丝，并将镜圈内的尼龙丝头压入镜圈的沟槽中。

（2）拉丝上线

① 拉丝上线有两种工具可以使用：拉丝钩、丝带。前者使用不当很容易造成镜片的划伤，目前绝大多数人是使用丝带来进行这一操作的。

② 操作方法：先将镜片装入镜圈的金属部分，使用左手持镜圈、镜片。将丝带穿过尼

龙丝，用右手自镜片颞侧下缘向鼻侧下缘拉动丝带，将尼龙丝依次引导嵌入镜片的槽沟中（图 12-38）。

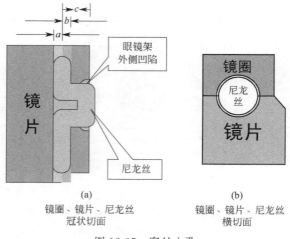

图 12-37 穿丝入孔

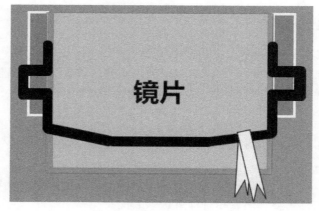

图 12-38 拉丝上线

（3）注意事项

装配半框眼镜架需要注意的一个问题就是尼龙丝的松紧度，过松则容易掉片，过紧则尼龙丝容易绷断。考察尼龙丝松紧度的指标是尼龙丝的拉伸间隙（图 12-39）：嵌入尼龙丝后，将丝带置于镜片下缘的中央，轻轻拉动尼龙丝，拉伸间隙在 1.5～2.0mm 最为适宜，小于 1.5mm 说明尼龙丝过紧，大于 2.0mm 则装配过松。

三、钻孔机操作与无框眼镜架的装配

目前，不少戴眼镜的人比较偏爱无框眼镜架，这种眼镜架并非戴用渐进眼镜的最佳选择方案，但是戴用者如果选用了这种眼镜架，配镜者也必须尊重戴用

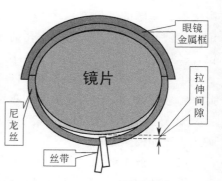

图 12-39 拉伸间隙示意图

者的选择。鉴于这种情况，眼镜店只能做以下两项工作。

（1）干预选择　经销者要向戴用者推荐与镜片配装较为稳定类型的眼镜架。这类配装稳定的眼镜架有个特点：有两个或两个以上的固定点，这是保证渐进镜片在戴用中各光度区在视区域稳定位置不可或缺的条件。可以实现两个固定点的无框眼镜架，如图 12-40 中的 3 类方式：边槽固定、双螺钉固定、螺钉卡叶固定。

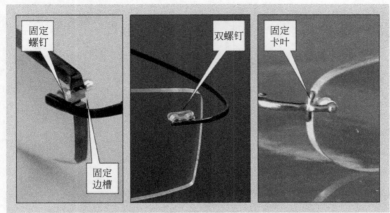

图 12-40　戴用渐进眼镜可推荐使用的无框眼镜架

（2）精心加工、装配　为了保证渐进眼镜的加工装配质量，配制钻孔机则是中、小型眼镜店铺的必然选择。

1. 钻孔机

目前，中、小型眼镜店铺选择加工设备是以配置半自动磨边机、铣槽机（俗称开槽机）、钻孔机（俗称打孔机）。在购置钻孔机时，大多会选择图 12-41 这类带有铣削镜片边槽功能的钻孔机。

2. 打孔操作与装配

首先要对毛坯镜片进行磨平边的加工；其次在镜片已经磨平边的基础上，再进行打孔、铣削（开）边槽处理；再次才是装配。关于镜片磨平边的问题，我们在上一节已经介绍，在此不再赘述，下面仅对镜片的打孔、铣削（开）边槽的加工进行简单介绍。

（1）设定打孔位置

① 孔位的高度：无框眼镜的孔位有其特定的规律性，一般来说，孔位是在眼镜光学中心距的水平线上，对于渐进眼镜而言，其鼻侧的孔位基本位于左、右镜片的配镜十字的连线上，绝大部分的颞侧孔位是在这条连线的延长线上。但是，对欧美式样的眼镜架来说，有的眼镜架的颞侧孔位会比鼻侧的孔位高 2～3mm。这也就是说，这种眼镜架的鼻侧孔位处于配镜十字连线同一高度的水平线上，而其颞侧孔位则比这条水平线高 2～3mm。但是，对波士顿型、威灵顿型等款式的眼镜架来说，颞侧孔位也有偏高、偏低

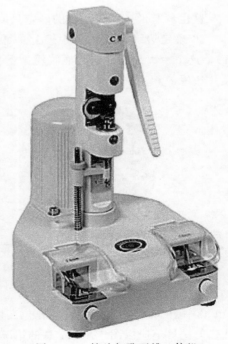

图 12-41　镜片打孔开槽一体机

的类型：图 12-42，其颞侧的孔位会比鼻侧的孔位高 2～3mm。这也就是说，这种眼镜架的鼻侧孔位处于配镜十字连线同一高度的水平线上，而其颞侧孔位比这条水平线高 2～3mm。图 12-43，其颞侧的孔位会比鼻侧的孔位低 2～3mm。颞侧孔位的比较高度取决于镜片外上角的位置，外上角上翘，其外侧孔位一般就会比鼻侧孔位高；相反，其孔位就会比鼻侧孔位低。

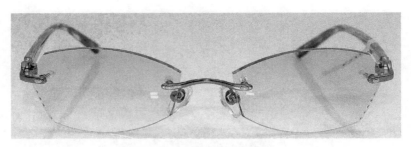

图 12-42　颞侧孔位高于鼻侧孔位

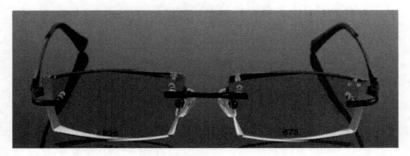

图 12-43　颞侧孔位低于鼻侧孔位

　　这也就是说，钻孔位置的确定只能采取针对具体眼镜架的形式予以相应处理的办法。

　　② 确定边缘距离：孔距镜片的距离是指镜片边缘至孔洞中心的距离（图 12-44 中的 A），这个距离是镜片与无框眼镜架部件能否固定的关键。操作中，要根据实际测量，确定镜片边缘的距离。

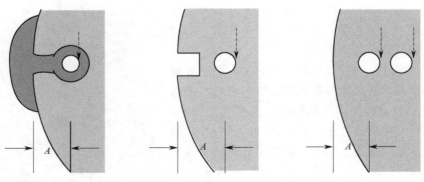

图 12-44　孔位的边缘距离

　　③ 标记孔位：根据测量的孔位高度、边缘距离，用记号笔标记钻孔的位置。用于标记孔位的记号笔应以图 12-45 示意的情况做参考，图中"√"越多，越适宜作为渐进眼镜加工

的标记用笔；"×"越多越不适宜。但目前，在实际加工中，经常会看到使用图 12-45 中标记 1 个"×"的笔头，应当说这种笔头并不太适宜作为镜片精加工的记号笔。

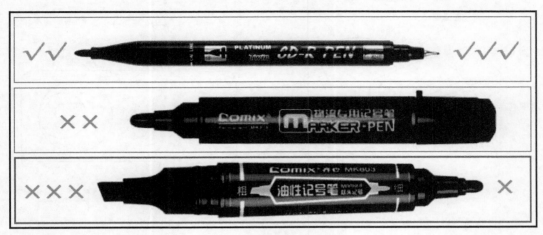

图 12-45　记号笔的选择

（2）钻孔

① 基本方法：先在标记的孔位轻钻，核对点状痕迹是否准确。若有偏差及时修正。钻孔位置无误，即可开始正式钻孔。打孔不宜采用一钻到底的方法，这样的操作常常会导致出钻面孔缘的崩裂。钻孔一般采用的加工顺序如下：

先从镜片的内侧向外侧方向进行钻孔；

当孔打穿尚未钻透时，停钻；

再从镜片外侧向内侧进行钻孔。

② 扩孔：完成钻孔后，还要对孔洞进行扩孔。扩孔要根据螺钉直径，对所钻孔洞进行扩孔。孔的大小，以螺钉可以轻松穿过为准，一般而言，孔的直径比螺钉的直径略大。螺钉的直径通常在 1.4mm 左右，而孔径一般会控制在 2.0mm 左右。扩孔时还要注意对孔的方向、角度进行适当修正。

③ 倒棱：完成扩孔还要对孔的边缘进行倒棱，以防止装配中镜片的破裂。

（3）开槽　对于开有槽口的无框眼镜架，还需要对打好孔的镜片进行铣削镜槽的加工，具体程序如下。

① 确认、标记边槽位置：用直尺测量、确认槽口大小、深度。将钻好孔的镜片与眼镜架衬片重叠，对镜片的槽位进行标记。

② 开槽：选择与槽口一致的铣削轮片，调整洗槽位置，使洗槽位置对准铣削轮片。打开铣削开关，双手持片，进行开槽。

③ 修槽：在铣削镜槽时，要不断对照衬片，检查槽位深度、宽度，并根据对照情况随时予以修正。直至镜片槽口符合要求。

（4）无框眼镜架的装配　无框眼镜架没有镜圈、尼龙丝的卡护，整个眼镜全凭相关部件与镜片孔位（有的还有卡叶的辅助）的契合，通过螺钉与螺母的紧固而保持其稳定的状态。带卡叶的无框眼镜架是通过端头部件的卡叶端翼、卡叶抵住镜片边缘的曲砥面并通过螺钉来固定的（图 12-46）。

① 修正孔缘：这种带卡叶的无框眼镜架的定位孔与卡叶固有孔的关系如图 12-47 所示，

即卡叶的固有孔必须与镜片定位孔保持在垂直中线侧的内切状态，假如镜片定位孔的外缘凸出于卡叶固有孔的内缘，就应当进行修孔，并使其达到孔位的最佳状态。

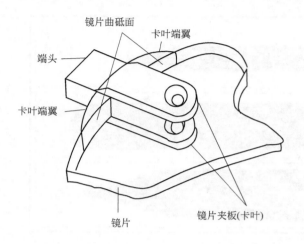

图 12-46　无框眼镜架端头结构示意图

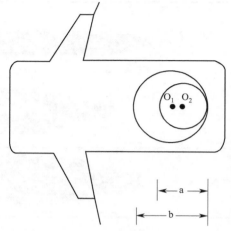

图 12-47　卡叶固有孔与镜片定位孔的关系

图中 a 为镜片定位孔，$\phi=1.6mm$；

b 为卡叶固有孔，$\phi=2.0mm$

② 调整卡叶：当卡叶端翼与镜片曲砥面弯曲度不一致时，则应对卡叶端翼进行相应的调整，以使两者在弯曲度上达到一致。对于边缘过厚的镜片，也可以采取在镜片卡叶位置上开一个横槽（图 12-48）的办法，以便卡叶的插入。

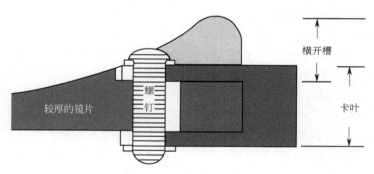

图 12-48　横开槽示意图

③ 装配顺序：通常情况下，先装鼻侧，再装颞侧；不管是装配鼻侧，还是装配颞侧，一律按先右后左顺序进行装配。

④ 装配方法：对准卡叶与镜片的孔位；用镊子在孔中放置适宜长度的塑胶套管（衬垫）；将带有垫片的螺钉从镜片外面穿过孔洞；在螺钉上垫上垫片、旋上螺母；用六角套管小扳手旋紧。装配好的端头纵切面各部件的装配状态见图 12-49。

3. 无框眼镜装配、调整的注意事项

（1）无框眼镜装配后的戴用调整须知

① 无框眼镜的强度较低，镜片与螺钉连接处极易开裂。因此，在进行戴用调整时应尽可能避免徒手操作，最好是先将镜片拆卸下来，调整后再进行装配。倘若不拆卸镜片，也应使用两把调整钳，一把调整钳用于使镜片固定在受力为零的情况下，用另一把调整钳进行调

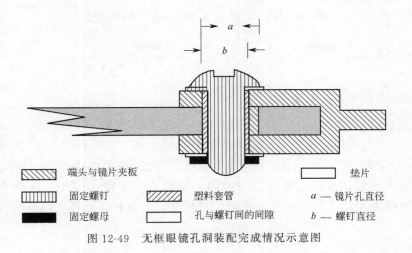

端头与镜片夹板			垫片
固定螺钉	塑料套管		a — 镜片孔直径
固定螺母	孔与螺钉间的间隙		b — 螺钉直径

图 12-49　无框眼镜孔洞装配完成情况示意图

整操作。

② 两镜片出现倾角不对称时，应拆卸下镜梁后，对镜梁进行调整、试装，直至两镜片平整、对称。对镜腿与镜片装配部的问题，也应采取这种方法。

（2）镜片与连接部件松动的调整　装配后，镜片与连接部件即发生松动，一般都是打孔位置靠外所致。这种情况大多可以用三种方法解决：① 向内侧划长孔，加草帽垫；② 调整侧面固定片；③ 弯曲桩头。

提醒顾客使用事项时要特别强调双手摘戴。

4. 关于无框眼镜钻孔装配的两种意见

目前关于无框眼镜钻孔装配有以下两种意见。

（1）第一种意见：先打两只镜片的鼻侧孔，装配镜梁，再打两只镜片的颞侧孔，再装配两侧的镜腿。持这种意见的代表著作是《眼镜技术》（高等教育出版社，2005）。

（2）第二种意见：分别对两只镜片，先打鼻侧孔，再打颞侧孔，最后依次进行镜梁、镜腿的装配。持这种意见的代表著作是《眼镜定配技术》（人民卫生出版社，2012）。

从实际操作角度，对以上两种意见进行比。第一种意见是装配好镜梁再打颞侧孔，在操作中总会显得不太便利，也会给镜片带来些许的风险。应当说，第二种意见更贴近实际操作，操作起来也更为方便顺手。

第四节　内应力的检测

一、镜片的内应力

镜片的内应力有以下两种情况：

（1）材料内应力　这是指在镜片成型过程中，由于加工成型不当、温度变化过快、溶剂作用等原因所产生的应力。这种内应力，以采用注塑成型工艺制造的镜片最为明显，这种产生内应力的原因大多是冷却时间过短导致镜片组织呈现不均匀，PC镜片这种情况比较多见。

（2）装配内应力　镜片略大于镜圈尺寸，镜圈对镜片压挤而导致其变形，使镜片内各部分之间产生相互作用的内力，以抵抗镜圈对镜片的压挤作用，并力图恢复到变形前的状态。

我们这里讲的镜片内应力，是指上述的第（2）种情况。

二、应力检测装置

应力仪（图 12-50）是检测镜片内应力的设备，主要由两片轴相互垂直的偏振片构成，习惯上将上方偏振镜片叫做起偏片，下方的偏振镜片叫做检偏片。检测时，只需将被检镜片置于起偏片和检偏片之间，打开应力仪电源开关，就可以通过观察了解被检镜片的内应力状况。

最简单的检测镜片内应力装置则是将两个偏振片的偏振轴相互垂直重叠在一起（图12-51），将被检镜片置于两个偏振片之间，对着光进行观察，同样可以起到检测内应力的作用。

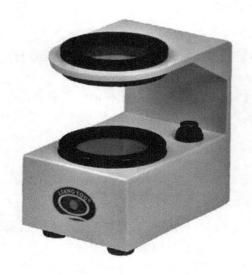

图 12-50　应力仪

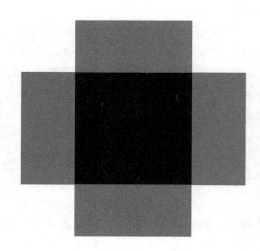

图 12-51　检测内应力的最简单工具

三、应力仪的应用

1. 检测镜片内应力

（1）材料内应力　使用应力仪可以发现：镜片成型导致的内应力局部过大及不均匀，就会呈现彩虹纹（图 12-52①、②），这种彩虹纹，经常会被人说成是高精度、具有某种特殊功能的标志。实际上，这种彩虹纹和在普通塑料制品所看到的彩虹纹（图 12-52③）都属于材料内应力，在本质上没有区别，这种彩虹纹只能说明在镜片制作中对内应力的产生控制不精确，与镜片高品质无关。

（2）装配内应力　在眼镜行业应力仪应用重点是装配内应力。这种内应力的现象，常常在使用全框型眼镜架时发生。当然，内应力的产生和镜片的材料是密切相关的。在使用玻璃镜片的情况下一般不会发生，因为等不到发生，镜片已经崩边了。但在使用树脂镜片（特别是 PC 镜片）时最容易出现。图 12-53 左镜片是内应力过大的典型表现，图 12-53 右镜片周边呈现细微的条纹现象，这属于内应力比较适宜的状况。

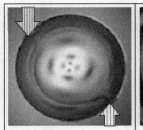

① PC(聚碳酸酯)

折射率:1.59

阿贝系数:28~30

⬇ 注入口痕迹
⬆ 流出口痕迹

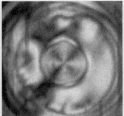

② PC(聚碳酸酯)

折射率:1.59

阿贝系数:28~30

冷却过快导致内
应力典型彩虹纹

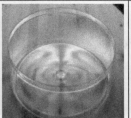

③ 注塑材料制品

注塑日用品
内应力集中处
产生彩虹纹

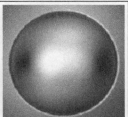

④ MR-8(聚氨酯)

折射率:1.60

阿贝系数:41

无内应力

图 12-52　塑料制品常见的内应力彩虹纹

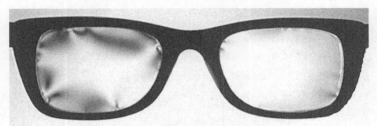

图 12-53　眼镜的装配内应力

　　眼镜装配后使用内应力仪进行检测，可以观察到以下四种状况。

　　第一种，应力均匀：镜片有成半圆形、弧形的线状连续或不连续的纹理［图 12-54
（a）］，分布比较均匀。

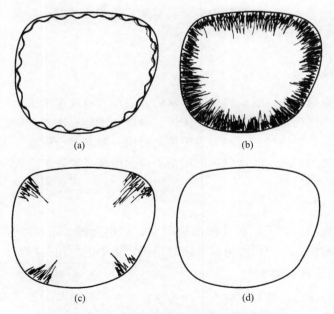

(a)　　　　　　　　　　(b)

(c)　　　　　　　　　　(d)

图 12-54　常见装配应力检测的四种类型

第二种，应力过强：镜片周边均呈较长的楔状线条纹理［图 12-54（b）］。

第三种，局部应力过强：镜片局部呈较长的楔状线条纹理［图 12-54（c）］，最容易出现这种改变的位置是在镜片的 4 个角。

第四种，应力过弱：镜片周边无或几乎无任何线条纹理［图 12-54（d）］。

第一种是最理想的应力状态；第二种是最不理想的应力状态，这种状况可能会影响到镜片的光度；第三种情况虽然不太理想，但对镜片光度的影响可以忽略不计；第四种也是一种不理想的应力状态，这样的应力状态是导致镜片经常脱落的主要原因。

2. 鉴别真、伪水晶

不论是使用应力仪还是使用简单的应力检测工具，都可以对"水晶眼镜"进行鉴别。

（1）水晶镜片的鉴别　将镜片置于偏振轴相互垂直的两个偏振片中间，真水晶镜片在镜片区域透光明显；倘若看不到透光明显增强的情况，说明材质不是水晶。

（2）天然水晶的鉴别　将镜片置于偏振轴相互垂直的两个偏振片中间，旋转镜片，如果看到有条理纹随之转动，可以确认其材质是天然材料水晶镜片。倘若看不到有条理纹随之转动，不能确认是天然材料水晶镜片。

（3）其他相关信息可以辅助鉴别

① 材料温度：用手接触水晶镜片会有一种"冰手"的感觉。这种感觉，可以通过用手触摸塑料制品、玻璃制品进行对比体验，当然水晶触摸起来会更凉。

② 材料重量：水晶镜片会有一种"压手"的感觉，没有这种感觉，也可以断定镜片材料不是水晶。

第五节　整体装配后的核对

渐进眼镜的磨边、装配操作，都是以镜片上明标作为参照进行的。即便已经完成装配，一般也不提倡急于擦去明标，一旦擦去，就会对随后进行的核对，以及取镜时戴用调整带来一定程度的不便。

一、装配后的核对

渐进镜片是兼顾远、中、近距离视觉需求的、表现为镜度递进变化的一种镜片，具有很高的科技含量，这就使得这种眼镜对镜片加工、眼镜装配的要求都会很高。同时，渐进眼镜在价格上也比较高，这就使配用者对渐进眼镜期望值、要求都会较高。因此渐进眼镜装配完成后一定要进行严格的核对。为确保装配质量不满意的渐进眼镜不进入取镜处，就必须严格把握装配后三个方面的核对。

1. 单只镜片核对

对单只镜片核对的内容是：镜片的品牌类型、远用光度、近用下加光度、镜片的眼别（左或右）、基准线的位置，核对的依据是渐进眼镜定镜单上的相关内容。

2. 双侧镜片的比较性核对

对双侧镜片进行比较、核对，应当至少包括以下三个方面的内容。

（1）下加光度是否一致　通常情况下，两眼的下加光度是一致的。

（2）基准线是否处于同一水平　一般而言，人的双眼是处于同一水平，双眼瞳孔也会在同一视觉水平，因此与瞳孔相对应的渐进眼镜的基准线也必须处于同一水平。

（3）瞳距　核对眼镜的"瞳距"实质上是将眼镜的光学中心距与定配单上的瞳距进行核对。渐进眼镜是兼顾远、中、近距离视觉需求的眼镜，因此，核对瞳距时一定要从远距离、近距离两种需求对渐进眼镜进行核对。

① 远用"瞳距"核对：是对渐进眼镜左、右镜片的"配镜十字"距离，与定镜单上的瞳距进行核对。

② 近用"瞳距"核对：对于渐进眼镜而言，不但要对远用"瞳距"进行核对，还要对近用"瞳距"进行核对。通常情况下，渐进眼镜：远用"瞳距"－近用"瞳距"＝5mm。

③ 要注重单眼"瞳距"的核对：渐进镜片具有光度区域的精确定位，但是，近年来渐进眼镜出现了近用视区相对较宽的新型镜片。凡配用宽近用视区的新型渐进镜片，远用"瞳距"核对后，无须再对近用瞳距进行核对。

3. 装配状况检查与核对

装配状况的核对依据有两类：一类是眼镜的装配质量状况；另一类是定镜单上记录的数据，例如光学中心移动的数据，以及行业内约定俗成的数据，这类数据大多属于眼镜的结构数据。

（1）装配质量状况　指眼镜架与镜片装配后的自然状况，包括：镜片与眼镜架的符合程度、镜片是否存在松动、眼镜架是否有局部变形，特别是对非金属眼镜架更应注意镜片与镜圈局部是否有缝隙、翻边、烤焦的现象。倘若存在这些问题，都需要进行必要的修正、修理，问题严重者甚至需要换架、换片重新进行加工与装配。

（2）核对订单数据　核对订单数据指的是光学中心移动问题，一般来说这种情况相对少。这种情况通常是配镜者因瞳距偏小选择偏大的眼镜架后，配镜师开具定镜单时所采取的一种应对措施。另外，当配镜者存在调节与集合功能问题时，也需要对光学中心进行移位处理，这种光学中心移位是由验光师来决定并计算的。

（3）眼镜的结构数据　这方面的数据，一般不会反映在验光单、定镜单上，却是必须进行核对的内容，这些数据是眼视光领域根据人们的视觉生理与习惯积累的经验。只有达到这些要求，戴用者才能获得最佳的戴用效果。为方便起见，特将相关数据汇编成表 12-8，以供参考。

表 12-8　眼镜结构数据参照表

镜腿		镜腿与镜身			鼻托		前框	
名称	角度/(°)	名称		角度/(°)	名称	角度/(°)	名称	角度/(°)
垂内角、垂侧角	①	前倾角	远用	12.5±2.5	前角	27.5±7.5	镜面角	175.0±5.0
弯点长	②		近用	15.0～25.0	斜角	27.5±7.5		
垂俯角	50.0±5.0	外张角		100.0±5.0	侧角	12.5±2.5		

①垂内角、垂侧角是等大的,但又是因人而异的,人的枕部角度是不一样的,在检查核对时应保持不变,具体角度应在配镜者取镜时,由配镜师进行戴用调整时来决定。

②人的耳朵的位置也有差异,在检查核对时应保持不变,具体角度应在配镜者取镜时,由配镜师戴用调整时来决定。

对装配完成的渐进眼镜进行以上三个方面的核对，需要借助于渐进镜片上的明标，通常情况下还会使用眼镜量角规（又叫做架角规，图 12-55）、焦度仪。经过检查、核对，眼镜各项内容均符合要求，此时渐进眼镜装配工作就可以告一段落了。

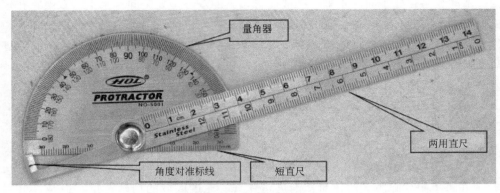

图 12-55 眼镜量角规

二、渐进眼镜光学分析

对渐进眼镜的成镜给予装配评定、对戴用效果进行预测，就叫做渐进眼镜的视光学评估，一般情况下这种评估是通过人的综合分析来完成的。VISIONIX（伟视力）公司制造的 VL-3000 眼镜视光学分析仪（图 12-56）是一台在眼镜检测方面具有创新意义的视光学检测的仪器。

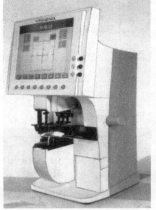

1. VL-3000 眼镜视光学分析仪简介

（1）VL-3000 的特殊检测功能　VL-3000 除具有其他电子焦度仪的检测功能外，还有以下特殊的检测、显示功能：

① 对各类镜片进行镜度的快速测量；

② 可以提供镜片镜度的彩色屈光等高线分布图（这种图形眼视光领域习惯上称为镜片屈光地形图）；

图 12-56　VL-3000 眼镜视光学分析仪

③ 可以对镜片进行折射率的检定；

④ 可以提供对装配好眼镜的视光学分析和处方的相关对照检定的资料；

⑤ 将其连接 UV-3000，可以对镜片的 UVA（320～400nm）和 UVB（280～320nm）的紫外光、可见光进行透过率的检定。

（2）VL-3000 检测数值设定　VL-3000 检测功能数据设置如表 12-9 所列。

表 12-9　VL-3000 眼镜视光学分析仪功能设计数据一览表

项目	设计数据	项目	设计数据
球镜度	−10.00～+10.00	Add	0～4.00DS
球镜度递进率	0.125/0.25	棱镜度	0～+10
柱镜度	−10.00～+10.00	镜片屈光地形图	彩色
柱镜度递进设定	+/−；0.25	折射率	0.05
柱镜轴位范围	0～180°	测定紫外光透过率	UVA320～400
柱镜轴位递进率	1°	（连接 UV-3000）	UVB280～320

（3）VL-3000 显示页面　VL-3000 可以对单光镜、双光镜、渐进镜片及眼镜进行检测，各种检测都会在显示屏上以彩色的形式予以显示，主要的显示页面见图 12-57。

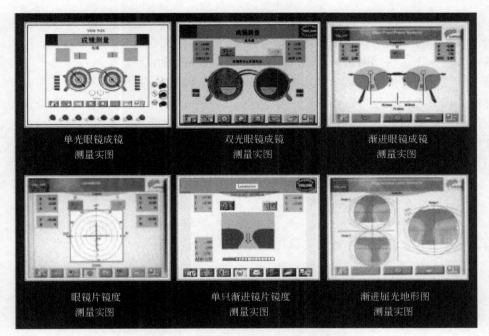

单光眼镜成镜　　　　双光眼镜成镜　　　　渐进眼镜成镜
测量实图　　　　　　测量实图　　　　　　测量实图

眼镜片镜度　　　　单只渐进镜片镜度　　　渐进屈光地形图
测量实图　　　　　　测量实图　　　　　　测量实图

图 12-57　VL-3000 主要检测的屏幕显示页面

2. VL-3000 渐进眼镜检测简介

（1）渐进镜片测量　　当选择渐进镜片模式时，通过移动镜片就可以对镜片各点的屈光度进行测量。当镜片远用参照中心进入检测点时，显示屏上渐进带上方就会出现一个箭头，此时检测到的就是渐进镜片的远用镜度，按动储存键，保留检测数据。继续向下移动镜片，找到最大的近用镜度，即是渐进镜片的近用镜度，按动储存键，保留检测数据。

随着检测的进度，屏幕上会显示出远用的球镜度、圆柱镜度、圆柱镜轴向和 Add（近用附加正镜度）；在屏幕的中部下方还有一个标尺，会根据测定的 Add 值自动填充上相应的颜色。

图 12-58 就是单只－4.00DS－2.00×170°、Add2.50D 的渐进镜片检测后屏幕显示的实例。

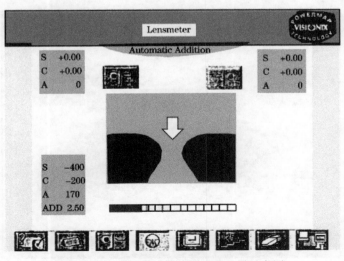

图 12-58　单只渐进镜片测试显示屏示意图

（2）屈光等高线测量　检测中，倘若要启用彩色等高线的显示，就必须使用镜片屈光度等高线测量头。测试时应使镜片的渐进通道垂直于镜架基座，镜片的远用区域应置于远离镜架基座的方向。测定后，渐进镜片屈光度就会以彩色等高线的形式显示在屏幕上。再按动球镜和圆柱镜变换键，屏幕上就会显示渐进加光度的平面彩色等高线图，或渐进加光度的像散彩色等高线图。人们把这两种图形分别称为渐进加光度（加光度，实质上指的是光度差）镜平面图、渐进像散收差平面图。本书第三章第六节中的等高线图就是这两种图形去色后的平面等高线图。

（3）渐进眼镜成镜测量　将仪器上的成镜托架放在测量区，将成镜放入托架槽中，VL-3000 就会进入成镜测量模式。成镜测量模式，可以对单光眼镜、双光眼镜、渐进眼镜进行测量。测量后仪器通过自身的程序对测量结果进行视光学分析并给出相关的数据。图 12-59～图 12-61 依次是单光眼镜、双光眼镜、渐进眼镜成镜的检测结果及分析图（显示图均为彩色，镜片部分均为彩色等高线图）。

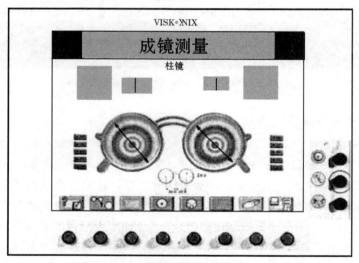

图 12-59　单光眼镜成镜测量显示屏示意图

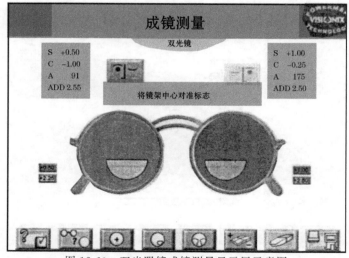

图 12-60　双光眼镜成镜测量显示屏示意图

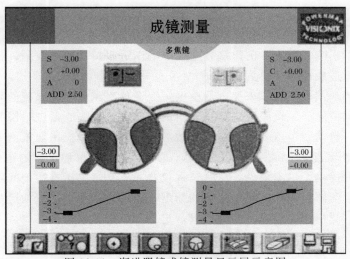

图 12-61　渐进眼镜成镜测量显示屏示意图

VL-3000 对各类成镜显示的内容如下。

① 单光成镜数据：球镜度、柱镜度及轴向、最小棱镜度点间距（水平点间距应为光学中心距；垂直点间距应为光学中心垂直互差；单侧光学中心距）。

② 双光成镜数据：球镜度、柱镜度及轴向、Add（近用附加正镜度）、远用光学中心距、远用光学中心垂直互差、单侧光学中心距。

③ 渐进眼镜成镜数据：球镜度、柱镜度及轴向、Add（近用附加正镜度）、远用光学参照中心距、远用光学中心垂直互差。荧屏下方会显示两侧渐进区 Add（近用附加正镜度）值和递进速率的曲线坐标图。

三、眼镜视光学分析仪的应用

上面介绍了 VL-3000 在渐进眼镜中的检测要点。那么，眼视光分析仪在渐进眼镜配制中有哪些应用呢？概括起来讲，有以下几个方面。

（1）检测镜片

① 加工前，确认镜片的镜度及相关光学信息；

② 利用等高线图可以评价、对比不同品牌和不同类型镜片，评估佩戴适应状况，预估戴用效果。

（2）对渐进眼镜成镜的装配质量进行检查、核对。

（3）对原戴眼镜检测，作为定配新眼镜的参考　当戴镜者换用渐进眼镜时，常常会发生戴用不适的问题。产生戴用不适的原因大多是新、旧眼镜存在这样那样的差异，概括起来有以下几种原因。

① 不熟悉渐进眼镜使用规律。这主要是对戴用者指导不到位所致。

② 镜度变化过大。

③ 原戴眼镜的光学中心距与实际瞳距存在明显差异。

④ 原戴眼镜的镜度、柱镜本身就存在明显的差异。

⑤ 眼镜架形式变化过大。

⑥ 适应证掌握不严格。

⑦ 验光、配镜沟通不充分。

⑧ 验光师对戴用者的用眼习惯了解不够。

当然，患上了影响视觉光学的眼病，也会影响渐进眼镜的戴用效果。特别是第一次戴用渐进眼镜，这种不适应往往会更为明显。

提高渐进眼镜戴用的视觉效果和舒适程度，保证首次戴用渐进眼镜的高质量适配，就不能不对原来的视觉情况、原戴眼镜进行视光学的分析，这是提高渐进眼镜验配质量不可忽视的一项重要工作。目前，经营者往往没有有效的分析方法，只能采取推测或忽略的办法来处理，这是目前配制渐进眼镜戴用适应期过长，甚至放弃戴用时常发生的主要原因。VL-3000 为这项工作的开展提供了基本条件，尽管这种仪器并不是解决所有适配问题的灵丹妙药，但它毕竟提供了眼镜配制工作中对原戴眼镜和新配眼镜进行视光学分析的途径。VL-3000 一旦在验配镜中得到广泛应用，眼镜的验配质量一定会有一个明显的提升。

第十三章

渐进眼镜戴用的沟通与指导

第一节　验光中的沟通与检测控制

渐进眼镜的推广在我国已经有 20 多年的历史了，渐进眼镜的验配工作在大、中型一线城市已经有很大的发展，在中、小城市及欠发达地区还相对薄弱。随着我国经济的持续发展，我国劳动者可支配收入的不断提高，人民生活水平不断提高，对生活质量要求也会不断向高质量、高层次提升，广大消费者对新技术、新产品、高科技产品需求也在逐渐扩大，这是近年来戴用渐进眼镜的人不断增多的根本原因。尽管我们渐进眼镜验配的发展还有相当大的潜力，但是，与我国经济发展状况相比，渐进眼镜的验配工作的拓展还是滞后的，而且渐进眼镜验配工作也常常会出现这样那样的问题，有时还不得不采用退掉眼镜的方式予以解决。分析起来，大致有两方面的原因。

1. 戴用者对渐进眼镜的了解不够

目前，适合戴用者的渐进眼镜知识和实际戴用的宣传信息非常有限，应当说这与其比较高的价格是不相称的。作为眼镜的戴用者来说，主动获取这方面知识的人不多，被动获取相关知识的通道也不通畅，这就自然而然地造成了眼镜戴用者相关知识的匮乏，在这种情况下让消费者选择戴用这种眼镜就成了一件比较困难的事情。

2. 服务者的服务水平有待提高

现在，眼镜行业的从业者，特别是验光人员，虽然都接受过职业培训，但接触到的内容只局限于基础知识、配用常识，而这类培训又不可避免地存在时间短、知识不够扎实的问题。因此，绝大部分从事渐进眼镜验配工作的人都需要通过自我完善的途径增强这方面的业务素养。从另一角度讲，部分验配镜人员过于追求销售数量，也是导致渐进眼镜验配发生问题不可忽视的原因，实际上这也是业务素养不高的另外一种表现形式。

以上两个原因，必然导致验配镜人员与戴用者在语言沟通、信息交流上的困难或不通畅。在目前阶段，要想克服这种困难，就有必要在以下三个方面做好工作。

一、介绍渐进镜片

所谓"介绍"，也就是告知，就是要告诉戴用者有这样一种高科技含量的镜片。当然，不能一张嘴就开讲渐进镜片、渐进眼镜，需要有一个引导过程。

1. 言语的切入

既然要告知，就要说，说就得讲实效，这就需要把握住说的切入点。在接待顾客时，进行言语沟通并不是难事，但是要注意以下 3 点。

（1）对象适宜　既然是要介绍渐进镜片，自然希望人家去戴用，这需要听的人是适宜戴用渐进眼镜的人，只有具有渐进眼镜适应证的人才是适宜的对象。对于属于渐进眼镜禁忌范畴的人，我们的"告知"就没有太大的意义，例如，双眼屈光参差 ±3.00DS 的配镜者，就没有必要告知。

（2）自然引导　言语的表达方式一定要做到因势而为、自然引导，提供的内容只能是供参考，不可以强加于人。这里必须明确：是否使用渐进眼镜的决定权永远属于戴用者。这个规矩不可破坏。

（3）有针对性　切入内容，一定要根据戴用者的具体情况来确定。这里说的具体情况包括戴镜人的年龄、眼的屈光性质、职业工作性质等。

2. 言语的内容

总的来看，对戴用过渐进眼镜的人，绝大部分人会继续选择戴用渐进眼镜（但青少年渐进眼镜的戴用者，在未来配镜中往往会有一定的流失，目前原因还不是很清晰）。沟通的关键点是要清楚：即将成为渐进眼镜戴用者能够（或可能）接受什么样的内容，从以下三类情况来考察。

（1）用过普通老花镜　对于已经用过老花镜的人，应从其原戴眼镜使用中的不足入手，应当说，这些不足对视觉和心理的影响是最好的谈话内容。

例如，使用单光老花镜，解决老视阅读困难的人，看远就不能戴眼镜，看近又必须得戴，这样的摘戴显然给工作、学习和生活带来一些不方便。频繁摘戴还容易导致眼镜的丢失。

又如，戴用双光眼镜者，戴用者会感到视野不连贯（凸透镜形式的双光镜片会表现为视野缺损；凹透镜形式的双光镜片则会表现为视野重叠）。使用者戴用双光镜下楼，只要略微分一下神，就可能将两级台阶误当一级台阶迈下去。客观地讲，视野缺损比视野重叠对生活、工作的影响要大得多，视野缺损造成的局部视像消失潜藏着很难预知的风险。

单光老花镜需要频繁摘戴，而双光镜片外观清晰的形象会给人一种"老"的外在感受。

以上这些内容，都是和戴用过老花镜的人谈论渐进眼镜戴用的很好的话题。

（2）未戴用过老花镜　对于行将进入老花眼阶段的人来说，一般会对戴用老花镜有一定程度的"恐惧"心理，很怕被人说"老"。这恐怕是老年人一种特殊的自卑心理所致。对于这部分戴镜者谈论渐进眼镜戴用的问题，就应当从保持习惯性戴用眼镜的模式和保持青春活力入手。很显然，这部分人一旦戴上渐进眼镜，就会保持自己习惯的视觉模式，自我的怕"老"的潜在心理就会得到克服，这自然也就降低了人们对自己产生"老"的印象的可能性。

与戴镜者谈论这样的话题一定要真诚、委婉，不能采用直来直去的办法，否则会适得其反。

（3）近视眼发展的控制　对于近视眼控制这一课题来说，其对象显然是青少年。不少青少年近视眼一年增长度数甚至超过 100 度，应当说控制发展是亟待解决的问题，但是青少年迫切感一般并不强烈，而感到压力巨大的是家长。因此，这一课题所面对的是两个群体：戴镜者本人、家长。这两个对象关注的问题是不一样的。

① 家长　需要让其了解以下 3 个方面的问题。

第一，通过戴镜控制近视的发展是有效的，只有方法有效才会被戴用者所采用；

第二，控制近视只有通过应用综合措施才能事半功倍；

第三，控制近视是孩子自己的事情，要调动孩子的主观积极性，家长自己着急上火用处不大，反复的说教会适得其反。

② 孩子　控制近视眼发展的重点是孩子本人，要让孩子意识到：

第一，控制近视是自己的事情，不应当让家长为自己的事着急上火；

第二，近视无休止的快速增长，对自己是一件可能影响自己生活、事业的可怕事情；

第三，戴用眼镜只是提供一种提高矫正视力、预防控制近视的必要措施，而科学使用自己的眼才是保护眼睛永恒的课题。

只有家长、孩子明白了以上的道理，认真去做，才能将预防控制近视措施落在实处。

3. 镜片的介绍

介绍渐进镜片，可以从戴用者的视觉、心理感受和渐进镜片的特点，特别是从渐进眼镜的优势和局限性来切入话题，并通过与单光镜、双光镜的比较来介绍渐进眼镜。关于渐进眼镜相关的视觉、心理感受和渐进镜片特点等方面的知识，可以在本书相关的章节找到相应的内容，为了便于把握相关的要点，特别汇编了表 13-1 以供参考。当然，渐进眼镜有着单光镜、双光镜不可比拟的优势，但是也有其一定的局限性。因此，在介绍渐进眼镜时，优势与局限性要做到不夸张、不回避。当然"不回避"到底是采取直接陈述方式，还是在验配与否的问题上予以控制的方式，则要根据具体情况来确定。

表 13-1　渐进镜片与单光老视镜、双光镜视觉感受一览表

比较项目 镜片种类	渐进镜片		单光老视镜片	双光镜片
	优势	局限		
子片	无形	近用清晰视野小	—	有形
子片周边视像	无视野缺失； 不连贯现象	周边区有像变， 有丘陵样形变	视远模糊； 视中距目标困难	视野缺损或重叠； 视中距目标困难
头位水平运动	正眼位,视觉良好	周边区有"涌动"	在镜度视距条件下视像良好	
视觉　远距离	矫正视像良好		视像较差	矫正视像良好
视觉　中距离	视像连续	视野清晰区较窄	视中距离目标困难	—
视觉　近距离	视像满意	清晰视野窄小	矫正视像良好	矫正视像良好

二、渐进眼镜能给戴用者带来什么

渐进眼镜的验光师首先要清楚：渐进眼镜可以给戴用者带来什么。这是验光师首先要想到的问题，因为这是戴用者最关心的问题，而这正是验光师和戴用者进行有效沟通并成功推介渐进眼镜的基础。验光师和戴用者只有在这一问题上达成共识，才会建立双方认同的目标。大致上讲，有以下三个方面。

1. 高科技的镜片，优质的视觉感受

渐进镜片是眼用镜片中科技含量最高的一种镜片。这种镜片，通过非球面、非对称、多样化等设计使镜片更趋近于视觉生理的屈光矫正特征，使其在满足远、中、近距离视觉需求上有着得天独厚的优势。

在与戴用者进行言语交流时，对于渐进镜片相关的专业名词的解释一定要注意：讲述要通俗化、口语化。例如，多设计，这是行业通用的习惯用语。倘若对戴用者讲"多设计"，戴用者会觉得这事与他没太大关系。即便你和他讲"多样化设计"，戴用者仍会觉得"云里雾里"。"生产厂家会根据您的屈光和加光情况，以最佳的设计方案为您量身定制出最适合您的镜片。"这样的表述才能更激发人的需求欲望，这是保持沟通、交流得以继续的方法。

2. 恰如其分的戴用指导意见

渐进镜片，在不同的区域光度是有差异的，这些不同的光度区该怎样合理使用，这对即便戴用过普通单光眼镜的人来说也是一个新课题。要想让戴用者成功戴用，就必须教会戴用者合理使用这些光区。关于怎样教会戴用者合理戴用渐进眼镜的问题，请阅读本章第二节的相关内容。

3. 全方位的专业性服务

渐进眼镜不但对验光的要求很高，对磨边、装配、调整的要求也是很高的。即便装配中某一个角度出现些许偏差，都会造成戴用效果的迥然不同。因此，凡是开展渐进眼镜验配工作的店铺，一定是以最强的验配工作人员阵容从事这项工作。通常情况下，只要决定给戴镜者配制渐进眼镜，都会以最强的技术力量保证渐进眼镜的验配高质量，以保证最终的戴用效果。除专业技术性服务之外，有些店铺还会提供某些专业、营销项目方面的服务。

做好以上三个方面的工作，可以从专业技术、消费心理上满足戴用者的心理和视觉需求，对渐进眼镜的验配、销售工作有着特别重要的作用，这是保证渐进眼镜配戴适应成功不可或缺的工作。

三、我们不能给戴用者什么

在清楚渐进眼镜能给戴用者的东西的同时，也必须清楚我们不能给戴用者的东西是什么。否则，会造成"过分承诺"的问题，这就不可能获得戴用者足够的信赖。大致上讲，渐进眼镜不能给予戴用者的东西有以下两个方面。

1. 足以打动人的低价格

渐进镜片是镜片中科技含量最高、最多的一种镜片，不管是研制投入还是生产成本都是很高的，因此价格不可能太低，特别是新型渐进镜片。因此，购买渐进眼镜的戴镜者，不可能得到足以打动人的报价，而且，不同类型的渐进镜片，价格差异很大。

2. 戴用的切身感受

戴眼镜的感受，是自我对客观的一种感受和体验，别人是无法感受和体验到的，只能去推断。况且人的个体差异很大，生理感觉阈值、适应能力都是不同的。因此，作为验光师、配镜师来说，只能通过推测、估计去大致推定这种感受。当然，这种推定性描述还是必要的，否则就无法对戴镜的感受进行沟通和交流。但是这种推定只能从定性描述入手，循序渐进。

第二节 定配与配发中的沟通与指导

定配、配发是眼镜验配工作中的两个阶段。定配应包括眼镜架选择（包括调整、试戴）、开具定镜单、定中心、磨边和装配等内容。其中只有镜架选择、点瞳这两项工作是与戴用者面对面的。配发这个词在眼镜行业中是没有的，这是眼镜行业近年出现的一个新名词，其工作内容就是将装配好的眼镜交于配镜者，这项工作通常被叫做"取镜"。从词义上讲，取镜只反映了配镜者一方的行为，没有反映出服务工作人员的行为，这应当是大家（包括从事这项工作的人员）对这项工作比较忽视的一个原因。鉴于这种原因，眼镜行业逐渐开始启用"配发"这个词，以用来表达"取镜"这一环节中工作人员的服务和操作行为。做好眼镜的验配工作，除了提高验光工作的质量外，其中定配、配发环节也是不可忽视的，特别是配发环节，在渐进眼镜的配镜中显得尤为重要，因为其中有相当多的人还是首次戴用这种眼镜。

一、定配中的沟通

在眼镜定配中，眼镜架的选择和开具定镜单是与配镜者面对面进行的两项工作。

1. 定配镜中的两项工作

（1）量面选架 量面选架，就是要按照人的脸型、性别、个人喜好等因素，结合戴用渐进眼镜的实际，协助配镜者选择适宜的眼镜架。

（2）照方配镜 照方配镜，方就是验光处方，照方就是要严格按照处方上的数据，开具定镜单。

2. 定配镜中沟通

渐进眼镜定配镜过程中的沟通的作用：①彰显验配镜服务人员的优良的服务态度、专业知识水平；②帮助定配镜者进一步了解渐进眼镜；③为配置一副与戴用者相适宜的渐进眼镜做好相应的准备工作。

通过沟通与交流不但可以使配镜者更好地戴用定制的眼镜，也能促进"买卖"双方在屈光矫正与眼镜营销上的联系。这期间的沟通与交流不是独立的，而是验光沟通、交流的自然延续，因此强调、说明渐进镜片的光学特征、镜片对视觉的作用及更好发挥渐进眼镜的作用则是必然要涉及的主题。在交流与沟通中，定配工作人员应始终以戴用者为中心，强化渐进眼镜戴用常识。只有这样做，才可以帮助戴用者尽快品味到渐进眼镜在生活、工作和社交活动中的便利。

二、配发时的专业性服务

为了使配制完成的渐进眼镜达到最好的戴用状态，配发人员就要对配制完成的渐进眼镜进行最后的核定和戴用调整。

1. 渐进眼镜的核定

这里讲的核定，包括一般项目的核对、眼镜架品牌及规格尺寸的核对、远用和近用镜度核对。经过核对，相关项目均准确无误，才能进入对眼镜进行调整的工作。

2. 必要的调整

此时，对渐进眼镜的调整是真正意义上的戴用调整，调整中，要注意以下两类情况。

（1）与镜片特征有关的调整 和渐进镜片有关的调整，包括镜距（又称为镜-眼距）、配镜高度、前倾角。因此，这几个方面是否适宜，需通过直接观察或测量来确认，最常见的问题就是近用区不能正常使用。

（2）令戴用状态稳定的调整　影响戴用稳定的主要因素是：鼻托方向与高度，眼镜腿的弯点长、垂俯角、垂内角的状况。配发工作人员需要根据戴用者面部、头部的特征，做相关的调整，以达到渐进眼镜戴用中的稳定状态。

上述调整是在配发者与戴用者面对面的情况下进行的，不但专业技术性很强，而且是在相互沟通与交流中完成的。这时交流的基本内容是：对戴用的正面引导，对相应的调整做必要的解释性说明。

三、渐进眼镜的戴用指导

要想让初戴渐进眼镜者更快适应这种新眼镜，对戴用者进行戴用指导是非常必要的。即便是戴过眼镜的人，初戴渐进眼镜也不会清楚各光度区的使用要领。因不清楚戴用要领，上自行车、下楼摔跟头的事都发生过。因此，在进行渐进眼镜的配发时，一定要给予戴用者必要的指导。

1. 渐进眼镜的试戴空间

为了使戴用者尽快进入最佳的戴用状态，设置一间渐进眼镜试戴指导室应是最佳方案。试戴指导室的大小如图 13-1 所示，指导室中应当放置眼镜的调整工具。当然，利用验光室做指导室也是不错的办法。倘若验光室无法利用，在店铺的大堂中进行戴用指导也是可以的。

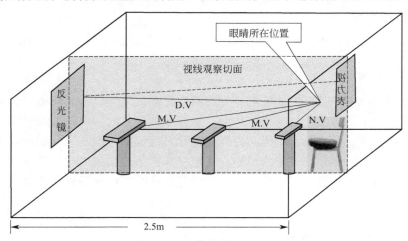

图 13-1　试戴指导室示意图

2. 戴用指导的要点

我们以图 13-1 为例来说明渐进眼镜的试戴要点，图中，D. V 为视远的视线（≥5m）、M. V 为中距离视线、N. V 为近距离视线。指导戴用，应让戴用者坐在椅子上，前方最好放置一张小桌子（没有小桌子，准备一张报纸或一本书也可以）。

（1）看远　指导戴用要从看远目标开始。之所以要从看远（D. V）开始进行指导，是因为人最熟悉的视觉模式是看远，看远几乎不需要什么具体的指导，这里的关键是要确认看远的目标。

（2）看近　远目标一旦确认，就可以对戴用者的看近（N. V）进行指导。一般来说，戴用者会习惯性地低头看小桌子上的目标。此时，指导者就要强调：减小低头的幅度，而是通过眼的向下转动（俗话讲，即耷拉下眼皮）找到近距离目标。戴用者要经过几次练习，才能掌握这一要点，这是戴用指导关键的一步。

（3）看中　在远目标、近目标都已经确认的情况下，就要对中距离目标进行视觉探索。当 M. V 能准确判定中距离目标时，就说明戴用者掌握了渐进眼镜的基本技巧。这里要强调的一点是：指导中距离探索时，要随时提醒戴用者要动眼而不是动头。

（4）远近转换　上述指导完成后，就可以让戴用者进行由远及近、由近及远的视觉转换练习。一般来说，经过 3～5 次这样的练习，戴用者就可以非常顺畅地使用渐进眼镜各个光度区了。

3. 戴用指导的注意事项

在戴用指导中，需要注意以下几个方面的问题。

（1）对于不习惯经常戴眼镜者，应建议其戴用渐进眼镜后保持长戴，这样可以减少视觉疲劳的发生，有利于提高工作效率。

（2）对所有初次戴用渐进眼镜的人都应当进行上下楼梯的戴用指导。这是因为渐进镜片下部相对于上部是相对的正镜度增强的区域，按通常人们的视觉习惯下楼梯，楼梯会呈现放大的视觉效果，往往会因为下楼步子迈得过大而导致摔跤。这就需要教会戴用者用"低头看路"下楼梯的办法。

（3）掌握渐进眼镜戴用要领的情况，也会因人而异，有的人掌握会很快，也有的人会相对慢一些。指导者一定要耐心。目前还没有发现掌握不了渐进眼镜戴用要领的情况。

（4）在进行戴用指导时，一定要强调"正视目标"，这是使戴用者尽快掌握渐进眼镜戴用技巧的关键。

对配用渐进眼镜者，特别是第一次戴用者，除做好验光、配镜各项技术性操作外，做好与戴用者交流沟通、做好戴用指导工作，也是渐进眼镜验配工作非常重要的一项内容。

第三节　戴用渐进眼镜的随访

一、随访的安排

1. 随访

随访，在服务部门是一种追踪性询问、访问和调查，并要对存在、发现的问题进行处置的售后服务工作。对渐进眼镜验配后的随访工作在眼镜行业已经成为一个制度性措施。戴用者按习惯，一般不太注意眼镜的放置与摘戴的问题，这对单光而言显得并不重要，但是对渐进眼镜而言则不然，放置不当或单手"过度潇洒"地摘眼镜都会导致眼镜架的变形，哪怕是些许变形也会导致光区位置的变化，一旦出现这样的问题，渐进眼镜就会出现较为严重的戴用的不舒适，没有专业工作人员帮助诊断和解决，还可能会对我们的验配工作产生这样那样的看法，这就是渐进眼镜验配工作格外重视随访的原因。再说，渐进眼镜是眼镜中科技含量和价格都较高的产品，也是对配戴适应技术要求很高的商品，配用者也有理由得到更多更优质的服务。

做好渐进眼镜配发后的随访工作，既是提高店铺服务质量的一种措施，也是拓展渐进眼镜配制工作的一种方法。

2. 随访实施

（1）随访工作的内容　随访的工作内容有两项。

① 建立访谈档案。需要记录戴用者的一般资料、验配责任人和随访的情况。对于戴用者可以在配镜手册上予以记录，访谈者自己则要留下相关的访谈资料。

② 了解、检测、处理结果。了解戴用情况，主要是通过开放性询问、观察具体戴用状况。对戴用者主诉的问题进行分析、做出判断，并给予处置。属于戴用方法、习惯的问题，要给予相应的解释、针对性指导；属于配适、调整技术方面的问题，要给予专业技术的帮助。

（2）随访的方式　随访有信函、电话、上门服务和邀约来店四种方式。现实工作中，采用最多的随访形式是电话随访，其次是信函。

（3）时间的安排　随访的安排见表 13-2。

表 13-2　渐进眼镜戴用随访的安排

随访次数	时间安排	随访方式				随访实施	
		信函	电话	上门	邀约来店	随访内容	问题处理
第一次	戴用7～10天	√	√	√	—	戴用问题	调校、核对
第二次	上次随访后的2～4周	√	√	—	—	礼仪性随访：致谢、戴用询问、征询意见	参见主诉、标识再生；处理参见本书第十四章
第三次	戴用半年后	√	√	—	—	礼仪性随访：致谢、戴用询问、征求新朋友	

二、随访中的主诉和渐进镜片标识的再生

1. 听取主诉

随访中需要了解以下问题。

（1）当前戴用感受　应听取的内容包括：感受症候、出现的时间、与环境是否有关、症状程度是否有变化。被随访者陈述的这些状况，就是随访中应获得的主诉内容，也是随访中需要处置的问题。

（2）眼镜戴用经历　需要了解的内容包括：戴用渐进眼镜前，最近的验配镜时间、镜度数据、矫正视力状况；使用镜片的品牌与种类。这些戴镜史尽管与问题处置没有直接关系，但对存在问题的分析、判断往往会起到一定的积极作用。

被随访的戴用者一般不会是眼视光的专业人员，他们陈述的内容专业性不高但会很直白。这就要求随访人员，在非专业的主诉中听出专业的内涵，再从眼视光学、眼镜学等方面进行分析、判断。

2. 戴用不适的工作程序

在随访中，随访人员首先要有两个认识：①对于严格按照戴用的适应证和禁忌证选择的戴用者，渐进眼镜经过严格的验光和精心磨制加工、戴用调整，是不应当有太大问题的。如有问题，一般属于摘戴不当造成的眼镜变形，或者对使用方法尚不太熟悉所致；②当然，也可能会因某一个环节疏忽，导致戴用不适。到底是哪一种，必须要认真听取戴用者陈述，经分析、判断，进而找到解决的办法。

（1）接受咨询、听取感受　随访中，首先应当对戴用者来本店配镜表示感谢。当然，随

访最主要的还是要听取戴用者的戴用感受。实际戴用没问题，自然无须处理。倘若有问题，就要分析问题的原因。如果是戴用不当，就需要对眼镜进行必要的调整（详见本书第十四章）、指导戴用方法（本章第二节）。如果的确是验光、配镜的问题，最佳的方案只能是重新验光、重新配镜（详见本书第十四章）。

（2）重新标记镜片　如果戴用者陈述的问题不属于戴用问题，随访者就应当给戴用者一个专业技术上的交代，这就需要对渐进镜片已经被擦去的隐形标识进行重新标记，否则就无法做出进一步的判断。

① 确认、标记再生标识。重新标记就需要找到再生标识的两个隐形点。寻找隐形标识比较可靠的方法有以下三种。

第一，隐形标识灯。

寻找隐形标识可以使用隐形标识灯。其基本结构如图 13-2(a)，图中，①凸透镜，为观察透镜；②偏振镜和格栅的泛光生成板，是镜片的采光板；③灯管，作为泛光生成板的投照光源；④渐进镜片，不管将镜片放置在①之上还是放置在①和②之间，隐形标记都可以清晰显示出来。放置在①和②之间图像略有放大，标识更容易被发现；放置在①之上，进行重新标记则更为方便。

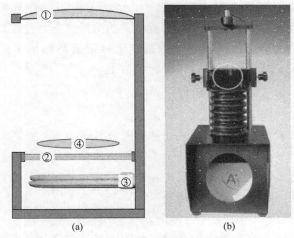

(a)　　　　　　　　　　(b)

图 13-2　隐形标识灯和镜片激光防伪检测仪

目前有一种叫做镜片激光防伪检测仪［图 13-2(b)］的新产品问世，从这幅图不难看出：上方中间部位应当是一个照明光源，画白色圈的位置应当是放置镜片的位置，下部垂面有一观察窗口。

第二，光反射法。可使用白炽（乳白）灯泡，如图 13-3 对镜片进行观察，并不断调整镜片的位置和角度，当隐形标识恰好位于反射点时，就会显示出来，这种方法特别适合观察镀膜的渐进镜片。

第三，直视法。

方法 A，在光线比较明亮的环境下，对着光线慢慢移动和转动镜片，不断调整角度，可以看到隐形的 R 的激光标记。

方法 B，拿一张 A4 纸放在平面上，手持镜片离纸 5～20cm 左右，把笔式手电筒打开照射镜片，慢慢调整距离，会有比较模糊的 R 字标记出现在纸上，不是太清晰，但是仔细看可以看到。

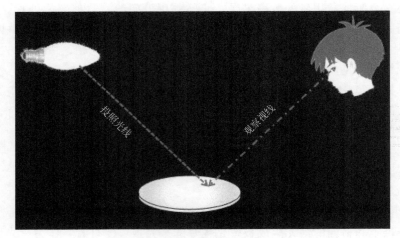

图 13-3　寻找再生标识的光反射法

以上三种方法都可以使用，几种方法中最具专业性的是第一种方法，最方便的则是直视方法 A。有经验的验配工作人员更乐于使用直视方法 A。

② 对卡，重标标识体系。隐形标识找到了，就要及时用记号笔将其重新标记出来。下一步就是将渐进眼镜放置在该品牌、类型渐进镜片的测量卡上，使重新标记的再生标识点与测量卡上的再生标识点重合，这时就可以依据卡上标记重新标记出远用参照圆、近用参照圆、适配十字。这个重新标记的过程就叫做标识再生。

3. 核实相关信息

随访中，需要核实的内容有以下三个方面。

(1) 眼镜的自然状况　这是指眼镜在非戴用时放置的中自然结构状况。包括：眼镜架是否平衡、左右镜片是否平衡对称、镜面角是否适宜、前倾角是否符合戴用要求等。

(2) 眼镜的配戴适应状况　这是指眼镜在静态戴用时和眼睛的位置是否合理、稳定。需要核实的内容有：镜距（即镜-眼距）、镜腿（弯点长、垂俯角、垂内角）、单侧的光学中心距（俗称瞳距）、配镜高度（习惯上称为瞳高）等。

(3) 眼镜的使用状况　这是指眼镜在动态戴用中视线与镜片光区对应的状况。需要核实的内容是：①远、中、近距离三度视觉与镜片光区的使用状况；②行走运动的姿态；③眼的运动习惯；④阅读习惯距离与姿势。

导致渐进眼镜的使用状况异常的最常见的原因在于，戴用者没学会有效使用不同的光区。另外的原因是个人习惯，例如，有人行走时习惯于左右晃动，也有人习惯于用"吊线"方式观察，这些情况都会造成戴用适应期延长或使用状况异常。对于没学会有效使用镜片光区的，随访中要教会戴用者使用。对于因个人习惯问题导致使用状况异常的，则要给予必要的劝慰和指导，但要讲究方式方法。

第十四章

渐进眼镜戴用问题与处理

上一章，我们谈了随访的问题，主要是从渐进眼镜的验配镜服务规范的意义来考察，就提高服务意识和大致方法上做了一般性的探讨，这一章我们就从正视渐进眼镜戴用问题入手，通过分析判断客观评价这些问题，进而介绍解决方法。

第一节　渐进眼镜戴用问题的综述

一、渐进眼镜的戴用问题

要想了解渐进眼镜戴用可能出现的戴用问题，首先要了解什么问题才是渐进眼镜戴用的问题。对于渐进眼镜而言，戴用问题有以下几个方面。

1. 配镜者要求我们回答或解释的相关问题

需要我们回答或解释的配镜问题，并非都与渐进眼镜有关，与之有关的问题只是少数，这就要求我们将有关的问题挑选出来，并适当引入渐进眼镜的有关问题。

例如，配镜者主诉近来总感觉晚上看书要到台灯下才能看清，这显然就是调节力不足的典型表现。配镜者既然提出来了，这就是需要我们回答的问题。而对调节力不足而言，戴用渐进眼镜又是比较理想的解决方案，在话题中引入渐进眼镜概念就顺理成章了。

2. 需要研究讨论并加以解决的矛盾和疑难问题

对于老视眼而言，是选择使用单光镜，还是双光镜，或是使用渐进眼镜，答案显然不是唯一的，而最终的方案一定是在相互沟通与讨论中获得的。在这种情况下，我们就需要实事求是地以戴用者现实生活、工作等方面做基础，对具体情况进行分析，并推荐最适宜的方案。假如配镜者是一名从事课堂教学的教师，对配用渐进眼镜的戴用方案就会很容易接受，这种方案在工作中无须频繁摘戴眼镜，镜片在外观上也更容易被戴用者所接受。

3. 渐进眼镜戴用的适应

戴用新眼镜的人听到"专业人员"讲得足够多的一句话就是："新眼镜，您得适应几天。"实际绝大多数情况下，这话没有太多道理。既然是给人配的眼镜，眼镜适应人才对，人为什么要适应眼镜呢？当然，有些情况下，新眼镜的确需要适应，但是不能让所有配镜的人一律去适应。眼镜新，不是一定要适应的理由，对于新眼镜的适应问题，我们应当做到：

既然让人家适应眼镜，就要给人家一个可信的道理。

对于戴用渐进眼镜而言，第一次戴用肯定存在一个适应的过程，这是镜片上镜度变化存在特殊的渐进规律所致，视觉对于这种渐进变化总要有个熟悉、历练的过程。但是适应时间不可能太长。导致渐进眼镜戴用适应期过长的唯一原因就是验配镜中验光师对适应证、禁忌证的把握出现了问题。应当说，出现戴用问题就应当去积极解决，一味用"去适应"对待戴用者，本身就是问题。

4. 验配中操作失当与失误

因验光、配镜失当或失误造成戴用问题的原因大致有两个方面：①对渐进眼镜的原理了解不够深入，掌握的相关知识与技能达不到高质量验配渐进眼镜的要求；②操作中的粗心大意导致的戴用问题。验配中的失当与失误主要表现在以下几个方面。

（1）适应证、禁忌证控制不严格　例如，一个人高度散光，本不适宜配用渐进眼镜。但验光师自作主张把散光镜度用等效球镜方式将 DC 转化成了 DS，并配制了渐进眼镜。戴用这样处理的镜度，即便是普通眼镜都不一定舒适，更何况是渐进眼镜呢？戴用不舒适，再让戴用者去适应，就不属于渐进眼镜的适应问题了，这里要适应的就成了眼睛与镜片间的散光差问题了。这种不适应与渐进眼镜没有直接关系。

（2）对屈光矫正的"纠偏"估计不足　镜度偏差、戴用调整不到位的情况在现实中比比皆是。对于存在这种情况的人，戴用渐进眼镜就存在一个纠偏问题。偏差不大，纠偏相对容易；如果偏差太大，纠偏就会相对困难。例如戴镜人习惯性镜片戴用位置如图 14-1 的虚线所示，要想让其一下就适应正确的镜片戴用位置，应是一个很大的难题。对这种情况最重要的应当是要让其镜片恢复到正确的戴用位置，没有这一步的过渡，戴用渐进眼镜成功的可能性就会比较渺茫。

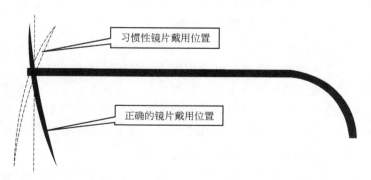

图 14-1　正确的镜片戴用位置与习惯性镜片戴用位置

（3）验光某些环节处置不合理　验光中某些环节做得不到位或做得过分，也会导致渐进眼镜的戴用的不适应问题。下面举两个例子来说明这个问题：

① 过分追求"红绿一致"。红绿试验，是精确球面镜度的一种有效方法，每一个验光师都非常熟悉，是否能用到位则是另一个问题。当过分追求"红绿一致"时，就会出现问题，曾见到有的验光师，加上一只镜片时，被测者报告绿色背景清楚，去掉这只镜片，被测者又报告红色背景清楚。该验光师将这一反复性操作持续了将近 15min，最后被测者对增减 0.50DS 都分辨不清楚了。按这样检测出来的屈光数据来配制渐进眼镜，很难保证不发生戴用问题。

之所以会发生这种情况，有两种原因：从性格上看，验光师应属于追求完美者，总认为"红绿一致"是最佳状态；从操作知识上讲，属于对红绿试验原理的细节了解不够。

　　a. "红"与"绿"色像差的限制。目前屈光矫正镜度的递进值为±0.25，红绿试验正是以此为基础作为精确球面镜度的方法，如图 14-2 所示，红绿试验中的"红"与"绿"的色像差约为±0.50DS（其中"红"的色像差为+0.24DS；"绿"的色像差为-0.21DS）。当检测的屈光度存在±0.25DS偏差时，就可以检测到"红绿一致"的结果；当检测的屈光度存在±0.125DS偏差时，就无法检测到"红绿一致"的结果。当检测的屈光度偏差约为±0.125DS时，就不能用"红绿一致"来确认球面镜度的精确性，否则就会出现上述的情况。

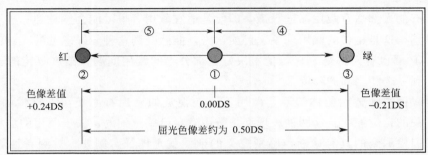

图 14-2　红绿试验精确球面镜度示意图

　　b. 红绿试验检测老视眼的特点。对这种情况，一般会以"绿"略清晰时为准，这是因为"绿"时镜-眼系统的聚焦点更靠近视网膜，获得视像的清晰度也会较高。但在老视眼以及并发老视眼的检测中，再采用"绿"略清晰为准就不妥当了，因为老年人调节力已经衰退，镜-眼系统的聚焦点也就不应该再放在视网膜后，而要达到这一要求就需以"红"略清晰为准才可以做到。

　　② 过分强调徒手测量瞳距。有一些老资格的验光师、眼科医生，在验光中不屑于使用瞳距仪测量，而是高度相信直尺测量瞳距的方法，但是检测时又始终睁着两只眼在测量，凡按照这种方法测量的瞳距定制的渐进眼镜，都会存在双眼近用视阈偏窄的问题。关于测量瞳距的问题，请参见本书第十一章的相关内容。

　　(4) 对戴用者的具体情况了解有欠缺

　　① "近用"的具体化。一说到眼镜的"近用"，验光师在习惯上就会理解为读报、看书、写字。这种理解与现实的生活、工作、学习存在着一定偏差。手机、平板电脑等电子设备已经成了广大群众日常浏览、工作的工具，渐进眼镜近用附加正镜度也会因不同的浏览、工作习惯存在着一定差异。采取相应的视距调整，配出来的渐进眼镜才可能戴用舒适。

　　② "近用"的个性化。对低度近视者并发早期老视的情况，也要充分地注意，例如，-1.25DS的近视并发+1.00DS老视，这名被测者只要摘了眼镜，完全可以适应 0.8m 以内视觉的需求，而且视阈也是很宽阔的。倘若被测者戴用渐进眼镜，近用视阈就会明显变窄。这种情况倘若配用渐进眼镜，无论怎样调整，也不会获得满意的戴用效果。

　　上述情况是在验光配镜中比较容易出现的几个实际例子，并不是渐进眼镜验配镜失当、失误的全部问题，仅是提醒：当渐进眼镜戴用出现问题时，一定不能忽视验配镜失当、失误的可能性。

5. 不明原因引发的戴用问题

　　渐进眼镜戴用中发生问题，还可能无法找到原因，但戴用者感觉不舒适，戴用者就是要退货但又不明说的情况，原因可能是多样的，最主要的因素恐怕还是对价格不满意。对这种情况，面对"上帝"经营者此时别无选择，只能面对现实。渐进眼镜验配、戴用的确可能存在我们还不了解的东西，从视野的角度讲，渐进眼镜的近用视野范围的确要小于单光镜等，这些都有待我们去发现改进、去解决。

以上五个方面问题并非渐进眼镜戴用问题的全部，所陈述的内容也并非为了提供某种答案，只是给大家提供一种思考的方式，从而提高对渐进眼镜戴用问题的分析、解决的能力。

二、不适症状和动态视觉不适

不是所有的人都适宜戴用渐进眼镜，即便是适宜戴用者也可能会感觉到一种不同于普通眼镜的异样感，这是正常的戴用现象。目前认为，能感受到这种异样感觉的人约占渐进眼镜戴用者的 1/10（也有人讲是 1/5），能解决好这部分人的戴用问题，渐进眼镜的适配工作就必然会提高到一个相当高的程度。

从渐进眼镜实际戴用的体验看，戴用不适在视觉的表现有两类：①自觉的视力状况；②与头部有关的自觉症状。这两种表现都是戴用者自己感觉到的，属于戴用的症状。针对这些症状，我们检测到的具有诊断、鉴别意义的征候就是体征。例如，被测者说看远看不清楚，"视远模糊"就是症状；视力检测为 0.1，这就属于体征，通过屈光检测，确认为是近视，这就是诊断。

戴用不适又分为动态视觉和静态视觉。一般来说，戴用渐进眼镜发生静态视觉不适问题的情况比较少，只要发生就应当是验光确认的矫正镜度存在偏差所致。戴用渐进眼镜，在没掌握"头随物转"的技巧时，看中、近距离目标会有一定的动态不适感觉，但都比较轻微。倘若戴用者"头随物转"运用很好的话，这种动态不适的感觉一般不会发生。但是在下列情况下，戴用者的动态不适感觉会比较明显：

（1）中、高度屈光不正，没有戴用过屈光（特别是远用屈光不正）矫正眼镜者；

（2）Add（近用下加光）大于 2.50D，特别是没有使用过近用眼镜者；

（3）原戴眼镜的光学中心距与瞳距存在明显偏差者；

（4）原戴眼镜镜-眼的配合状况不合理（如前倾角、镜面角的明显偏差）者；

（5）集合功能异常，特别是伴有外隐斜者。

以上的状况，都可能导致动态视觉的不适应，如感觉头晕甚至需要闭上双眼，有人还会不由自主将视线从相对运动的情境中移开。这种情况一般发生在人的视线横向掠过渐进镜面时：①头部快速摇动；②坐在快速运行的车辆上看窗外近距离的物体；③看眼前快速行驶的车辆等。原因是：视线不断横穿过镜片的渐进通道（注视目标呈动画形式在视网膜上快速转换），这就导致看到的视像不断地从周边像散区向中、近距离视区，再到另一侧周边像散区运动，周边区的像散等高差异就会造成视觉中枢接收的图像是连续动态的扭动、摇摆的影像。这种动态影像的感受视野，在空间和时间上就表现为不规则的干扰和分离。当视皮层无法对这种影像顺利完成整合时，头晕也就自然而然地发生了。由此，造成的眩晕程度与注视目标的相对运动密切相关，眩晕程度与注视距离成反比，与相对的瞬间速度成正比，即

$$DZ = \frac{V(t)}{d}$$

式中，DZ 为眩晕程度；$V(t)$ 为瞬间速度；d 为距离。

对于上述戴用渐进眼镜出现的眩晕，基本的处理方法如下：

（1）加强验光中的试戴环节，就可以在一定程度上减少这种眩晕症状的发生（特别是上述的前 4 种情况）。

（2）降低 $V(t)$ 是减少渐进眼镜戴用眩晕的最好的办法，对存在眩晕的渐进眼镜戴用者，应给予针对性的指导：令其降低 $V(t)$，只要戴用者按部就班去做，一般在 15 天左右就可以适应。

（3）假如的确"无法"戴用，只能做退眼镜处理。导致"无法"戴用的情况，一般为：验、配镜中适应证、禁忌证掌握不到位；信息沟通不充分；验配工作中过分强调经济效益等。总体而言，因眩晕的确需要退货的，只是极特殊的情况，所占比例极小。

三、伴有头姿异常的体征

戴用渐进眼镜还因为验光检测、配镜操作中的不当，导致头部的后仰（下颏上抬）或前倾（下颏内收）的体征。

确定戴用渐进眼镜是否存在头后仰、头前倾，首先要了解戴用者在裸视状态下的头位状况，倘若戴用者存在习惯性的头后仰（或头前倾），戴镜时与裸视状况下没有太大差异，其头位就属于正常。当戴用者裸视状态下没有头后仰（或头前倾）的问题，戴上眼镜就出现明显的体征，可以判定戴眼镜头位异常。

1. 头后仰

发生头后仰的眼部疾患有：下斜肌麻痹、上直肌麻痹、向下注视时的融合性 A 内斜（或 V 外斜）、双眼睑下垂等，但这些疾病引起的头后仰与戴不戴眼镜没有关系。这里讲的头后仰是指戴上渐进眼镜后头后仰的程度明显加大。因戴渐进眼镜发生的头后仰大致有以下两种情况。

（1）看远时头后仰　戴渐进眼镜发生看远头后仰最常见的原因是：远用矫正镜度的正镜效度过小（或负镜效度过大），验光时给的正镜度不够，对于近视眼来说则是给的负镜度偏高所致。出现头后仰，戴用者通过这种头位的调整就可以使自己的视线通过镜片的位置适当下移，寻找到与自己眼屈光相适应的部位，从而获得针对远用镜度相应的正镜度补偿。

（2）中、近距离视物时头后仰　戴渐进眼镜在注视中、近距离时发生头后仰有两个原因。

① Add 不足（近用的正镜效度偏低）。戴渐进眼镜注视中、近距离发生头后仰的镜度原因就是下加光不足，这种情况会导致渐进镜片的渐进区和近用区普遍的正镜度偏低，尤其是近用区会更加明显。渐进镜片近用区的下部客观存在这一个少量的超标定加光区，使用这一区域是令戴用者很不舒适的一件事：头后仰极不自然，眼球也会极度下转。这种头位尽管在一定程度上解决了下加光不足的问题，但因头位、眼位的问题会很难保持持久的近用工作状态。

② 配镜高度偏低。配镜高度过低有两种状况：a. 点瞳位置过低、磨边配镜高度偏差，这是验配镜操作中的问题；b. 眼镜的戴用调整不到位，这是取镜时工作疏忽（或戴用中发生变形）所导致。前一种原因造成的头后仰是持续性的，后一种原因引起的头后仰则是间歇性的并伴有经常需要上推眼镜的现象。不管是哪一种原因引起的头后仰，目的都是为了达到寻找最佳的近用光度区域，获得更充分 Add 的视觉效果。

2. 头前倾

发现头前倾的问题，首先要排除：向上注视时的融合性 A 外斜（或 V 内斜）、下直肌麻痹、上斜肌麻痹、畏光等病征。当渐进眼镜戴用者没有这些病征，戴上眼镜发生头前倾，就必须考虑配适发生了问题。戴用渐进眼镜发生头前倾的现象也要从看远、看近两个方面来分析。

（1）看远时头前倾　当点瞳位置过高、磨边配镜高度偏差导致远用光度区过高时，戴镜者就会发生在常态注视时无法正常使用远用光度区的问题。戴用者就会头位前倾和眼球上转，寻找最佳的远用光区。当找到这个区域时后，要想看清楚目标并保持注视方向，戴用者只能保持头前倾的状态。

（2）中、近距离视物时头前倾　远距离注视头位正常，注视中、近距离目标时发生头前倾的问题，原因只能是 Add（近用下加光度）偏高。正常状态下，渐进镜片中央视区点的镜度是与正常的头、眼位相应视距的屈光矫正需求相一致的。在 Add 值偏高的情况下，戴用者就会自然而然地通过头的前倾和眼睛的轻微上转来寻找不太适合生理要求的镜片上的点，达到这种状态的头位只能表现为前倾状态。

头后仰、头前倾，是戴用渐进眼镜比较常见的戴用问题。验配镜时，一定要做好两项工作：①按规范验光程序进行检测，做到矫正镜度的准确，这是预防发生头后仰、头前倾必须要做的工作；②加强眼镜架的推荐与调整，目前有一些眼镜架不经过调整就不适宜配渐进眼镜，对这样的眼镜架一定要进行精心的调整。

第二节　渐进眼镜戴用中的静态视觉问题

在渐进眼镜学中，对戴用的静态视觉问题研究是比较充分的，在这里仅对渐进眼镜戴用中静态视觉不适的问题进行综述。

一、远视力模糊

戴用渐进眼镜，看远时视物模糊的原因有 4 个：①眼的屈光介质浑浊；②弱视；③视细胞、视神经系统的病理改变；④屈光矫正镜度存在偏差。

屈光介质浑浊是导致看远视物模糊比较常见的原因。一般而言，这种改变常伴有近视力模糊加重，其模糊程度呈进行性加重（既可以表现为急进加重，也可以表现为缓慢加重）。最常见的疾患是老年白内障，此种情况不管使用什么样的眼镜，视物模糊的问题都不会改善。导致眼屈光介质浑浊的另一种原因是屈光手术后角膜浑浊，通常医生会用 haze 这个词来代替角膜浑浊（haze 意思就是"使朦胧"），其发生率一般认为是 2%。

弱视是一种单眼或双眼视功能减退的疾患。眼科检查无器质性病变，矫正视力≤0.8 者即可诊断为弱视。弱视视物模糊的特点是看远看近都模糊，眼镜不具有改善视功能的作用，因此不管哪种眼镜都不能使被测者获得满意的矫正视力。

视细胞、视神经系的病理改变，如黄斑变性、视神经萎缩等都将导致视功能的下降，不但会导致视物模糊，还可能会伴有视野缺损的改变，视物变形、扭曲，这些病变也不可能通过戴眼镜来改善视物模糊和视野缺损等问题。

这里说的戴用渐进眼镜后视力模糊，并非是由上述这些疾病原因造成的，而是特指远用镜度发生了偏差，这种偏差有两种类型：一类是验光检测的结果不正确；另一类是验光没问题，但配镜出现了偏差，导致远用屈光矫正镜度未能被正常使用。

1. 镜度不准确

球镜度、散光镜度和散光轴位的不准都会导致视远的模糊，但是模糊的情形则有明显差异。如图 14-3(a) 为正视眼、完全屈光矫正状态和单纯近视眼在远点看到的散光表图像；如图 14-3(b) 为单纯远视眼、单纯近视眼在散光表检查时看到的图像；图 14-3(c) 为中、高度散光眼看到的散光表检查时看到的图像，看到这样图像的被测者一般都会表述看东西时在物体的某一侧存在一个虚影（虚影的大小与散光镜度高低有明显的关系）。

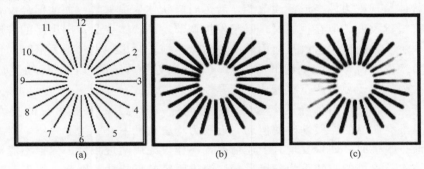

图 14-3　清晰视觉与各种屈光状态视觉模糊状态对比示意图

当验光检测的数据不准时，虽然矫正视觉比裸眼视力会有提高，但无法达到理想的矫正效果，视物自然就会模糊。渐进眼镜的矫正是以精确的远用镜度作为基础的，远用镜度验光不准不但会使视远模糊，而且会连带发生中、近距离的视觉矫正问题。

2. 参照光学中心距与瞳距不符

配制渐进眼镜要求眼镜的参照光学中心距要与被测者的瞳距相符合，倘若配制的眼镜的参照光学中心距与戴用者的瞳距不符，就会出现"虚影"的主诉（图 14-4）。尤其是在高度屈光不正或瞳距偏差过大时，"虚影"的感觉会更加明显。眼镜前倾角的不当。也可能产生类似现象的。

3. 镜-眼距不当

一般而言，镜-眼距应为 12mm。倘若过大，正透镜效度会增大，可以导致戴用者头晕。假如镜-眼距明显小于 12mm，则负透镜效度增大，又容易导致视近时发生视觉疲劳。

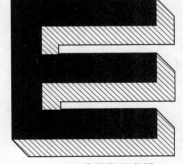

图 14-4　像散影示意图

4. 配镜高度过高

渐进眼镜配制中，瞳高过高也会引起视远时的视力模糊。最常见原因是：眼镜架（鼻托间距较窄）镜腿调整时过分屈曲镜腿折角导致"弯点长"过短，当戴用眼镜时，镜腿就会呈后翘状态，这就使镜身处于较高、过于前倾的位置，看远时就无法正常使用镜片的远用光区，而镜片的镜度渐进区却进入了眼睛视远主光轴区，戴用者在以常态视觉方向看远时，就会呈现近视矫正不足的状态（或远视过度矫正的状态），戴用者为了获得更清晰的视觉，常常会伴有视远时的头位的异常问题。

二、近视力模糊

对于近视力模糊的主诉，一定要先分清到底是眼病的问题，还是渐进眼镜的问题，特别是对老年人更应注意鉴别。导致近视力不好的眼的疾患很多，在医学上，视神经的炎症，屈光间质透明度的改变，视功能先天、后天的障碍，都会影响近视力（大多兼有影响远视力障碍）。

和老年人密切相关的导致近视力不良的最常见的两种原因：①白内障，早期（皮质型）常会出现伴有云雾状感觉的近视力下降，视远无明显视力下降。这是因为，白内障（皮质型）早期晶状体呈现周边性楔形浑浊改变，看远时晶状体呈扁平状，浑浊部分没有进入瞳孔区域就不会有视觉改变。但在视近时，眼睛发生调节，晶状体变凸，周边区的楔形浑浊就会向中央区集中进入瞳孔区，这就是白内障（皮质型）视近时出现雾状视力下降的特征。②黄斑变性，视力缓慢下降，多为双眼同时发病，早期视力轻度下降（往往无明显自觉症状），晚期出现眼底病加重，视力严重减退，无特异性治疗方法。

对于非老年人，近视力下降还应考虑弱视的问题，弱视是一种极常见的视力障碍性疾患，其特征是没有明显的器质性改变但远、近视力均表现低下。

在验配渐进眼镜时，如果发现有上述情况，不建议配用渐进眼镜。但也不能排除个别从业人员在经济效益思维的驱使下为配镜者配制渐进眼镜的可能性。因此，当遇到戴用渐进眼镜者主诉近视力模糊时，一定要首先甄别戴镜者是否存在以上疾患的情况。只有把以上疾患排除以后，才能确定近视力模糊是否与渐进眼镜的验配工作有关。导致戴用渐进眼镜近视力不佳在验配镜方面的主要原因包括以下五个方面。

1. 近用矫正镜度不正确

近用矫正镜度不正确有以下两种情况。

（1）近用镜度与视距不匹配　如一个指挥家配用渐进眼镜时要求配了阅读用镜，这种眼镜显然不适合在其指挥乐队时戴用。在验光师不了解具体使用范围时，就不太可能会告知在指挥乐队演奏时不适宜戴用的事项。当其这样使用时必然会发生问题。因为两种情况需要不同的 Add（近用附加正镜度），阅读需要的 Add 值要大，而指挥时识读乐谱的 Add 相对会小，用加光度大的眼镜从事需要加光度小的工作，就会发生附加镜度与视距不匹配的问题。同样用加光度小的眼镜从事需要加光度大的工作，也会发生同样的问题。

（2）远用镜度不正确　这种情况大多是因配镜单的数据过于潦草，被定配镜人员误读而导致远用矫正镜度错误所致。这种情况下，远、近都会发生错误，因此远、近矫正视觉都会模糊，还有可能出现相应的虚影。

2. 瞳距测量偏差

如果是单侧瞳距不正确，可以引起单侧近用视力不佳；如果是双侧瞳距不正确，则可引起两眼近用视力不佳。这种瞳距不正确，多见于习惯上以手指为注视目标的直尺测量，这种检测会比正常瞳距少 2～3mm。这会导致渐进镜片的渐进区、近用区向内偏移，使双眼看到的范围过窄，甚至模糊。

3. 前倾角不正确

眼镜前倾角不正确可以间接影响眼镜的镜效度。这是因为前倾角改变，渐进镜片近用区与眼睛的距离就会增大，镜效度也就会发生相应的改变，而影响近视力的清晰程度（或视距）。前倾角不正确还会引起镜面与视线角度的异常，这种改变还会导致斜射像散现象的发生，使物像在纵轴上发生畸变，这也会导致近用视力不理想，并伴有看东西变形的问题。

4. 眼镜戴用位置过低

就目前实际操作而言，因点瞳偏差导致配镜过低的问题极少。发生这种问题的最常见原因是眼镜调整不到位：鼻托位置过低、眼镜腿的弯点长过长、对眼镜腿的垂点没有进行枕部"内扣"处理。这种情况导致的眼镜戴用位置过低，就会使戴用者对近用矫正效果不满意，而且戴用中必须经常上推眼镜。在渐进眼镜的咨询中，曾发现"配镜十字"处于下眼睑下缘以上 1mm 的位置的情况，这样的戴用位置不仅近用矫正效果不会令人满意，而且在戴用中根本不可能找到渐进镜片的近用区。

5. 镜片基弧过平

对于习惯使用较大基弧镜片的人，使用基弧过平的镜片在视觉上会发生明显的不适应。对于渐进眼镜也会产生近用矫正视力不理想的问题。其原因如图 14-5 所示：A 点发出的光可以垂直通过透镜（X 处）到达视网膜的 a 点。倘若透镜基弧过平（Y 处），A 点

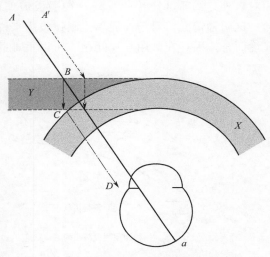

图 14-5　基弧过平放大作用示意图

发出的光就会沿 BCD 前行而无法到达视网膜的 a 点。而从 A' 发出的光经过镜片的屈折却恰好能到达视网膜的 a 点。这就是平板玻璃的放大作用，这种作用会导致远、近视力的清晰度在一定程度上的下降。

三、看远时头晕目眩

戴上渐进眼镜看远感到头晕目眩，既可能是眼镜的问题，也可能是戴用者本人存在某种疾患。戴用者存在前庭性疾患（急性或慢性中耳炎、美尼尔综合征、前庭神经炎等）、脑部疾病时会存在头晕目眩的问题，戴用渐进眼镜时这种症状就会明显加重。另外，颈椎病、头外伤（如脑震荡后遗症）、贫血等也会引起头晕（但这类疾患一般不存在目眩）。因此，当初戴渐进眼镜感到头晕时，还应考虑戴用者本人健康因素。

作为眼镜从业人员，要检查眼镜、核实验配中可能存在的问题。当确认眼镜验配没有问题时，才可以用探究的方式询问头晕、目眩有关的疾病问题。

在眼镜方面可以引起头晕目眩的主要原因有以下三个方面。

1. 镜-眼距过大

镜-眼距不同，镜片所发挥的镜效度是不同的。镜-眼距越小，正透镜效度越小（负透镜效度越大）；反之，正透镜效度越大（负透镜效度越小）。镜-眼距增大，对于远视眼应减少镜度，对于近视眼则应适当增加镜度，只有这样才能保持与镜-眼距相适应的矫正效果。如：某人的镜-眼距 10mm，需戴用－10.00DS 的眼镜，将镜-眼距扩大至 15mm 时，则需要戴

用－10.50DS 的眼镜。一般而言，近视度数不变、镜-眼距扩大，视觉上会有所觉察，但头晕一般不明显。假如是远视＋10.00DS，同样的镜-眼距的改变，则要将镜度调整为＋9.50DS，如仍用原戴眼镜度就会存在过度矫正＋0.50DS，这就会导致一定程度上的头晕，头晕的程度与个人的心理承受能力有关。

2. 镜面角过小

当镜面角变小（弧度增大）时，一般会有两种情况发生：①镜面角变小（弧度增大）的情况，眼镜的镜-眼距一定会明显变小，这就使得渐进镜片的近用区与对应视距的比较位置相对靠外；②通过镜片的视线，在平板玻璃的作用下也会发生向外侧的轻度屈折（图 14-6）。这两种情况，对于普通单光眼镜戴用来说都很轻微，通过戴用是可以适应的。但对渐进眼镜而言，因存在戴用复视问题，所以很难适应。

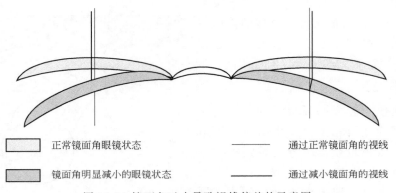

▢ 正常镜面角眼镜状态	── 通过正常镜面角的视线
▨ 镜面角明显减小的眼镜状态	── 通过减小镜面角的视线

图 14-6　镜面角过小导致视线偏差的示意图

3. 配镜高度过高

配镜高度过低，不会影响远距离的视觉，只能影响中、近距离的视觉效果。但当配镜高度过高（即当配适点高于瞳孔中心）时，渐进镜片的全部光区就会水平上提，从而导致渐进带中距离视区进入视远的视野，这就自然导致看远时不清晰，等于视远时使用了一定的正镜度附加，自然容易引发头晕。这种全部光区水平上提，也会因渐进带过窄而导致中、近距离无法获得满意的矫正效果。因此，配镜高度过高对矫正视觉的影响是一种全视程的视物清晰度的下降。

四、阅读区域过小

因眼病引起的单纯性阅读区域缩小的问题，在眼镜验配中是极为罕见的。阅读区过小大多是由验配镜的问题引起的，原因有以下几种。

1. 近用正镜度过大

近用正镜度过大基本上都是验配镜的问题，原因有两个：①远用正镜度过大，导致近用正镜度加上 Add 后而增大；②单纯 Add 过高导致近用正镜度过大。两者的区别是：前者伴有远视力模糊，后者远视力正常。不管是哪一种原因造成的，戴镜者都会用缩短物距的方法予以应对，这就必然导致近用阅读区域（可使用区域）变小（图 14-7）。图中 a 表示正常阅读距离，所看到的视野直径为 n_1，图中的 b 表示加大正镜度后戴镜者所使用的修正距离，这时看到的视野直径为 n_2，n_1 与 n_2 的差为 m。任何一种渐进镜片用于有效视近的区域的大小都是恒定的，不会因视距的变化而改变。因此，近用正镜度过大的程度越高，被修正的距离就会越短，可以清晰阅读的视野范围也就会越小。

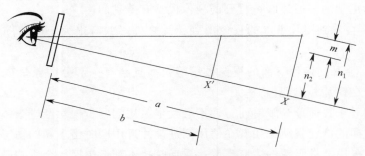

图 14-7　视距与视野范围关系的示意图

2. 镜-眼距过大

当镜-眼距发生变化，渐进眼镜特定的区域看清晰目标的范围也会发生相应的改变。镜-眼距与所看到的范围的大小成反比（图 14-8）。当镜-眼距等于 a 时，视线通过 A、B 两点看到的范围直径为 d；当镜-眼距等于 b 时，视线通过 A'、B' 两点看到的范围直径为 c。从图中可以清楚地看到：镜-眼距增大，看到的范围就小；反之，看到的范围就大。这种现象对于渐进眼镜会表现出中、近距离视野的变化，倘若渐进眼镜与眼的距离增大，不但近用光区清晰的视野会明显缩小，中距离的清晰视野也会明显变窄。

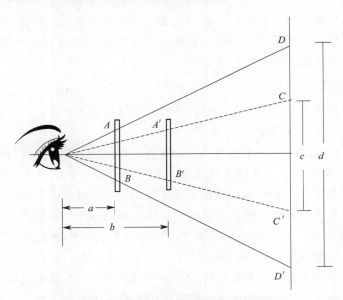

图 14-8　镜-眼距对注视目标影响的示意图

3. 前倾角偏小

导致前倾角偏小（甚至呈负向前倾角）的原因有三种。

（1）眼镜架选择不合理　戴用者选择了前倾角偏小的眼镜架，在验光师点瞳、眼镜成镜交付时，均未对眼镜架进行调整。

（2）原戴眼镜的前倾角不合理　在戴用新眼镜时戴用者无法适应正常的前倾角，一般是因为原戴眼镜的前倾角出现了问题。此时，取镜处的工作人员就会参照原戴眼镜的状况将新眼镜的前倾角调整到接近原戴眼镜的状况。尽管经调整后，可以比较舒适地戴用了，但这种前倾角显然是不正常的，通过眼镜看到的视像也是有差别的。

① 远视眼，会看到镜片下部的视像滑到镜片之外，并有很大一部分图像被镜缘切割到镜片之外；

② 近视眼，会看到镜片下部的视像被压缩，而且会有一部分图像呈现视野重叠（既在镜片之内看到又在镜片外出现）。

这样的调整对于普通单光眼镜而言，不会发生戴用问题。但对渐进眼镜的戴用则会产生很大的影响，这样的像变就使戴用者在使用渐进镜片近用区时出现新的情况：可以看清晰的范围变小，增大戴用渐进眼镜的适应难度；看近时找不到近用区，会影响戴用者的信心。

原戴眼镜前倾角不合理，在渐进眼镜应用上应采取延迟配镜的方案，可先配用单光眼镜，通过前倾角的调整、适应过程，待适应正常的前倾角后再配用渐进眼镜。

（3）眼镜受外力作用而变形　导致前倾角变化的另一个因素是渐进眼镜受压，这种情况大多是突然发生。一旦发生，戴用者必然会找眼镜店进行调整，否则就不能正常使用。遇到这种情况，帮助其将前倾角调到正确角度就可以了。

4. 镜面角过小、基弧过平

镜面角过小（镜身弯曲度过大），这是目前备选眼镜架（特别是大框）普遍存在的问题（图14-6）。基弧过平，一般发生在有偏好戴用屈光矫正太阳镜（包括用于屈光矫正的墨镜、偏光镜）者，在最初戴用渐进眼镜时一般会或多或少存在清晰阅读区过小的问题。

因此，面对习惯使用大框眼镜架或习惯戴用屈光矫正太阳镜者，一般应当先讲清道理，建议其选择使用与个人瞳距相适宜的眼镜架。

5. 配镜高度过低

渐进眼镜配镜高度发生问题，无一例外是因为眼镜调整不到位。当配镜高度现象出现异常时，一般会导致以下两种视觉状况。

（1）近用区虽然可用，但可用范围小　这种情况在症状上一般会有两种表现。

① 看近时存在复视：视近时会感到近用区内移量不足，这是因为当眼下转看近时，眼会在眼外肌的作用下发生一定外旋，配镜高度过低就会导致眼睛向下转得更多，眼的外旋也会更明显，这就导致了相对的内移量的欠缺，这就是配镜过低出现视近时复视的原因。

② 眼球的过度下转并非正常的生理状态，这种非常态的情况就会导致眼外肌张力的极度不均衡，使眼睛极容易发生视觉疲劳。

（2）近用区根本用不上　导致近用区无法用上的原因，显然是配镜高度太低了，使渐进镜片近用区超出了眼球下转可及的范围，使其成为了有名无实的闲置区。导致这种情况的最大原因就是：使渐进眼镜的戴用位置变成了图14-9所示的姿势。这样的戴用方式在老花镜的使用中是很常见的，应当说，这是针对正镜度不足的一种不错的戴用补偿方法，毕竟老花镜的镜片上只有一个镜度。但是这种戴用方法不适宜渐进眼镜的戴用，渐进眼镜的远用区、渐进区、近用区都是固定的，倘若渐进眼镜也这样戴用，戴用者的眼睛就不太可能找到渐进镜片上的近用区了。

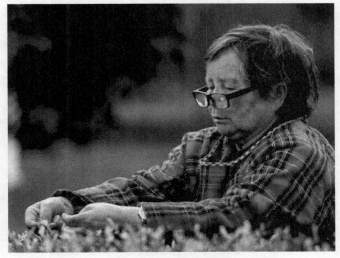

图 14-9　老人戴花镜

第三节　渐进眼镜佩戴问题的诊断

上一节对戴用渐进眼镜发生戴用不适的情况进行了分析，介绍了这些戴用不适的种类和产生的可能原因，了解这些知识的目的就是要对这些戴用不适进行快速、准确的诊断，从而为解决这些戴用不适找到相应的途径。这一节要谈的就是有关戴用不适快速、准确诊断的问题。

一、症状诊断

对于戴用渐进眼镜出现的症状、体征和导致的原因，我们特编制成表 14-1 予以概括。通过这个表，就可以根据渐进眼镜戴用者的主诉和体征，查找到相应的原因类别和具体的原因，查到的"原因"就是渐进眼镜戴用状况的诊断。

表 14-1　配镜不适（症状/体征）与验配镜的关联

症状/体征	原因类别	具体原因
远矫正视力模糊	验光不正确	正镜度过高
		负镜度过低
		散光数据不正确
		瞳-眼距偏差（一般为偏小）
	配镜不正确	配镜高度过高
		前倾角过小(甚至成负性前倾角)
近矫正视力模糊	验光不正确	远用矫正镜度不正确(正镜度过多或负镜度过少)
		散光数据不正确
		瞳距不正确
		近用加光度(Add)过低
	配镜不正确	镜距过大
		配镜高度过低
		前倾角过小(甚至成负性前倾角)
	镜片	基弧过平

续表

症状/体征	原因类别	具体原因
阅读清晰区过小	验光不正确	近用正镜度过高
		瞳距不正确
	配镜不正确	配镜高度太低
		镜-眼距过大
		镜面角过小（镜身弧度太大）
		前倾角过小（甚至成负性前倾角）
	镜片	基弧过平
头后仰	验光不正确	远用矫正镜度不正确（正镜度过少或负镜度过多）
		近用加光度（Add）过低
	配镜不正确	配镜高度过低
头前倾	验光不正确	远用矫正镜度不正确（正镜度过多）
	配镜不正确	配镜高度过高
看远时头晕目眩	验光不正确	瞳距不正确
	配镜不正确	配镜高度过高
		镜-眼距过大
		前倾角过小（甚至成负性前倾角）
		镜面角过小（镜身弧度太大）

二、适配不当与症状的关联

通过表14-1，可以将渐进眼镜戴用不适概括为6个戴用问题、3个原因类别、11个具体原因。表14-1的内容稍加整理、重新编排、连线，就构成了更为直观的图14-10。

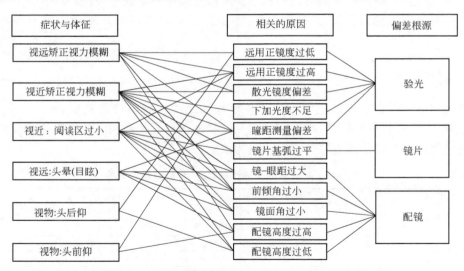

图 14-10　渐进眼镜戴用不适与原因关系的示意图

根据图14-10，可以得出如下几个方面的结论。

1. 原因的分类

从导致渐进眼镜戴用不适的操作层面上看，不外乎验光、配镜、镜片三个原因。但目前使用的近视镜片都是凸凹透镜，远视眼都是凹凸透镜，而且绝大部分是非球面透镜，因此对于长期戴用眼镜的人来说，戴用渐进眼镜的镜片因素基本上可以忽略不计。这样归结起来，导致渐进眼镜戴用不适的最主要因素只有验光和配镜两个方面的因素。

2. 症状（体征）与原因的关系

症状（体征）与原因是多种多样的，但从两者关联情况看，可以将症状（体征）分为以下两个级别：

（1）一级症状（体征） 特指与多种因素有关的症状（体征），这类症状（体征）包括：视远矫正视力模糊、视近矫正视力模糊、视近清晰阅读区小、视远时头晕（包括目眩）。

（2）二级症状（体征） 特指相关因素较少的症状（体征），这就是头后仰、头前倾，分别只有两个关联因素。

也就是说，解决、预防戴用不适问题的核心在一级症状（体征），只要处理好这一级别的问题，渐进眼镜戴用问题的处理也就比较顺利了。

3. 原因的影响力

这些原因对渐进眼镜戴用不适的影响是不同的。

（1）对渐进眼镜戴用不适影响较大的因素依次为（从高向低排列）：①远用正镜度过高；②瞳距有误；③配镜高度过高；④配镜高度过低；⑤镜-眼距过大；⑥前倾角过小；⑦镜面角过小（即镜身弯度过大）。

（2）对渐进眼镜戴用不适影响较小的因素依次为（从低向高排列）：①镜片基弧过小；②下加光度不足；③散光镜度偏差。

第四节 渐进眼镜戴用不适的处理

一、解决渐进眼镜戴用不适的基本途径

解决戴用不适的问题，应当从以下三个方面入手。

1. 验光复核

与验光有关的戴用不适，通过验光复核、重新验光，就可以找到导致戴用不适发生的原因，能找到原因自然也就寻找到了解决问题的办法。关于验光的问题，可以参阅本书第七章和第八章的内容。

2. 指导戴用

渐进眼镜"戴用不适"，还会发生在戴镜者不熟悉渐进眼镜戴用要领时。这往往是由于初戴渐进眼镜不熟悉镜片上的分区，又未接受有效的戴用指导而造成的。对于这种情况，只要按照第十三章的相关内容，对"戴用不适"者进行切实有效的戴用指导，问题就可以迎刃而解了。

3. 戴用调整

再一种引起渐进眼镜戴用不适的问题，则是眼镜调整不到位的适配失当。这就是我们在这一节要介绍的问题。

二、眼镜专用调整工具

对戴用不适的眼镜进行针对性调整，预先需要做两项工作：①需要使用什么工具，这些

工具怎样使用；②戴用不适的问题在哪里。只有做好了这两项工作，对眼镜的调整才能落到实处。先来谈调整眼镜的常用工具。

对眼镜进行调整的工具有三种：①我们的双手；②眼镜专用调整钳；③度量工具。不用多说，只要对眼镜调整，就需要用手，但调整中的力度控制则需在长期实践中通过体验、积累才能达到最佳状态。度量的工具主要指直尺、量角器，下面仅对眼镜专用调整钳进行简要介绍。

1. 眼镜专用调整钳

眼镜用钳种类是很多的，以套装眼镜专用调整钳为例，以 6 把、9 把、12 把、15 把四种套装规格最为常见。目前，国内从事眼镜工具经销部门中，大禹工具钳的品种数量相对适宜，共有 14 种，其中包括吸盘拆卸钳 2 种，非金属铆合固定型无框架装配、拆卸钳各一把，唯独少一把散光角度调整钳，眼镜工具经销部门中，以三幸光学经销的眼镜调整用钳种类最多，已经达到 112 种（表 14-2）。

表 14-2　三幸光学经销的各类眼镜调整用钳的数量

用途	品种/数量	用途	品种/数量
鼻托调整用钳	20	调整镜圈弧度用钳	10
固定铰链用钳	14	把握尺寸、铆合螺丝	3
调整镜腿角度用钳	6	吸盘拆卸、轴位调整	4
调整镜腿开合用钳	5	剪钉钳及其他用钳	18
调整镜梁角度用钳	4	德国产眼镜钳	28

从事眼镜验配工作的店铺，面对这么多种类眼镜调整用钳，是不是需要配备齐全呢？眼镜行业比较认同的眼镜维修、调整用钳的合理数量是 6～12 把。假如配备的调整用钳少于 6 把，有的维修、调整项目就会面临无钳可用的情况；倘若配备的调整用钳多于 12 把，调整用钳中必定会有功能重复的情况。

面对数量繁多的眼镜调整用钳，我们只能根据眼镜行业从业人员多年积累的经验、养成的操作使用习惯，挑选最能体现从业人员操作水平、最习惯使用的几种调整用钳，简单介绍如下。

（1）三爪调整钳　这是一款用于调整眼镜架局部弧度的专用眼镜调整钳，其钳口的三个柱上分别装有塑料套头，套头由柱顶上的螺钉固定。目前国内眼镜店铺对这种调整钳应用还不普遍。

这种调整钳可以用于镜梁、镜圈横向、纵向弧度的调整，也可用于镜腿弧度的横向调整。

① 镜梁（图 14-11）：可以对镜面角进行适当的调整；可以对眼镜光学中心距离进行减小约 1mm 的调整。

② 镜圈（图 14-12）：可以解决镜圈与镜片的弧度适应问题（弧度不适应，会发生戴用掉片的问题）。

③ 镜腿：可以调整镜腿的弧度，解决镜腿直接贴敷人颞部的问题（镜腿贴敷颞部，会在太阳穴部位的皮肤留下颜色过浅的遮光痕迹，易导致镜架被汗液腐蚀，极少的人还会出现致敏问题）。

（2）镜圈弧度钳　这是一款只用于镜圈弧度调整的专用调整钳，钳口由塑料衬垫构成。

使用这种调整钳的唯一目的就是：解决镜圈与镜片的弧度适应问题，以保证镜片与眼镜架处于最佳的装配状态（图14-13）。

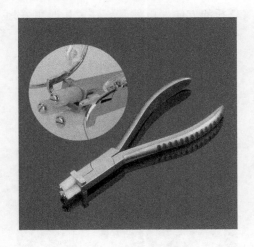

图14-11 三爪调整钳——调整镜梁弧度

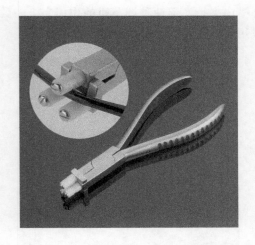

图14-12 三爪调整钳——调整镜圈弧度

（3）平口钳 平口钳（图14-14）也是眼镜修理人员经常使用的一款眼镜调整钳，钳口安装有塑料套头。这种调整钳主要用于眼镜架镜腿的调整。

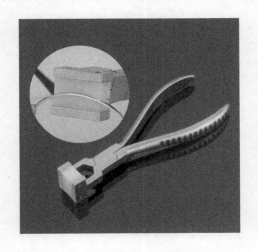

图14-13 镜圈弧度钳——调整镜圈弧度

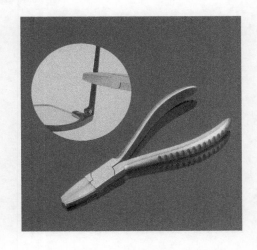

图14-14 平口钳——调整镜腿

（4）尖嘴钳 尖嘴钳（图14-15）是眼镜调整修理经常使用的调整钳，可应用于托叶间距、高度、方向的调整，也可应用于梁架、金属框突及弯板的调整。

（5）弯嘴钳 弯嘴钳（图14-16）是眼镜调整修理人员比较偏爱的一种眼镜调整用钳，其用途与尖嘴钳基本相同，但在夹持、调整鼻托托梗操作时则更为方便，尤其对托梗比较短的鼻托调整更有其特有的优势，而且在调整操作中不易碰伤镜圈。通过夹持托梗对其进行弯曲度的调整，以达到调整托叶间距、高度、方向的目的。

尖嘴钳和弯嘴钳是两种钳口没有塑料套头的调整钳，因此在使用这两种调整钳时，一定要注意：在夹持的眼镜相关部位要垫上厚一些的镜布，以免给眼镜架留下夹持的凹痕。

（6）鼻托专用钳　鼻托专用钳有两种：①一侧钳口有凹陷（图14-17）；②一侧钳口有一纵向通透的圆孔（图14-18）。两种调整钳夹持鼻托的方向不同，前者是纵向夹持，后者是横向夹持，但两种调整钳的作用完全一致：调整鼻托的方向，以使其能在戴用时更好地与戴用者鼻梁贴敷。

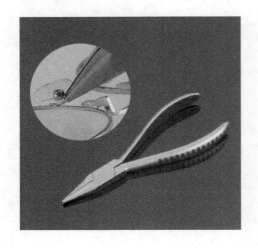

图14-15　尖嘴钳——调整托叶

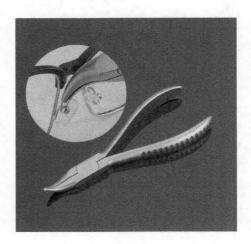

图14-16　弯嘴钳——调整托梗

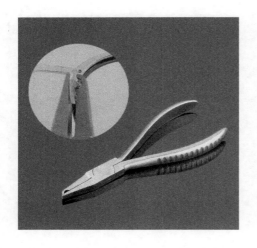

图14-17　鼻托专用钳①——调整鼻托方向

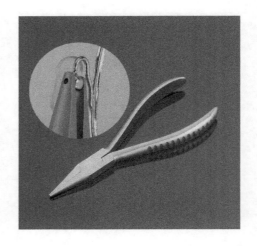

图14-18　鼻托专用钳②——调整鼻托方向

（7）散光角度调整钳　散光角度调整钳（图14-19），因某种原因发生眼镜的镜片轻度转动后，对于有散光成分的镜片就需要对镜片进行旋转性调整。这种调整钳的钳口由硬性塑胶构成，只要将镜片夹紧，轻轻转动即可完成调整。使用散光角度调整钳对散光角度调整的幅度与镜片形状有关：对圆形镜片可以进行180°调整；但对方框眼镜架调整的幅度十分有限。

（8）吸盘拆卸钳　吸盘拆卸钳有两种：①横向握持型（图14-20）；②纵向握持型（图14-21）。有人认为这种钳子可以作为散光角度调整钳使用，这不正确，用这种调整钳进行角度调整容易造成镜片膜层的损伤。

（9）圆平钳　圆平钳的钳口装有塑料套垫，如图14-22右下部的小图。虽然这种调整钳经常被叫做桩头钳，但其使用范围并不局限于桩头的屈板，也可以对镜梁进行调整。

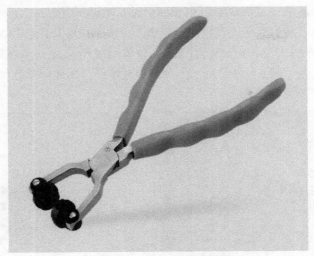

图 14-19　散光角度调整钳

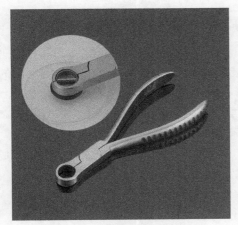

图 14-20　吸盘拆卸钳（横向）

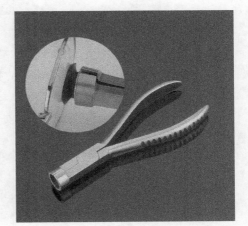

图 14-21　吸盘拆卸钳（纵向）

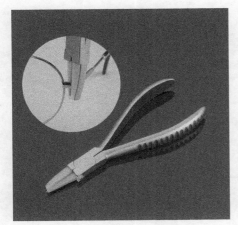

图 14-22　圆平钳——调整桩头

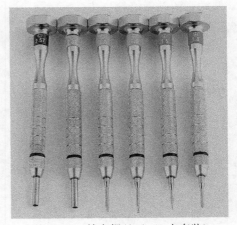

图 14-23　精密螺丝刀（6 支套装）

（10）精密螺丝刀　目前，眼镜上使用的螺钉的钉头形态趋于多样化，为适应这种趋势，能适应各种钉头形态的眼镜套装螺丝刀也相继问世，对绝大部分中、小眼镜店而言，配备包括"－""＋""○"三种钉头形态的 6 支套装螺丝刀（图 14-23）已经足够了。

（11）无框眼镜专用钳　无框眼镜是目前比较流行的眼镜款式，这种眼镜架也有两种类型：①金属螺钉固定型（图 14-24右）；②无框无螺丝型（图 14-24左）。从外观效果看，无框无螺丝型眼镜架更轻盈、美观。

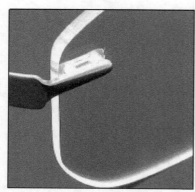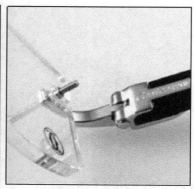

图 14-24　无框眼镜装配的两种类型

对于金属螺钉固定型无框眼镜架，只要选择尺寸大小适宜的六角套筒螺丝刀就可以进行拆卸了。非金属铆合固定型无框眼镜架的拆卸、装配要相对复杂一些，只有使用专用的拆卸、装配工具才能保证眼镜良好的状态。这种专用的工具有以下两种。

① 无框架拆卸钳：拆卸非金属铆合固定型无框眼镜必须使用专用的拆卸钳（图 14-25）。拆卸无框眼镜的方法见图 14-26，具体操作可以分解为以下四步。

a. 先剪掉突出于镜片内侧非金属铆合部分；

b. 将镜片平放在拆卸钳的底砧片上，并将镜片的塑料紧固栓对正底砧的凹槽；

c. 握紧钳子将拆卸钳的顶针片的顶针对准镜片塑料紧固栓；

d. 稍加力，即可将塑料紧固栓从镜片孔中顶出。

从操作性而言，无框无螺丝眼镜架的拆卸操作并不复杂，但要想保证拆卸后镜片的完好，最重要的是做好第二步。

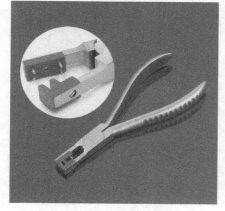

图 14-25　无框架拆卸钳

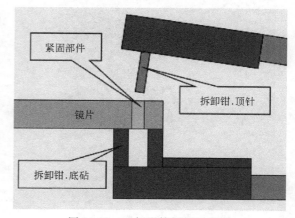

图 14-26　无框眼镜拆卸示意图

② 无框架装配钳：非金属铆合固定型无框架的装配则必须使用专用的装配钳。

a. 将装配塑料套管（习惯上叫做胶塞）插入镜片装配孔中，用剪切钳（图 14-27）把突出在镜片内、外的部分剪掉；

b. 用通针整理塑料套管规整；

c. 将眼镜架装配部分的塑胶柱由镜片外侧穿过装配孔；

d. 使用无框架装配钳（图 14-28）夹住装配部分，稍稍用力，装配就告完成。

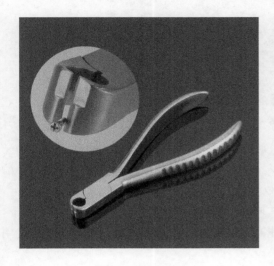

图 14-27 剪切钳

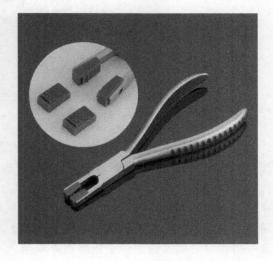

图 14-28 无框架装配钳

③ 无框眼镜架的装配顺序。从眼镜行业多年积累的实践经验看，无框眼镜架的装配以先装配镜梁、后装配眼镜腿顺序最符合操作规律。

2. 眼镜调整钳使用的原则

钳子的使用看起来很简单，不过是握着钳子把用力夹就是了。其实不然，眼镜片是非常"娇气"的物件，用力过大就会开裂。因此，使用眼镜调整钳对眼镜相关部位进行调整、维修还是有一些说法和讲究的，大致包括以下几个方面。

（1）克制使用 在眼镜的调整、维修中，眼镜调整钳并不是使用得越频繁越好，而是应当有所控制，力争做到通过最少的使用率达到最佳的效果。这是因为，既然是调整、维修，就不宜使用调整钳对眼镜进行整体大幅度改变，对于这种情况就应采取更换新眼镜架的处理方法。眼镜调整钳的使用要遵循整体大幅度调整，属于车间装配要做的事情；门店的取镜、维修的本职工作是小修、小配、小幅调整。

（2）单手持钳 眼镜调整钳属于精密调整用钳，操作的关键是力度不需大但要恰当，只需单手持钳（图 14-29）。

① 持钳位置：握钳时一定要握钳子把最外张的部分，这是保证持钳稳定、最易用力的持钳位置。

② 张开钳口：用拇指勾住一侧的钳把，用无名指与小指轻夹住另一侧的钳把，向外张开手，钳口即可张开。

③ 闭合钳口：宜采用满把握的方式，这样的用力比较均匀。

（3）专钳专用 对某些调整（特别是混合材料眼镜架）已经有专门调整钳的情况，应当尽可能使用专用钳。调整钳的无章法乱用，极容易造成眼镜架损伤。

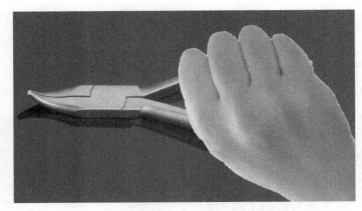

图 14-29　单手持钳

（4）均衡用力　曾有一种说法，即两侧钳口要保持等距接近夹持部位，客观上讲在现实操作中很难做到这一种状态。不妨在夹持中先用一侧的钳口抵住被夹对象的一侧，再将另一侧钳口夹住被夹对象的另一侧。一旦夹好，用力则必须缓慢、均衡，以免造成加压部位的偏离。

上面用了比较多的图片和较大的篇幅介绍了眼镜调整钳和精密螺丝刀，目的只有一个：希望读者在比较深入了解这些工具的基础上，能对渐进眼镜进行高质量的调整，从而使戴用者获得更良好的渐进眼镜戴用的视觉享受。

三、调校镜架

眼镜的调整，不仅需要使用眼镜调整钳、精密螺丝刀，还需要做到手法到位，当然眼镜的调整往往还需要加热的器具。我们之所以在这里忽略了对眼镜加热调整的环节，是因为加热操作仅适用于非金属眼镜架，而这种眼镜架并不特别适合配制渐进眼镜，使用非金属眼镜架配制的渐进眼镜发生戴用不适的概率远比金属眼镜架高。下面就渐进眼镜戴用不适的调整，从五个方面进行最基本的介绍。

1. 配镜高度调整

配镜高度出现偏差是渐进眼镜配制中比较容易出现的一个问题。这里既可能是挑选眼镜架不当的原因，也与一些眼镜店铺不太重视眼镜调校的做法有关。

（1）调整的基本方法　调整配镜高度的方法有以下两种。

① 调整鼻托的间距（或高度）。配镜高度过高，可以通过调宽鼻托间距或调低鼻托的高度来解决，调整后镜身会自然下落，配镜过高的问题也就会解决。调整的要求则是适度、合适即可。

② 镜腿的"弯点长"。也可以通过"弯点"后移的办法增加镜腿"弯点长"的长度和改变垂内角大小的办法予以解决。"弯点长"延长、垂内角减小，眼镜戴用位置自然会向前滑，伴随而来的必然是镜身的下落。

（2）可调整量

① 双侧配镜高度等高。普通单光眼镜（尤其是仿古大圆框眼镜）配镜高度调整量可达到 $\pm 10\text{mm}$，但对于渐进眼镜来说，可调整的量要小得多，这是因为配制渐进眼镜不会选择

过大的眼镜框，根据实际观察，配镜高度的调节量控制在向下调 3mm 至向上调 2mm 这一范围是比较合理的。超过这一范围可能造成头后仰、头前倾的新问题。

② 单侧配镜高度偏差。造成这种问题的原因：点瞳时备用眼镜架未经调整，导致点瞳偏差；戴用者存在两眼高度参差的客观情况；戴用者因斜颈习惯导致假性两眼高度参差。

不管是哪一种情况，其共同的表现就是配镜高度的参差（也可用单侧配镜高度偏差予以表述）。配镜高度的微量偏差，对于单光眼镜来说，戴用者几乎不会有自觉症状。但是，对于渐进眼镜则不然，尤其是常被推荐、选用的普及型渐进镜片，一旦存在两侧配镜高度参差的问题，戴镜者在视觉上就会有一种两眼相互干扰的感觉，注视中距离会感到不太协调，清晰阅读的范围则相对小。

对这种情况，可以通过对眼镜整体进行调整的途径，适当调整单侧的配镜高度，其调整量宜控制在不大于 2mm。调整太多，会影响戴用者的仪表形象。

（3）调整后可能存在的问题

① 调整鼻托。个别戴用者会觉得有些不习惯，但不会存在适应问题。其中，调低鼻托者，近用的清晰视野会略有扩大，调整后戴用者满意度比较高；而调高鼻托时，要掌握适度，以免造成头后仰的问题。

② 延长"弯点"长。在进行这项调整时，要注意对垂内角的相应调整。否则，就不能保证眼镜的戴用处于稳定的状态，眼镜就会表现为处于经常性的下滑状态。这种状况显然是渐进眼镜戴用很忌讳的。

2. 镜-眼距调整

镜-眼距是指镜片后顶点至角膜的距离。通常情况下，这一距离为 12.00mm，眼窝深者为 13.75mm，但也有一些人习惯使用大些的镜-眼距。镜-眼距的大小，会影响通过镜片所看到视野的大小，两者的关系成反比。如图 14-30 所示，AB 与 $A'B'$ 镜片的直径相等，当镜-眼距为 a 时，通过镜片看到的视野直径就是 CD；当镜-眼距为 b 时，通过镜片看到的视野直径就是 $C'D'$。镜-眼距的变化对于普通单光眼镜的戴用来说，对视远的视野虽有影响但很难被戴用者觉察，而中央视野的视觉还是清晰的，因此镜-眼距对视远的视野的变化可以忽略不计。但镜-眼距的变化对渐进眼镜近用的影响则会非常明显，这是因为：渐进镜片的近用区非常狭小（能实现高清晰视觉的区域不会大于 100mm^2），镜-眼距的改变必然会对视野范围的大小造成明显差异。

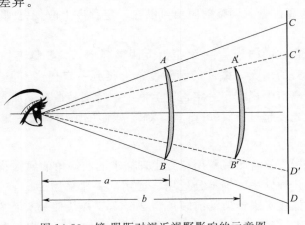

图 14-30　镜-眼距对视近视野影响的示意图

以镜-眼距 a 为准配制的眼镜置于 b 使用，眼镜的正透镜效度会增大（负透镜效度会减小），看远距离目标时的清晰程度就会相对下降，可以看清的目标就会由∞移近到 C（图 14-31），这种情况对渐进眼镜近用区的影响较大。镜-眼距的变化，给予渐进眼镜戴用者在视觉方面的变化就是近用视野大小的变化和视距的差异，其表现就是近用阅读不良、视距的差异。

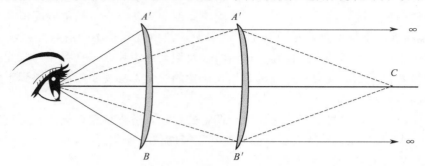

图 14-31　镜-眼距对视远正镜效度影响的示意图

　　（1）调整的基本方法　近距矫正和远距矫正模糊，可以通过改变镜-眼距予以适当调整。对因镜-眼距过大引起的渐进眼镜的戴用不适伴有近距离视野变小的情况，可以通过对鼻托的调整达到改变镜-眼距的目标。

　　① 调整鼻托高度。改变眼镜镜-眼距最主要的方法就是：对鼻托的高度、鼻托的间距进行调整。将鼻托调高、鼻托间距缩小，可以增大镜-眼距；反之，则会使镜-眼距缩小。

　　② 调整前倾角。调整前倾角，也可以对镜-眼距进行微量的调整。一般而言，前倾角适当增大，可以使镜面与视近的视线处于更为合理的戴用状态，视觉的清晰度也会在一定程度上得到提高。

　　（2）可调整量

　　① 调整鼻托的允许量。通过调整鼻托能改变的镜-眼距的量，目前没有公认的数据。但是，对于渐进眼镜而言，镜-眼距过度调大则会导致高清晰视近区域缩小，因此在渐进眼镜镜-眼距调整时，应从两个方面进行控制：降低鼻托的调整，应以睫毛扫不到镜片为准。鼻托调高以 12.00mm 为准，对习惯性戴用较大镜-眼距的眼镜者，镜-眼距可以适当增大，但不宜超过 15.00mm，否则，不但解决不了原有的近用戴用不适问题，而且有可能使近用的戴用问题加大。

　　② 调整前倾角的允许量。调整前倾角可以在一定程度上改变镜-眼距的大小，但调整的幅度比较小。

　　（3）调整后可能存在的问题　镜-眼距由大调整到小，只要睫毛扫不到镜片，戴用者都会获得近距离清晰视野的增大，戴用的满意度都会得到一定提高。但是，将镜-眼距由小调整到大，都会使近距离清晰视野在一定程度上缩小，特别是在高下加光度的情况下会更为明显。因此，对于下加光度超过 +2.50DS 者，对镜-眼距的增大调整一定要慎重。

3. 前倾角调整

　　前倾角异常，是指不符合眼镜戴用视觉生理需求的前倾角的异常状态。目前对于前倾角合理性的确认有以下几种做法。①不分近用、远用，一律采用 8°～15°；②根据眼镜腿与镜身连接的位置确定，低接头眼镜架的前倾角为 2.5°，高接头眼镜架的前倾角为 5°～10°；③根据视远、视近的需求，看远为 8°～12°，看近为 10°～15°；④根据眼窝深浅确定前倾角，一般采用 8°～10°，眼窝较深者可选择 12°～15°；⑤以 5m 为常规行走注视距离，以身高 1.6～1.8m 为准，身体的倾斜角度约为 15°～20°，人在行走时头一般会前倾 5°左右，这就是说前倾角的合理值应为 10°～15°；⑥根据行业实际操作的经验，近距离工作时眼睛的下转程度明显要大于行走，因此普遍认为，以视近为主要工作的单光眼镜与渐进眼镜最合理的前倾角度不宜低于 15°，最大允许值应在 25°。

尽管关于前倾角的说法如此多样，但是还有以下两个方面没有说清。

第一，儿童眼镜的前倾角该怎样掌握？目前，学龄期儿童在课堂上的时间一般不会少于 4h，听课的时候要平视前方。因此，前倾角不宜过大，否则容易出现头后仰的情况，容易造成疲劳感。倘若戴用的是单光眼镜，应以 8°～10°为宜；倘若戴用的是渐进眼镜，应以 10°～15°为宜。

第二，对于不同身高、不同生活习惯、不同工作环境的人，对前倾角需求也会存在差异。例如，办公室的文职人员，前倾角大一些更为适宜；而对于交通警察而言，前倾角略小一些会更适宜日常的工作。也就是说，在调整前倾角时需根据具体情况具体分析。

那么，什么样的前倾角是异常的呢？图 14-32（a）是正常状态的前倾角，图 14-32（b）和图 14-32（c）都是异常的前倾角。判断前倾角是否异常最简单的办法就是：从侧面对打开眼镜腿的眼镜进行观察，只要镜身垂直于眼镜腿或向后仰着，前倾角就一定是异常的。

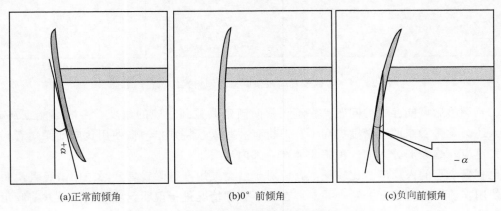

(a)正常前倾角　　　　　　　(b)0° 前倾角　　　　　　　(c)负向前倾角

图 14-32　正常前倾角与异常前倾角比较示意图

（1）调整的基本方法　这里所述的调整的基本方法，是指在不拆卸镜片的基础上进行的调整，一般是前倾角小幅度的调整。

① 比较纤细眼镜架的调整：直接徒手操作即可。徒手操作握持眼镜的手法有两个关键点（图 14-33）：对待调眼镜要满把手攥住；拇指与食指要持紧镜圈。另一只手捏住眼镜腿，两手反方向用力，调到适度即可。

② 弯板较宽眼镜架的调整：弯板较宽的眼镜架，用徒手的办法是掰不动的，一旦掰动，往往会造成镜片崩边。因此，需要使用眼镜调整钳［有时还需要使用两把调整钳，两把钳子夹持的位置如图 14-34（b）箭头所示］进行调整。调整时将弯板的折弯角调大，调到适度即可（不需要调直），再用调整钳将折弯角调小，同时将前倾角调到正常。在重新调小折弯角时，应尽可能稍避开原折弯处［图 14-34（a）］，以防材料发生光亮程度下降和硬伤问题。

（2）可调整量　一般来说，调整前倾角的幅度大致在 5°～15°是比较安全的。超过 15°的前倾角调整容易造成镜片损坏，确需进行大于 15°的调整，则需将镜片拆卸下来，先对眼镜架进行调整，再重新装入镜片。

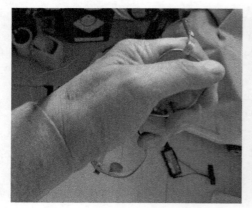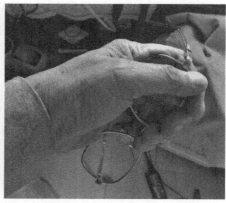

图 14-33　徒手操作握持手法

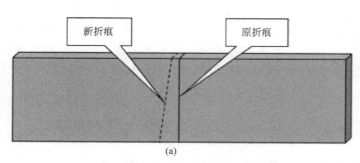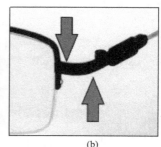

图 14-34　弯板较宽眼镜架调整前倾角操作位置示意图

（3）调整后可能存在的问题　将不正常前倾角调整到正确的角度，一般都能正常戴用，有些人还会觉得看东西清晰度提高了。但也有一些人（特别是习惯使用负向前倾角者）会觉得不太适应，绝大部分人的这种感觉能在一天内消失。

也有极个别的人反应会比较强烈，但对于已经戴用渐进眼镜者，必须向戴镜者说明渐进眼镜戴用与前倾角的相互关系，并对存在的不合理情况进行说明：习惯使用异常前倾角并不是正常状态，有必要进行纠正。在实际操作中，即便不能做到一次达到 15°～25° 的状态，也要尽可能接近 15° 的前倾状态，力争在近期内再次调整至适宜的状态。

4. 镜面角调整

根据眼镜现实的验配情况，镜身处于较平的状态更适于渐进眼镜戴用者使用。这也就是说镜身弧度较大的眼镜框并不适于渐进眼镜戴用者使用，习惯上称这种情况为"弯度过大"，但从实际度量的角度来考虑，其客观现实应当是镜面角过小。这种情况，总的戴用效果都会呈现不同程度的清晰阅读视野的缩小。使镜片与眼的视线方向存在一定的倾斜，这种倾斜必然导致一定程度的斜射像散问题，这就是戴用镜面角过小的渐进眼镜在看远时会感觉头晕的原因，而且头转动幅度、速度越大感觉会越明显。镜面角过小导致的戴用不适，还会存在视近时清晰视野的减小或存在复视的问题。

（1）调整的基本方法　对镜面角的调整方法有两种：

① 徒手调整法：适合较细镜梁（梁宽≤3mm）的眼镜架。调整时，操作如图 14-35 所示：双手握牢镜圈（手较大，应将小拇指置于眼镜腿之外，否则会用力不方便），并将双手

拇指置于镜梁与镜圈的连接处，双手均匀用力，使镜圈的外侧向近身侧移动，达到镜面角所要求的角度即可。

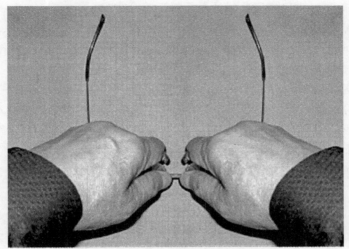

图 14-35　镜面角徒手调整法示意图

　　② 工具调整法：对镜梁过于宽大的眼镜架进行镜面角的调整，通过徒手法是很难调整到位的，即便调整完成也可能会使镜圈在与镜梁连接的部位出现翻边的情况，还可能造成镜片的崩边，严重者还可能导致连接部的开裂、镀层脱落、开焊等。

　　对镜梁较宽的眼镜架进行镜面角调整，一般需要使用调整钳。可用于调整镜面角的钳子有很多种，而使用最多的则是三爪（又称三叉）调整钳和图 14-36 所示的弧度调整钳、圆平调整钳、尼龙方头调整钳，以及凹颚调整钳、圆凹调整钳。其中最适宜进行镜面角的调整钳是三爪调整钳和弧度调整钳。

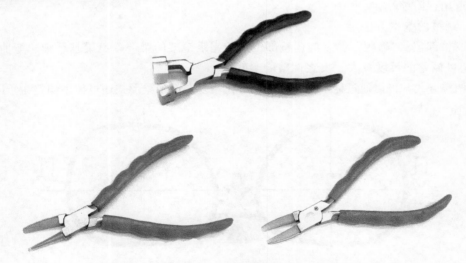

图 14-36　弧度调整钳、圆平调整钳、尼龙方头调整钳

　　（2）可调整量　不管是徒手操作，还是使用调整钳进行操作，将镜面角由不正常调整到 180° 是没有问题的。但是，在调整镜面角时（特别是使用调整钳）应当注意以下几个问题。

　　① 不宜对镜梁过于宽大的眼镜架，做大幅度镜梁变形操作。

② 对比较纤细的镜梁，可以做较大幅度的操作，但应使用圆平调整钳（或尼龙方头调整钳、凹颚调整钳等）操作，以保证调整后镜梁的规整。

③ 调整钳夹持时，钳口一定要保证平行接近咬合。

④ 用力均匀、轻缓，以免造成镜梁的轧伤。

⑤ 使用两把调整钳调整时，两把钳子间要留有足够的空间，以防操作时调整钳在夹持位置滑动。

⑥ 持钳的手应尽可能处于调整钳的远端，这既便于用力，也可避免手被夹伤。

（3）调整后可能存在的问题　镜面角调整后，戴用者一般没有明显的不适。个别人可能存在短暂的不适应，但会在较短时间内得以适应。若经镜面角调整戴用者还有明显的不适应，应对验光、配镜这个过程进行复核、验证。

5."瞳距"调整

"瞳距"有误，是指因瞳距测量偏差、配镜误差导致渐进眼镜的配镜十字距离与戴用者瞳距不符的情况。因"瞳距"导致的问题也是渐进眼镜戴用不适比较常见的问题。"瞳距错误"，主要是验光人员操作不规范［特别是抱着"PD－2（或3）＝NCD"者］，这种操作的不正确既有其历史认识的原因，也有其现实的原因，有关内容请参见本书第十一章第三节。

（1）"瞳距"偏差的戴用问题

① 远用视觉效果略差。渐进眼镜"瞳距"偏差，"配适十字"相对内移。当被测者远用屈光度不高时，远用视觉效果一般不会受到影响；远用屈光矫正镜度较高时，向两侧注视时会有一定的自我的"模糊"感觉，这种"模糊"实质上是色散。当头的转动速率加快、幅度较大时，还会有一定程度的眩晕。

② 中距离视觉的复视。这样的"瞳距"偏差，对于普及型中、低端渐进镜片而言，几乎可以使渐进区丧失一半的有效宽度，这就是导致中距离复视的原因所在。

③ 近用视野缩小。

（2）调整的基本方法

① 调整部位。"瞳距"偏差的调整部位只能是眼镜架的梁部，镜梁越纤细、弯曲度越大的眼镜架可调整的尺度越大，反之调整的空间越小。

② 调整方式。可以通过徒手操作方法，对比较复杂的镜梁形式还可使用调整钳予以辅助。

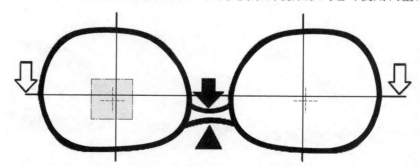

图 14-37　瞳距不符的微调示意图

如图 14-37 所示，保持镜梁位置不变，双手拇指之间抵住"▲"所指示的镜梁，双手其他四指握住左、右的镜圈向"⇩"方向用力，即可完成对"瞳距"的调整。

徒手调整后，镜片的光学参照中心的移动方向又是怎样的呢？我们特将图 14-37 中的中间灰色部分放大并使之处于正常的戴用状态，就是图 14-38，从图中可以看出光学参照中心的位置是由"★"经"⇨"向"☆"方向移动，新的位置在原位置的外上方。进行"瞳距"调整时，镜片的参照中心在向外水平移位的同时，也发生了一定程度的向上移位，这就要求我们在使用徒手方法对"瞳距"进行调整后，一定要对镜片参照中心垂直的位置进行核对，如果移位对渐进眼镜的戴用有影响，哪怕是很小的影响，也应当对眼镜进行相应的高度调整。

（3）可调整量　通过"瞳距"调整，到底能获得多大的调整量，这与选用的镜梁形式、特征有关。

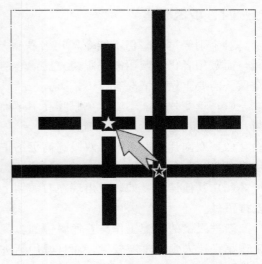

图 14-38　"瞳距"微调局部放大示意图

图 14-39 中（c）这种样式镜梁的材料均为金属薄板，基本上没有调整空间；

图 14-39 中（b）的镜梁材料大多是金属厚板，调整空间一般不会超过 1.5mm；

图 14-39 中（a）这五款镜梁（特别是其中的单梁），调整空间比较大。

"瞳距"调整时要注意以下两个问题。

① 在调整前，应与戴用者沟通好，说明具体的调整办法，戴用者同意后再进行调整。因为调整后镜梁的形态必然会有所变化。

② 对图 14-39 中（a）单梁款式进行调整时，可以使用相应的调整钳予以辅助。使用调整钳的目的是：以便调整后能达到镜梁的良好对称状态；尽可能保证参照中心的水平移心量，同时对垂直移心量予以一定的控制。

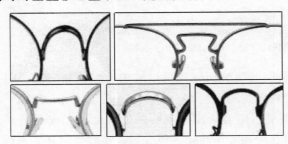

(a)调整"瞳距"较宽松的镜梁

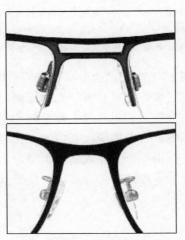

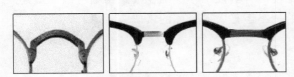

(b)调整"瞳距"较困难的镜梁

(c)很难调整"瞳距"的镜梁

图 14-39　镜梁形式与"瞳距"调整的关系

渐进眼镜的"瞳距"调整，是针对性很强的一项操作，是直接面对戴用者的一种服务项目，不仅需要对镜梁进行调整，可能还会涉及其他相应的调整。只要调整者具有娴熟的调整操作技巧，就可以将这种调整看成是渐进眼镜的终极调整。

四、重做眼镜

对个别经过调整仍不能令戴用者获得较满意的视觉效果，而且的确存在适配不当的问题，而戴用者仍对戴用渐进眼镜充满信心的情况，就应当进一步核实、确认相关数据，给予重做。需要重做的情况有以下三类。

（1）单侧片适配不当　单眼瞳高不正确；单侧瞳距失当；单侧镜度错误；单侧加光度不当；单侧镜片远用镜度不正确。

（2）双侧片适配不当　双眼瞳高仍不正确；双眼瞳距失当；双侧镜度错误；双侧下加光度不足。

（3）其他情况　如装配出现左右颠倒上下颠倒等情况，不存在调整维修可能，应当立即安排重做。

渐进眼镜的验配工作与普通眼镜的验配工作并没有本质的差别。但是，渐进眼镜的验配工作总是让人觉得难度较大，而且戴用渐进眼镜的人发生戴用不适的人数比普通眼镜好像也要多一些。实际上，即便是初戴，发生戴用不适的人数并不比普通眼镜多，这只是戴用者对渐进眼镜戴用的舒适度要求更高所致。开展渐进眼镜的验配工作，不但要了解整个工作的流程，而且一定要清楚对流程关键的环节的控制，不同的验、配镜阶段各有其控制的要点，表14-3就是渐进眼镜验、配镜各阶段控制要点的一览表。

表 14-3　渐进眼镜验、配镜各阶段控制要点一览表

验、配镜阶段	验光阶段	定镜阶段	配镜阶段	配发阶段
工作要点	远用矫正镜度 近用矫正镜度 视线距[1] 戴用者选择	眼镜架选择 眼镜片选择 眼镜架初调 瞳高标定	参照光学中心定位 磨边、装配 装配调整[2]	镜-眼距[3] 配镜高度[4] 戴用指导

[1] 视线距项，包括远用瞳距（即远用光学中心距、PD）、近用光学中心距（NPD）。

[2] 装配调整项，包括前倾角的调整和镜面角的调整。

[3] 镜-眼距项，可以调整的眼镜部位包括：鼻托的高低、间距；镜腿弯点长的长度、垂内角的大小。

[4] 配镜高度项，可以调整的眼镜部位包括：鼻托的高低、间距；镜腿弯点长的长度。

表14-3中的四个阶段，是规模比较大的眼镜店铺所采用的工作项目划分法。中等规模的眼镜店铺，一般会将验光、定镜、配发归为门市工作，工作人员负责验光、定镜、配发工作，将配镜划分为车间工作。较小的眼镜店则会采用四个阶段由一个人完成的模式开展工作。当然，目前不少大、中型眼镜店也有采用"个性化"模式的，实际上这种"一对一"的模式就是由一个人完成渐进眼镜的验配镜的各阶段工作。工作模式与渐进眼镜最终的配镜质量并没有直接的联系。决定配镜质量的最终还是人员个体的素质。

参 考 文 献

[1] 荆其诚等 . 人类的视觉 . 北京：科学出版社，1987.

[2] 杨建人 . 眼镜光学（第二版）. 台北：徐氏基金会出版社，1980.

[3] 陈雄 . 视光学手册 . 上海：上海医科大学出版社，1999.

[4] 郭海科 . 白内障超声乳化与人工晶状体植入术 . 郑州：河南医科大学出版社，2000.

[5] 徐广第 . 眼科屈光学（修订版）. 北京：军事医学科学出版社，2001.

[6] 杨钧 . 眼科学彩色图谱 . 北京：人民卫生出版社，2002.

[7] 呼正林 . 实用渐进眼镜学 . 北京：军事医学科学出版社，2009

[8] 朱承华 . 眼科查房手册 . 北京：人民卫生出版社，2008.

[9] 呼正林 . 实用临床验光 . 北京：化学工业出版社，2009.

[10] 呼正林 . 眼屈光检测行为学 . 北京：军事医学科学出版社，2009.

[11] 呼正林 . 实用青少年验光配镜 . 北京：化学工业出版社，2009.

[12] 王雁，赵堪兴 . 波前像差于临床视觉矫正 [M] . 北京：人民卫生出版社，2011.

[13] 闫伟 . 眼镜定配技术 . 北京：人民卫生出版社，2012.

[14] 呼正林等 . 基础验光规范与配镜 . 北京：化学工业出版社，2015.

[15] 李新华 . 眼镜验光与加工技术基础 . 南京：南京大学出版社，2015.

[16] 李筱荣等 . 渐变焦眼镜验配销售技巧 . 北京：人民卫生出版社，2016.

[17] 呼正林 . 验光操作流程图解 . 北京：化学工业出版社，2016.

[18] 呼正林等 . 眼科·视光-屈光矫正学 . 北京：化学工业出版社，2018.

[19] 呼正林等 . 明明白白配眼镜（第二版）. 北京：化学工业出版社，2018.

[20] 呼正林等 . 实用临床验光经验集 . 北京：化学工业出版社，2018.

编者后记

按出版的顺序，本书实际上是对《实用渐进眼镜学》的第4次内容修订。这次出版的书在字数上增多不少，增加的内容主要体现在渐进眼镜的实际验配工作方面。

笔者在2017年受聘于北京犀牛视光教育科技有限公司，从事体验式眼视光学培训的顾问及授课工作。工作期间，接触到业内很多新、老从业者，大家普遍认为：这个行业干起来不容易，很辛苦，同时感到五花八门的"说道"层出不穷，各种对屈光不正的"治疗"也是堂而皇之地应运而生，这些不断变化的"理论""治疗"，既干扰了屈光不正的矫正，又使不少人浪费了钱财，可大家都又感到对此无能为力。应当说，不管从事什么职业，都会遇到一些沟沟坎坎，这是无法避免的事情。作为眼镜行业的从业者，应当清楚：不管是自称为"眼视光学工作者"也好，还是自称为"验光××师"也罢；不管你是验光的，还是配镜的，实质上就是一名配眼镜的，是给老百姓办事的，给老百姓办事首先就得老老实实做人。

因此，我们应当做到：蒙老百姓的话我们不说，蒙老百姓的钱我们不挣。这才是我们老老实实做人的本分，也是我们能给大众踏踏实实办事的责任所在。我们只有这样做，才能把自己的工作扎扎实实地做好，这也是我们验、配镜工作能获得配镜者认可、更多好评的必由之路，这也将是让我们的事业不断成功一定要走的道路。

这些业内很多新、老从业者，对笔者已经出版的专业书籍，都给予了很高的评价，也提出了不少宝贵的意见，也希望能对2011年出版发行的《渐进眼镜原理·验光·配镜》进行重新修订，正是在广大从业者这种大力支持和鼓励下，笔者进行了全面修订，并将近十年来积累的相关的新资料、新体会编入这本书中。期望这一版修订后，能给从业者在渐进眼镜的验配工作带去更多的帮助，更期望《渐进眼镜的验配与屈光矫正学》这本书能在大家不断提高渐进眼镜验配技艺、不断开拓事业的道路上起到些许的促进作用，这正是笔者编写这本书的目的。

在书籍的编写中，笔者尽可能将有关渐进眼镜验配操作部分的内容更紧密地与实际工作联系起来，这一部分的内容是在近年的教学中与学员们交流互动、不断改进，并经他们的实践证实有效的方法。之所以要把这些介绍给读者就是希望这些内容能在更大范围得到验证、证实，让渐进眼镜的验配工作提高到一个新的高度，以便能使渐进眼镜为各行各业的人提供高质量、高效率的视觉条件。

本书在编写中，得到了出版社责任编辑夏叶清的指导与帮助，并对整篇书稿的文字进行大量的订正与润色，使书稿增色甚多。值此《渐进眼镜验配与屈光矫正学》出版之际，特向责任编辑夏叶清以及参与本书编辑的出版社有关人员致以衷心的谢意。

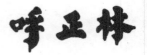

2019年1月1日